国家出版基金项目
NATIONAL PUBLICATION FOUNDATION

临床手绘手术图谱丛书

名誉总主编　陈孝平　赵继宗　韩德民　宋尔卫　范先群
执行总主编　徐国成

神经外科
手绘手术图谱

精准手绘＋操作视频＋要点注释

顾　问　毛　颖
主　编　徐国成　梁国标　韩秋生
副主编　冯思哲　董玉书　齐亚力
　　　　张昕屏　高　海　高　柏

人民卫生出版社
·北　京·

编 者

（按姓氏笔画排序）

于春泳　中国人民解放军北部战区总医院

王晓刚　中国人民解放军北部战区总医院

艾运政　中国人民解放军北部战区总医院

田　鹤　锦州医科大学

田学实　中国人民解放军北部战区总医院

冯思哲　中国人民解放军北部战区总医院

刘佳明　中国人民解放军北部战区总医院

齐亚力　中国医科大学医学人文学院

孙　磊　中国医科大学附属盛京医院

朱廷准　中国人民解放军北部战区总医院

李创忠　中国人民解放军北部战区总医院

吴东阳　中国人民解放军北部战区总医院

邹　正　中国人民解放军北部战区总医院

初广新　中国人民解放军北部战区总医院

张昕屏　中国医科大学附属第一医院

张海峰　中国人民解放军北部战区总医院

陈立刚　中国人民解放军北部战区总医院

陈忠智　中国人民解放军北部战区总医院

金　海　中国人民解放军北部战区总医院

赵玉龙　中国人民解放军北部战区总医院

郝广志　中国人民解放军北部战区总医院

闻　亮　中国人民解放军北部战区总医院

徐国成　中国医科大学医学人文学院

高　旭　中国人民解放军北部战区总医院

高　柏　中国医科大学附属盛京医院

高　海　中国医科大学基础医学院

曹　鹏　中国人民解放军北部战区总医院

梁国标　中国人民解放军北部战区总医院

董玉书　中国人民解放军北部战区总医院

韩　松　中国人民解放军北部战区总医院

韩秋生　中国医科大学医学人文学院

赖杰宇　中国人民解放军北部战区总医院

雷　伟　中国人民解放军北部战区总医院

潘鹏宇　中国人民解放军北部战区总医院

出版说明

每一位手术医师的成长都需要资深专家的言传身教，但大型三甲医院资深专家直接带教的资源非常有限。高质量的出版工作无疑是解决这一矛盾的重要抓手。

高质量大型丛书的编写，需要一大批来自不同领域的高水平专家充分发挥各自的优势，并最终实现彼此优势的互补和融合。对于临床手术操作类的出版物，以手绘图为基础，文、图和手术视频的有机结合无疑是最佳的呈现方式。要实现这种呈现方式，需要不同领域专家的优势互补。

为了做好丛书的顶层设计，并保障内容的科学性和权威性，12位院士担任了丛书的名誉总主编和名誉顾问，来自全国30多家单位的40多位国家重点学科带头人担任了各分册的学术顾问。为了实现丛书文、图、视频的有机融合，丛书的作者队伍由来自全国50多家院校的268位医学专家、医学绘图专家和医学教育技术专家共同组成。考虑到绘图和录像制作过程中需要反复的沟通，具有医学绘图优势的中国医科大学和中国人民解放军北部战区总医院的一线骨干专家承担了较多的具体工作。各分册的主编由医学绘图专家和临床专家共同担任，考虑到插图绘制工作需要投入更多的时间，各分册的第一主编大多是绘图专家。

丛书涵盖普通外科、神经外科、胸外科、心脏外科、骨科、整形外科、泌尿外科、妇产科、眼科、耳鼻咽喉科以及肛肠外科共11个手术学科，内容涉及临床常见手术1 000余种，每个手术的内容包括适应证、禁忌证、术前准备、麻醉、体位、手术步骤/要点以及术后处理等，相应的内容都配有手绘插图（手绘插图10 000余幅），并通过二维码融入手术视频近200个。该丛书的内容充分展现了医学与美学、基础医学与临床医学、纸质载体与数字出版的完美结合。

初稿完成后，经过层层筛选和评审，该丛书获得了国家出版基金的资助。这充分体现了行业主管部门和相关评审专家对该丛书编写工作的肯定和支持。期待丛书出版后能得到每一位读者的肯定和支持。

丛书编写委员会顾问

名誉顾问（按姓氏笔画排序）

马 丁 院士　　王 俊 院士　　田 伟 院士　　胡盛寿 院士
郭应禄 院士　　黄荷凤 院士　　戴尅戎 院士

顾问（按姓氏笔画排序）

辛世杰　中国医科大学附属第一医院

沈　铿　北京协和医院

张建宁　天津医科大学总医院

张潍平　首都医科大学附属北京儿童医院

陈　忠　首都医科大学附属北京安贞医院

陈规划　中山大学附属第三医院

邵增务　华中科技大学同济医学院附属协和医院

金　杰　北京大学第一医院

胡三元　山东大学齐鲁医院

姜春岩　北京积水潭医院

贺西京　西安交通大学第二附属医院

敖英芳　北京大学第三医院

徐国兴　福建医科大学附属第一医院

翁习生　北京协和医院

郭　卫　北京大学人民医院

唐康来　陆军军医大学西南医院

龚树生　首都医科大学附属北京友谊医院

董念国　华中科技大学同济医学院附属协和医院

蒋　沁　南京医科大学附属眼科医院

蒋　青　南京大学医学院附属鼓楼医院

雷光华　中南大学湘雅医院

魏　强　四川大学华西医院

丛书目录

妇产科手绘手术图谱 —— 精准手绘＋操作视频＋要点注释

眼科手绘手术图谱 —— 精准手绘＋操作视频＋要点注释

耳鼻咽喉科手绘手术图谱 —— 精准手绘＋操作视频＋要点注释

神经外科手绘手术图谱 —— 精准手绘＋操作视频＋要点注释

胸外科手绘手术图谱 —— 精准手绘＋操作视频＋要点注释

心脏外科手绘手术图谱 —— 精准手绘＋操作视频＋要点注释

普通外科手绘手术图谱 —— 精准手绘＋操作视频＋要点注释

泌尿外科手绘手术图谱 —— 精准手绘＋操作视频＋要点注释

肛肠外科手绘手术图谱 —— 精准手绘＋操作视频＋要点注释

骨科手绘手术图谱 —— 精准手绘＋操作视频＋要点注释

整形外科手绘手术图谱 —— 精准手绘＋操作视频＋要点注释

序

手术是外科、妇产科、眼科、耳鼻喉科等专科治疗疾病的主要方法，也是每一位手术医师必备的能力。这种能力的培养是一个循序渐进的过程，需要将前辈们的学术思想、人文精神、临床经验及手术技巧等提炼并加以融合，精益求精，旨在提高手术治疗的效果。

手术技术的传承需要传帮带，需要良师益友，需要一本好的手术图谱以供参考。要把临床手术以深入浅出的方式讲明白，一定要"图文并茂"，如果能做到图、文和视频相结合则是最理想的呈现方式。随着数码技术的发展，手术照片图的获取比较容易，但对于初学者和低年资医师来说，照片图对手术野解剖结构的呈现不够清晰，手绘线条图则能更好地帮助读者明确手术区域的解剖结构，掌握手术的基本操作步骤。此外，手术操作从某种角度来说是一个局部结构重塑整形的过程，带着美术创作的理念进行手术操作也是每一个优秀的手术医师需要培养的软实力。再者，对于读者来说，手术全过程的浏览，有助于把握手术的全貌，是非常必要的。

为了解决以上核心问题，该套丛书的编写团队不仅包括外科知名专家团队，还组建了优秀的医学美术团队，以及手术视频制作的IT技术团队。10 000余幅手绘插图精准地展示了手术入路和解剖层次结构，1 000余种手术要点的讲解凝聚了编者多年的临床经验，100多种常规手术操作视频呈现了临床手术的全程操作技巧。该丛书以图、文、视频全面展示的方式，将手术操作理论与实践有机结合，将医学与美学完美融合，让读者在掌握手术操作的同时也感受到美学的熏陶，并将美学逐步内化到具体的手术操作中去。

善于继承才能善于创新，基于本来才能开辟未来。该丛书的编写是基于前辈智慧的传承与创新，是在继承中转化，是在学习中超越。丛书体现了每位编者的创新性，更体现了编写团队300多位专家充分沟通、密切合作的集成性。丛书编写的背后凝结了全体创作者多年的心血和汗水，蕴含了临床专家、医学美术和视频拍摄人员的精诚合作，体现了薪火相传的大国工匠精神。

期待该丛书能在知识的传播、文化的传承中结出硕果，以更好地满足人民对医疗卫生服务的新期待！

陈孝平

中国科学院院士

前　言

近年来，随着新理论、新技术和新设备的不断涌现，神经外科学发展迅速，但是，手术仍是神经外科学的基础和核心，作为一名神经外科医生，不仅要不断学习新的专业知识，更要掌握神经外科常见手术的步骤和要点。

脑和脊髓的解剖结构复杂，很多功能尚待阐明，而且脑和脊髓损伤后功能障碍重，恢复常不可逆，致死、致残率高，所以神经外科手术难度大、学习周期长。为此，我们编绘了这本《神经外科手绘手术图谱——精准手绘＋操作视频＋要点注释》，力求对医务工作者理解和掌握神经外科常见手术有所帮助。本书是以神经外科基本疾病手术为主线，按常见手术步骤及操作技巧进行论述，力求做到深入浅出、言简意赅和通俗易懂。

全书共分十三章，重点介绍了颅脑创伤修复、脑血管病和颅脑肿瘤等手术的术式，阐述其手术适应证、禁忌证、手术步骤、手术要点及术后处理等。形式上采用图片与文字叙述相结合，便于读者理解和掌握神经外科常见手术要领。近年来，各学科手术图谱类书籍越来越多，大大促进了学科的发展。这些手术图谱各有特点，有的侧重呈现手术实际图片，有的结合尸体标本局部解剖，有的展示手术绘图。本书图片均为手绘，手绘过程既是对手术步骤的回顾和提炼，更是一门技术和艺术。

本书本着"理论与实践并重"的原则，突出手术图谱的直观性及实用性。我们在日常的医疗、教学和科研工作之余，根据多年临床经验和体会，参考了大量国内外相关文献，编绘本书。同时，特别感谢首都医科大学附属北京天坛医院张东教授、吴震教授、刘丕楠教授、毕智勇教授、万庆伟教授、曹勇教授等提供的精彩手术视频。希望本书能对广大的神经外科同道有所帮助。由于我们的认识和实践水平有限，书中定会有许多不足之处，敬请读者斧正。

编　者

2023 年 1 月

目　录

第一章

神经外科手术体位入路

第一节	仰卧位	002
第二节	侧斜卧位	003
第三节	经蝶入路	004
第四节	经口腔入路	008
第五节	经上颌入路	011
第六节	经上颌－硬腭切开入路	014
第七节	单侧扩大的上颌入路	016
第八节	双侧额底入路	019
第九节	半球间入路	022
第十节	半球间经胼胝体入路	024
第十一节	经皮层－顶枕入路	027
第十二节	翼点入路	029
第十三节	眶颧切开入路	034
第十四节	眶－视神经管切开入路	037
第十五节	颞下入路	040
第十六节	岩骨入路	042
第十七节	枕下入路	046
第十八节	低位外侧枕下入路	049
第十九节	双侧枕下入路	053

第二章

颅脑创伤修复

| 第一节 | 急性硬膜外血肿 | 058 |
| 第二节 | 慢性硬膜下血肿 | 061 |

第三节	脑挫裂伤	064
第四节	去骨瓣减压	068
第五节	颅后窝创伤	071
第六节	颅脑穿透伤清创	074
第七节	神经血管损伤	077
第八节	颅内静脉窦损伤	079
第九节	脑室外引流术	082
第十节	颅骨凹陷骨折修复	085
第十一节	额窦损伤修复	088

第三章 前循环动脉瘤	第一节	大脑前动脉A1段动脉瘤	092
	第二节	前交通动脉瘤	096
	第三节	大脑前动脉胼周胼缘段动脉瘤	099
	第四节	大脑中动脉瘤	103
	第五节	后交通及脉络膜前动脉动脉瘤	106
	第六节	颈内动脉分叉部动脉瘤	108
	第七节	眼动脉段动脉瘤	111

第四章 后循环动脉瘤	第一节	基底动脉分叉处动脉瘤	116
	第二节	大脑后动脉远端动脉瘤	119
	第三节	小脑上动脉动脉瘤	120
	第四节	基底动脉中上段动脉瘤	122
	第五节	基底动脉中下段动脉瘤	124
	第六节	椎基底动脉汇合部动脉瘤	127

	第七节	椎动脉动脉瘤	130
	第八节	小脑后下动脉近端动脉瘤	132
	第九节	小脑后下动脉远端动脉瘤	135

第五章	第一节	额叶凸面动静脉畸形	138
脑血管畸形	第二节	颞叶外侧裂动静脉畸形	140
	第三节	颞叶内侧动静脉畸形	143
	第四节	枕叶动静脉畸形	146
	第五节	胼胝体动静脉畸形	148
	第六节	脑室动静脉畸形	150
	第七节	小脑凸面动静脉畸形	152
	第八节	中脑动静脉畸形	154
	第九节	脑干海绵状血管畸形	157

第六章	第一节	幕上脑出血开颅	162
脑出血	第二节	幕下脑出血开颅	164
	第三节	脑出血定向穿刺	166

第七章	第一节	颈动脉内膜剥脱	170
脑血运重建	第二节	椎动脉重建	173
	第三节	大脑前动脉－大脑前动脉搭桥	178

第四节　颞浅动脉－大脑中动脉搭桥　　182

第五节　颞浅动脉－大脑中动脉贴敷　　186

第六节　大脑中动脉－大脑中动脉搭桥　　189

第七节　脑膜中动脉－大脑中动脉搭桥　　193

第八节　长桥血管搭桥　　195

第九节　颈动脉颈段－大脑中动脉搭桥　　198

第十节　颈动脉颈段－颌内动脉搭桥　　201

第十一节　颈内动脉岩骨段搭桥　　203

第十二节　颈内动脉颈段桥血管重建　　207

第十三节　颞浅动脉－大脑后动脉搭桥　　211

第十四节　颞浅动脉－小脑上动脉搭桥　　213

第十五节　枕动脉－大脑后动脉搭桥　　216

第十六节　小脑后下动脉－小脑后下动脉搭桥　　219

第十七节　面动脉－椎动脉搭桥　　222

第八章
脑膜瘤

第一节　矢状窦旁脑膜瘤　　228

第二节　小脑幕脑膜瘤　　231

第三节　嗅沟脑膜瘤　　234

第四节　鞍上脑膜瘤　　237

第五节　蝶骨嵴脑膜瘤　　239

第六节　海绵窦脑膜瘤　　242

第七节　岩斜区脑膜瘤　　244

第一节　仰卧位

適用对象　患者体位摆放是手术的重要环节。仰卧位是神经外科最常用的体位，用于绝大部分手术。

手术步骤

❶ 器械护士位于术者右侧（图1-1-1）。

❷ 患者胸部抬高15°，以利于静脉回流，当头部旋转超过60°时，需要使用肩垫，防止颈静脉回流受阻，同时注意保护皮肤和神经。

❸ 三点头架（简称头架）的两钉牢靠固定于头部着力侧，注意头钉不要穿透颞骨鳞部（图1-1-2）。

❹ 翼点入路，头架固定，头部旋转30°（图1-1-3）。

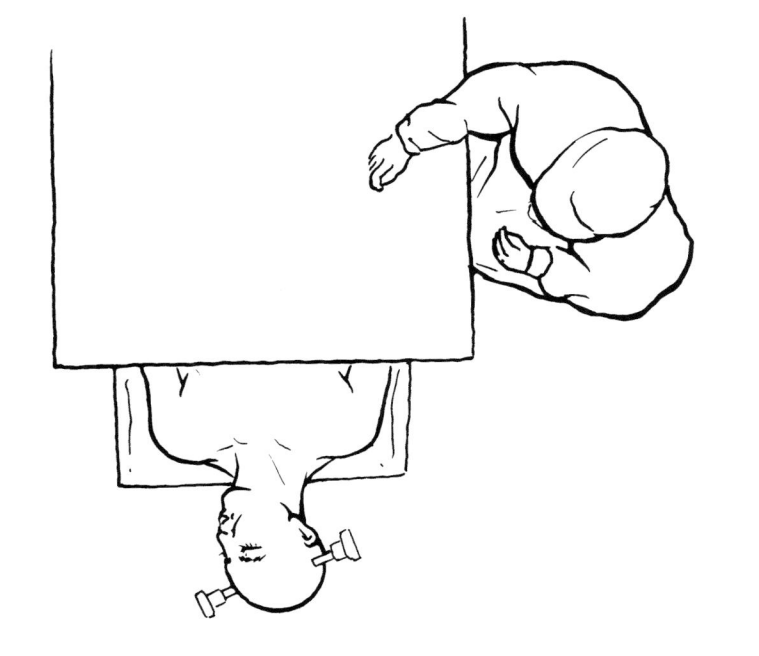

图 1-1-1

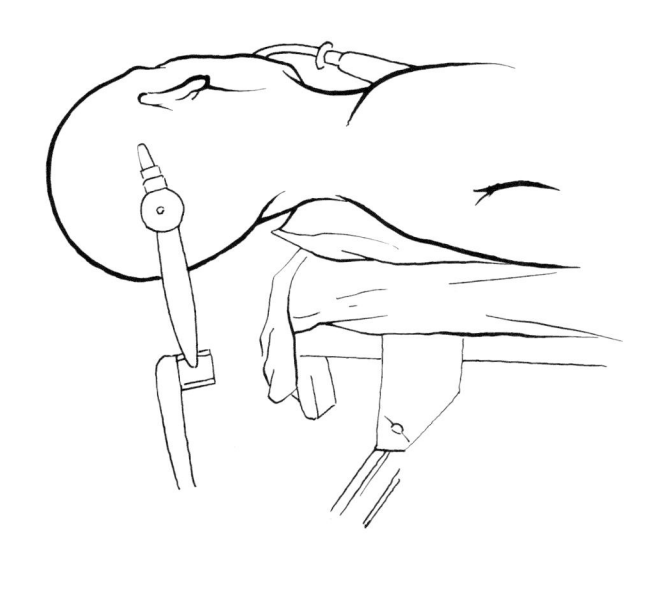

图 1-1-2

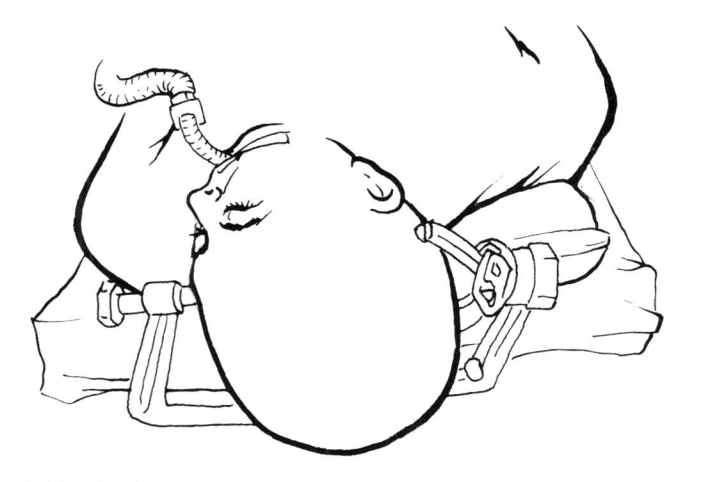

图 1-1-3

第一章
神经外科手术体位入路

第一节
仰卧位

第二节
侧斜卧位

第三节
经蝶入路

第四节
经口腔入路

第五节
经上颌入路

第六节
经上颌－硬腭切开入路

第七节
单侧扩大的上颌入路

第八节
双侧额底入路

第九节
半球间入路

第十节
半球间经胼胝体入路

第十一节
经皮层－顶枕入路

第十二节
翼点入路

第十三节
眶颧切开入路

第十四节
眶－视神经管切开入路

第十五节
颞下入路

第十六节
岩骨入路

第十七节
枕下入路

第十八节
低位外侧枕下入路

第十九节
双侧枕下入路

扫描二维码，
观看本书所有
手术视频

第十三章

脊柱脊髓疾病

第一节　髓外神经鞘瘤　294

第二节　髓内室管膜瘤　296

第三节　脊髓动静脉畸形　298

第四节　急性马尾综合征　299

第五节　硬脊膜外血肿　301

第六节　脊髓脊柱穿通伤　302

参考文献　305

正文中融合的手术视频　307

登录中华临床影像库步骤　309

| 第九章 | 第一节 | 三叉神经鞘瘤 | 248 |
| 脑神经鞘瘤 | 第二节 | 面神经鞘瘤 | 251 |

| 第十章 | 第一节 | 垂体瘤 | 256 |
| 鞍区肿瘤 | 第二节 | 颅咽管瘤 | 259 |

第十一章	第一节	听神经瘤	264
岩斜区肿瘤	第二节	脊索瘤	267
	第三节	皮样囊肿	271

第十二章	第一节	侧脑室内脑膜瘤	276
脑室及	第二节	侧脑室旁星形细胞瘤	279
脑室周边肿瘤	第三节	第三脑室胶样囊肿	282
	第四节	第三脑室室管膜瘤	284
	第五节	第三脑室后部松果体瘤	286
	第六节	第四脑室髓母细胞瘤	289

第二节　侧斜卧位

体位优势　　　　　侧斜卧位可降低空气栓塞风险，便于术中导航和影像监测（图1-2-1）。

手术步骤　　　　❶ 先把头架的两钉固定于头颅着力侧，避免滑动，然后拧紧第三枚颅钉
　　　　　　　　　（图1-2-2）。

❷ 颅后窝手术，胸部抬高15°（图1-2-3）。

❸ 应用三点头架固定，头部不要旋转（图1-2-4）。

❹ 颅后窝手术常用四种入路　小脑上入路、小脑蚓部入路、外侧枕下入路
和上外侧枕下入路联合枕下颞骨/岩骨入路（图1-2-5）。

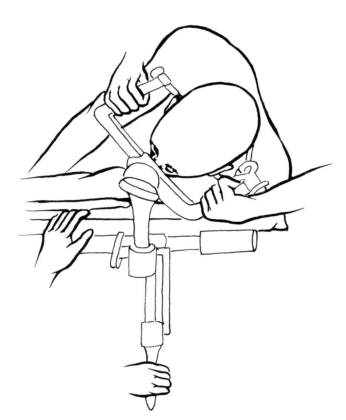

图1-2-1

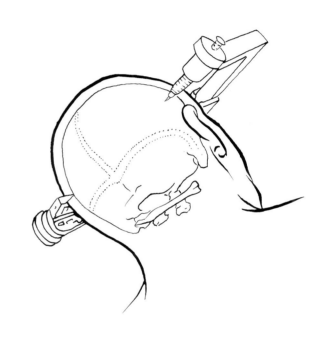

图1-2-2

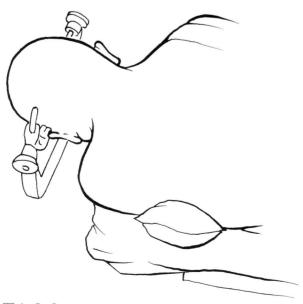

图1-2-3

003

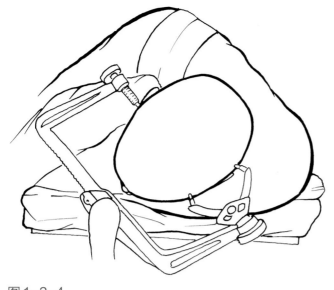

图1-2-4

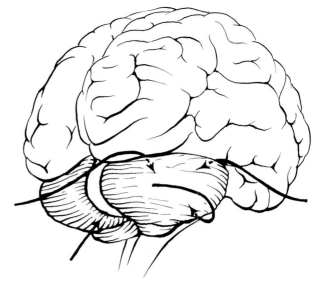

图1-2-5

第三节　经蝶入路

适用对象　　　　唇下经蝶入路可用于鞍区及鞍旁肿瘤的切除，尤其当病灶位于硬膜外时（图1-3-1）。

手术步骤

❶ 头垫保护颈椎（图1-3-2）。

❷ 头顶向左肩略偏，颈部略向术者旋转，有利于观察（图1-3-3）。

❸ 于上唇黏膜齿间、牙龈黏膜缘上1cm处切开（图1-3-4）。

❹ 从黏膜切缘进入（图1-3-5）。

❺ 切开鼻中隔（图1-3-6）。

❻ 掀开鼻黏膜，分离软骨和骨性部分（图1-3-7）。

❼ 咬除鼻中隔骨性部分，到达蝶窦前壁（图1-3-8）。

❽ 内镜找到蝶窦开口（图1-3-9）。

❾ 打开蝶窦（图1-3-10）。

❿ 咬除蝶窦前缘骨质（图1-3-11）。

⓫ 打开硬膜，避开颈内动脉（图1-3-12）。

⓬ 咬除蝶窦前壁，显露海绵窦外侧壁（图1-3-13）。

⓭ "十"字剪开硬脑膜（图1-3-14）。

⓮ 关闭蝶窦，放置生物膜（图1-3-15）。

⓯ 生物胶封闭，防止脑脊液漏（图1-3-16）。

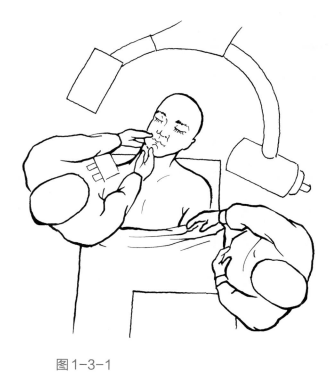

图 1-3-1

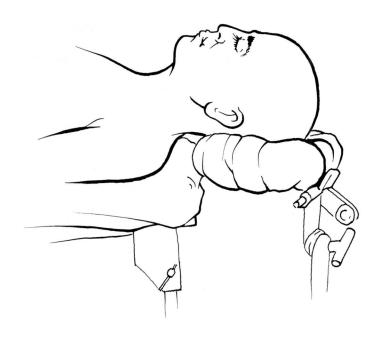

图 1-3-2

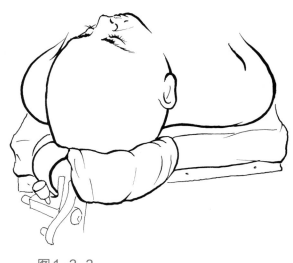

图 1-3-3

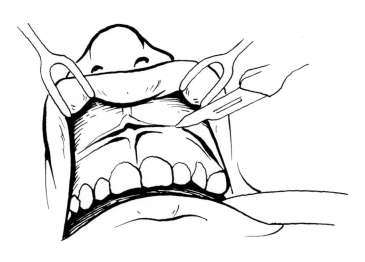

图 1-3-4

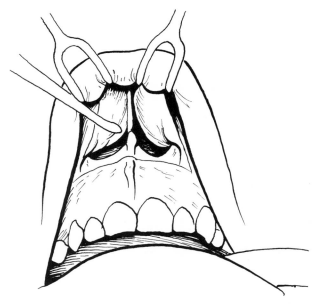

图 1-3-5

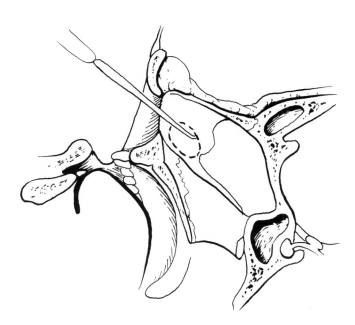

图 1-3-6

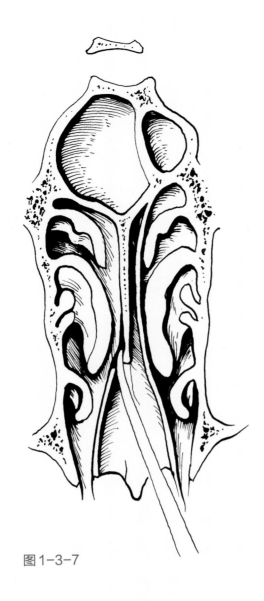

图1-3-7

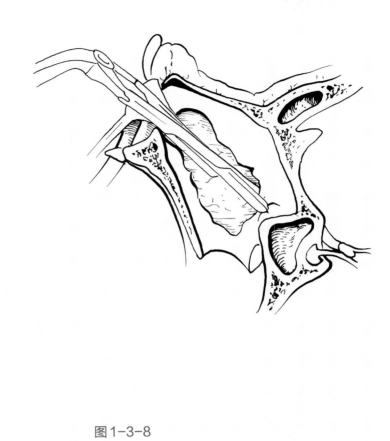

图1-3-8

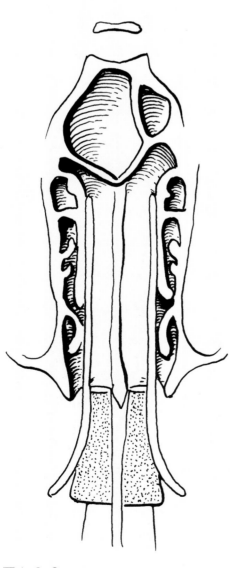

图1-3-9

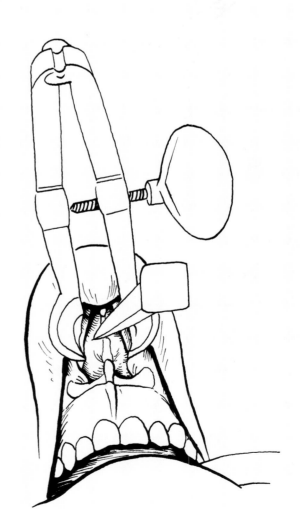

图1-3-10

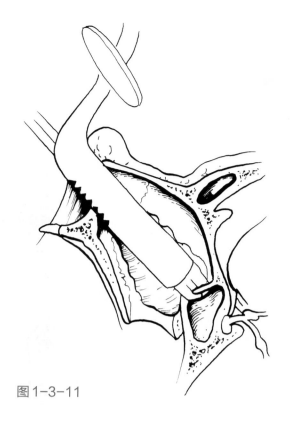

图 1-3-11

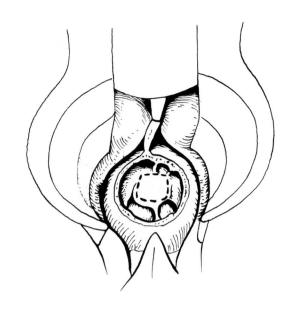

图 1-3-12

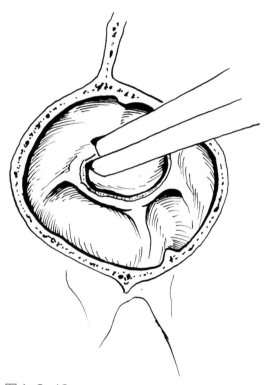

图 1-3-13

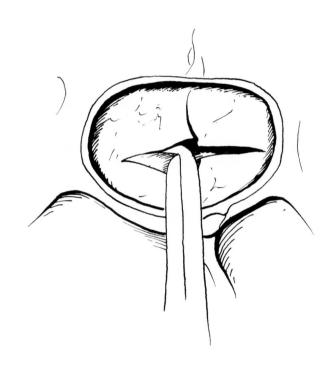

图 1-3-14

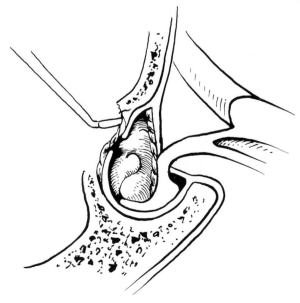

图 1-3-15

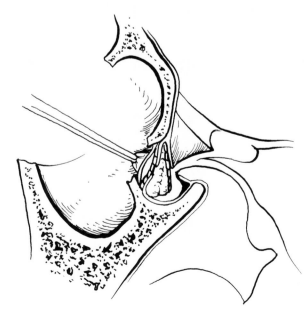

图 1-3-16

第四节　经口腔入路

适用对象　　经口腔入路适用于下斜坡、寰椎（第1颈椎）、枢椎（第2颈椎）和邻近结构中线的硬膜外病灶。

手术步骤

❶ 患者经鼻气管插管，环形头架固定，牵引保证颅颈稳定（图1-4-1）。

❷ 头架固定，肩下铺垫（图1-4-2）。

❸ 牙套套入上排牙齿，插入口腔牵拉器（图1-4-3）。

❹ 切开软腭，显露硬腭，缝线向外牵拉软腭（图1-4-4）。

❺ 软腭瓣牵拉到鼻腔内（图1-4-5）。

❻ 沿斜坡表面中线切开咽后壁（图1-4-6）。

❼ 分离黏膜上的咽肌（图1-4-7）。

❽ 切开寰椎弓（图1-4-8）。

❾ 磨除齿状突（图1-4-9）。

❿ 咬除残留的齿状突骨片（图1-4-10）。

⓫ 清除残留韧带，显露颅后窝硬脑膜（图1-4-11）。

⓬ 脂肪垫填充齿状突磨除后留下的腔隙（图1-4-12）。

⓭ 直视下放置鼻饲管，关颅（图1-4-13）。

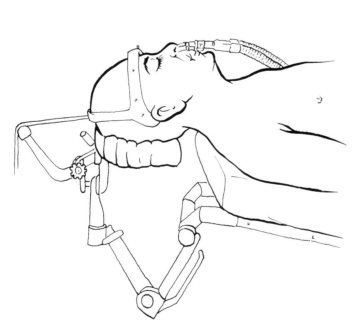

图1-4-1　　　　　　　　　　　　　　图1-4-2

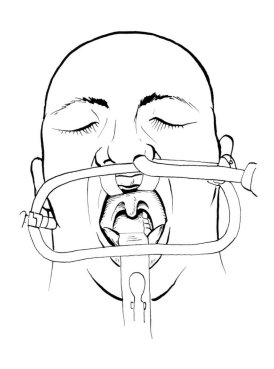

图 1-4-3

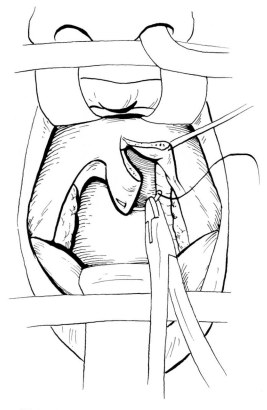

图 1-4-4

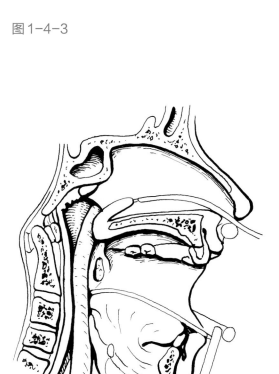

图 1-4-5

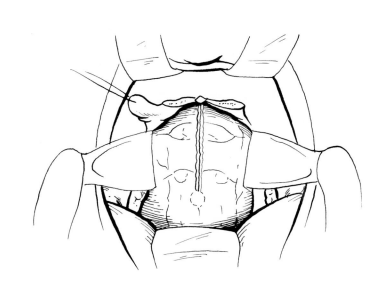

图 1-4-6

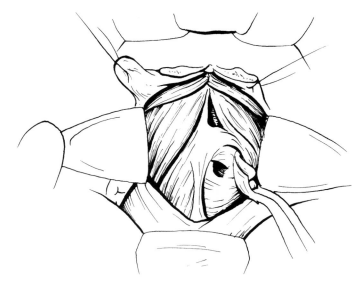

图 1-4-7

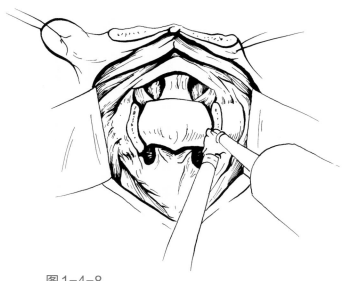

图 1-4-8

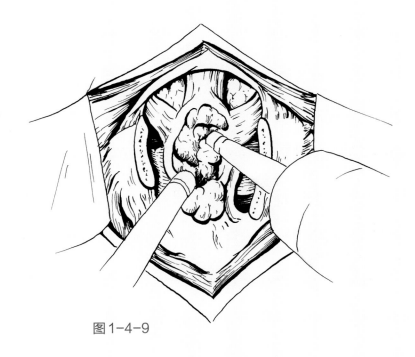

图 1-4-9

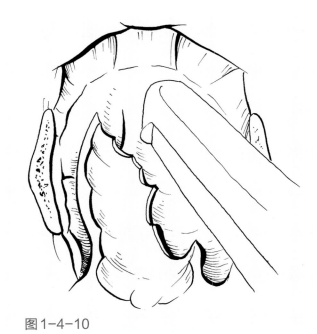

图 1-4-10

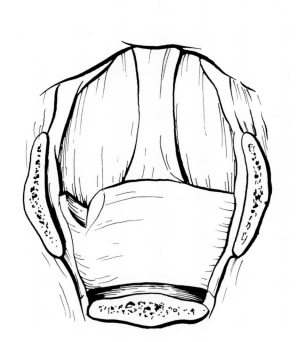

图 1-4-11

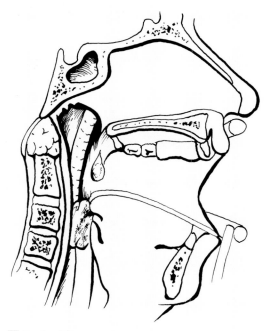

图 1-4-12

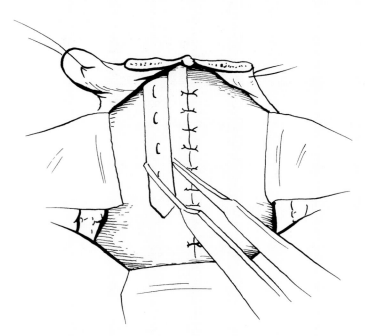

图 1-4-13

适用对象	此入路适用于斜坡中线的肿瘤，尤其是侵及骨及蝶窦的病变。
体　位	患者体位为仰卧位（图1-5-1）。

手术步骤

❶ 沿上颌骨向两侧切开牙龈部黏膜（图1-5-2）。

❷ 头顶向左微倾，以扩大术野（图1-5-3）。

❸ 分离上颌骨，向上分离黏膜及肌肉（图1-5-4）。

❹ 切开鼻中隔及上颌骨（图1-5-5）。

❺ 沿微型钛板解剖复位（图1-5-6）。

❻ 摆锯切开上颌骨（图1-5-7）。

❼ 分离颞上颌关节，注意避免损伤上颚动脉（图1-5-8）。

❽ 保留软腭及黏膜血管（图1-5-9）。

❾ 撬开上颌骨（图1-5-10）。

❿ 撑开切开的上颌骨并固定（图1-5-11）。

⓫ 牵开器牵开咽黏膜及颈长肌，切除斜坡肿瘤病灶（图1-5-12）。

⓬ 矢状位显示术野范围（图1-5-13）。

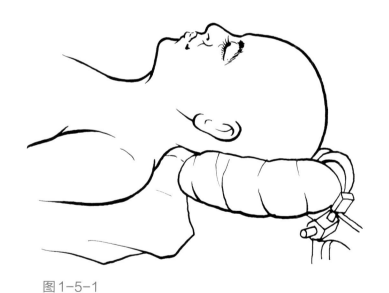

图1-5-1

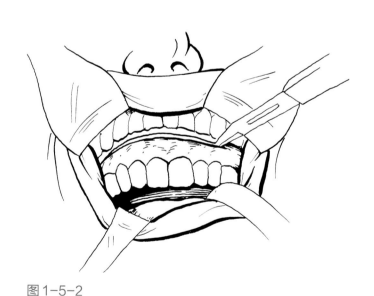

图1-5-2

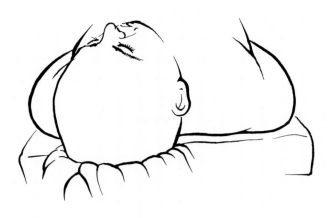

图 1-5-3

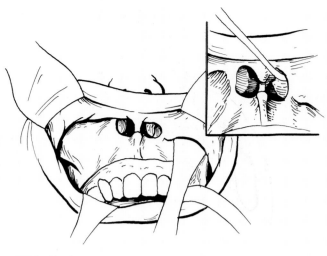

图 1-5-4

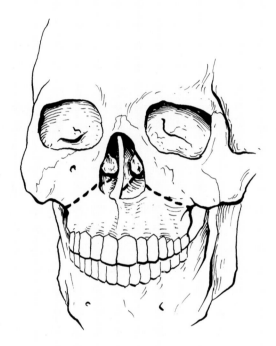

图 1-5-5

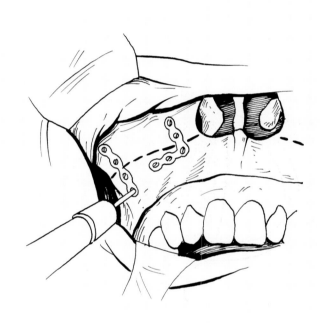

图 1-5-6

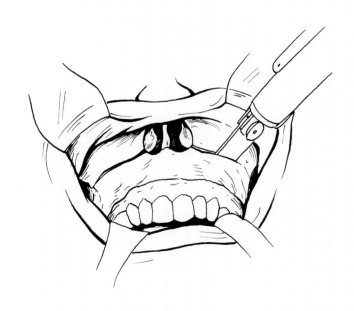

图 1-5-7

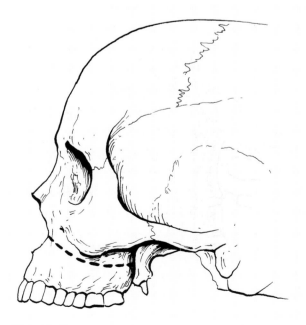

图 1-5-8

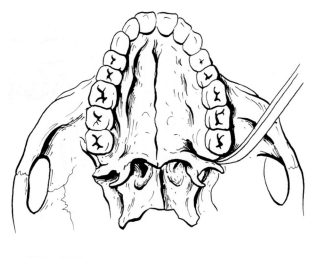

图 1-5-9

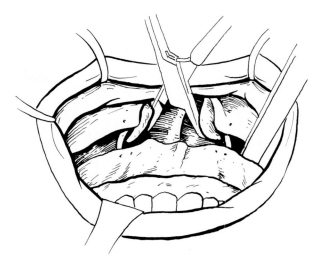

图 1-5-10

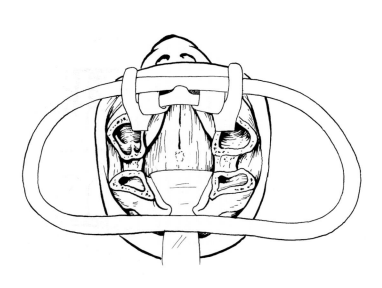

图 1-5-11

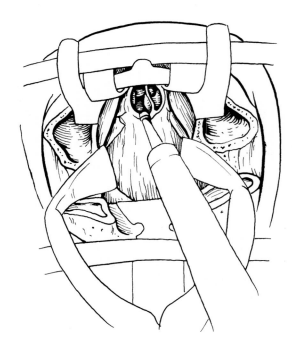

图 1-5-12

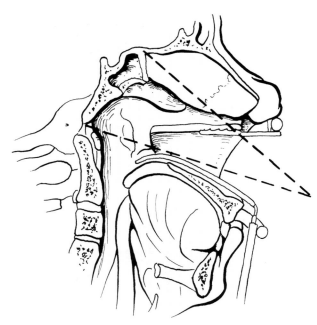

图 1-5-13

第六节　经上颌－硬腭切开入路

适用对象　　在中线切开硬腭和软腭，Le Fort I入路向下显露至第3颈椎水平。

体　位　　患者体位为仰卧位，头向左侧微倾，朝向术者。

手术步骤　　❶ 在前切牙之间，沿中线切开硬腭黏膜（图1-6-1）。

❷ 牵开器保护舌头，将硬腭分为两半（图1-6-2）。

❸ 在中线切开咽喉壁（图1-6-3）。

❹ 矢状位显示硬腭切开范围（图1-6-4）。

❺ 小的硬膜缺损可复位后间断缝合（图1-6-5）。

❻ 冠状突的骨移除和颞肌腱的关节分离（图1-6-6）。

❼ 矢状位显示筋膜修补（图1-6-7）。

❽ 解剖复位上颌骨（图1-6-8）。

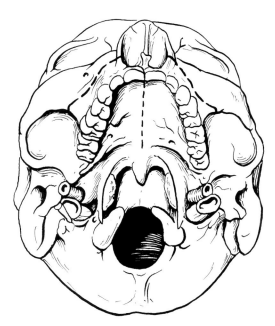

图1-6-1

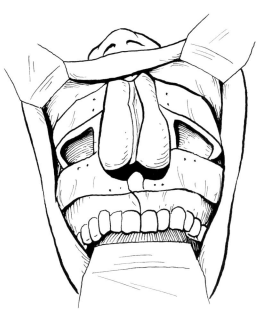

图1-6-2

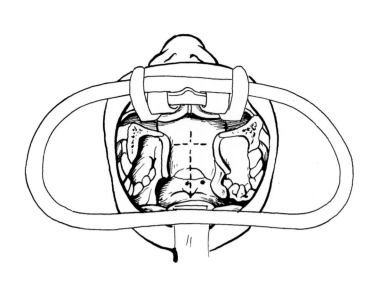

图 1-6-3

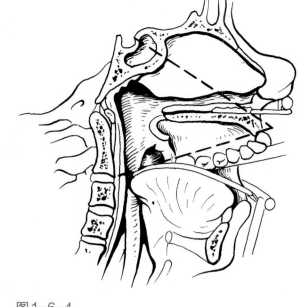

图 1-6-4

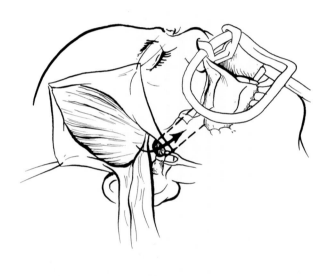

图 1-6-5

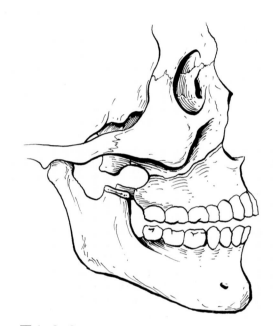

图 1-6-6

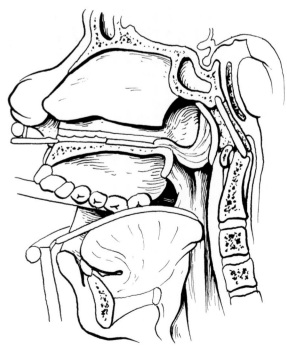

图 1-6-7

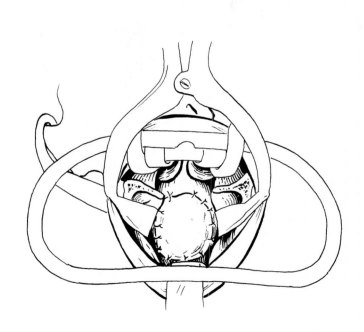

图 1-6-8

第七节　单侧扩大的上颌入路

适用对象　　　　单侧扩大的上颌入路适用于位于斜坡、岩斜区、蝶骨、鞍旁、上颈区侧面及中线的肿瘤。

体　　位　　　　患者体位为仰卧位（图1-7-1）。

手术步骤
- ❶ 沿鼻外侧，从眼内眦下方切开皮肤（图1-7-2）。
- ❷ 切开单侧牙龈（图1-7-3）。
- ❸ 向外分离翻转皮瓣及软组织（图1-7-4）。
- ❹ 微型钛板临时固定（图1-7-5）。
- ❺ 沿上颌骨后缘向上切开到鼻孔（图1-7-6）。
- ❻ 沿中线切开鼻前棘（图1-7-7）。
- ❼ 切除下鼻甲及中鼻甲（图1-7-8）。
- ❽ 游离出半边上颌骨（图1-7-9）。
- ❾ 沿斜坡及枕骨大孔切开咽后壁（图1-7-10）。
- ❿ 切除鼻中隔后部（图1-7-11）。
- ⓫ 显露鞍结节上方到枢椎下方区域（图1-7-12）。
- ⓬ 间断缝合咽壁（图1-7-13）。

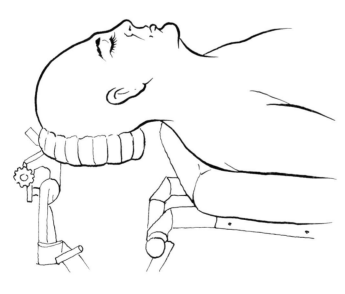

图1-7-1

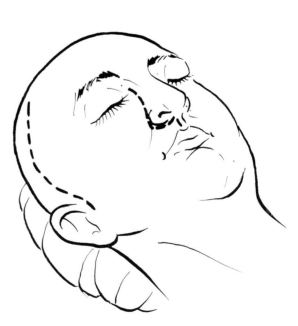

图1-7-2

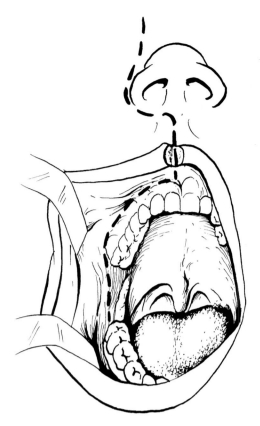

图1-7-3

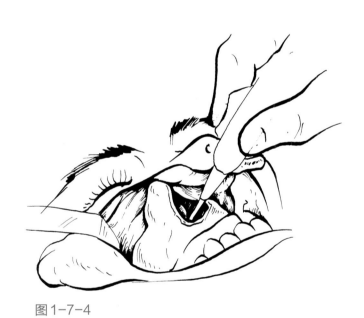

图1-7-4

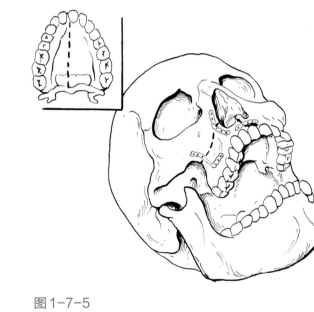

图1-7-5

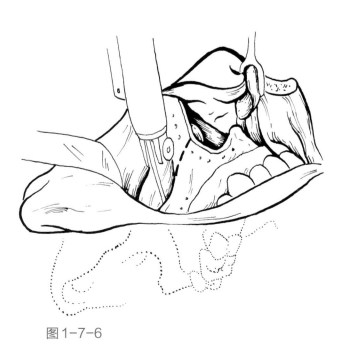

图1-7-6

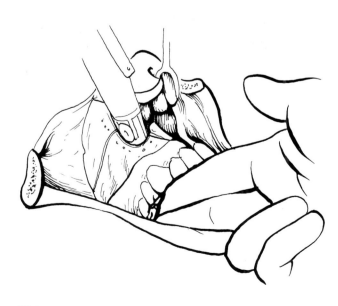

图1-7-7

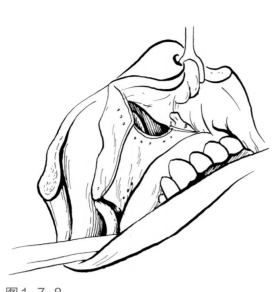

图 1-7-8

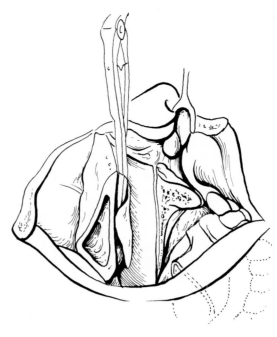

图 1-7-9

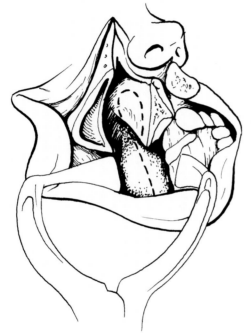

图 1-7-10

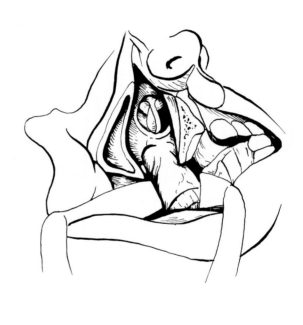

图 1-7-11

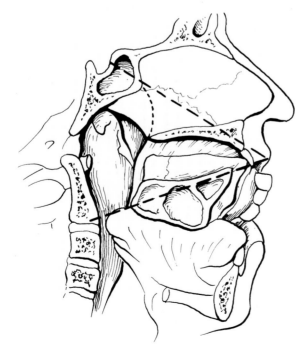

图 1-7-12

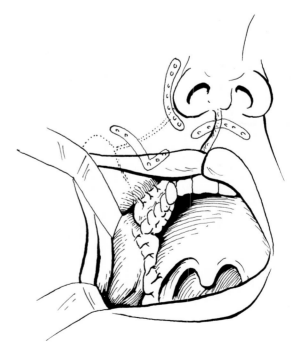

图 1-7-13

第八节　双侧额底入路

适用对象	双侧额底入路用来显露颅前窝中部和鞍旁的肿瘤。
体　位	患者体位为仰卧位（图1-8-1）。
手术步骤	❶ 沿发际内双侧颧弓，冠状瓣切头皮（图1-8-2）。
	❷ 锐性分离帽状腱膜（图1-8-3）。
	❸ 骨孔位于上颞线及上矢状窦两侧（图1-8-4）。
	❹ 切开额窦前壁（图1-8-5）。
	❺ 缝合硬脑膜（图1-8-6）。
	❻ 上矢状窦两侧切开硬脑膜（图1-8-7）。
	❼ 显示矢状窦和大脑镰切开的位置（图1-8-8）。
	❽ 锐性分离嗅束（图1-8-9）。
	❾ 显露颅前窝及鞍旁肿瘤（图1-8-10）。
	❿ 用肌肉和脂肪填塞额窦残腔（图1-8-11）。
	⓫ 使用骨膜或阔筋膜关闭蝶窦开口（图1-8-12）。
	⓬ 利用带血管的骨膜瓣，封闭蝶窦和筛窦较大的开口（图1-8-13）。
	⓭ 微型钛板固定（图1-8-14）。

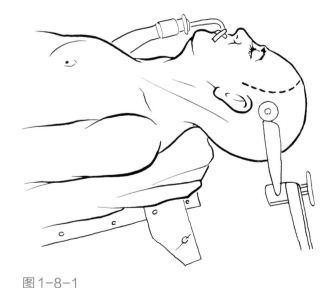

图1-8-1

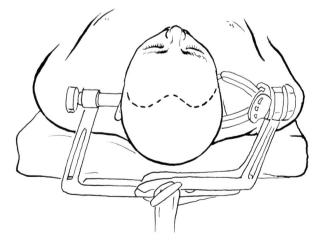

图1-8-2

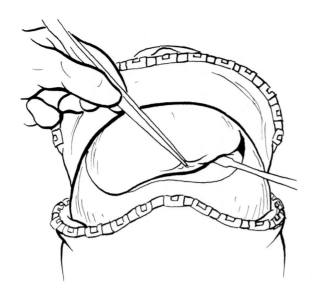

图 1-8-3

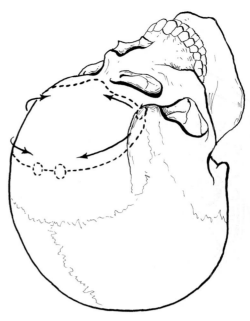

图 1-8-4

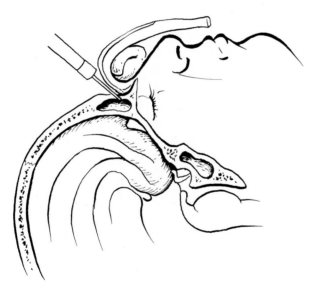

图 1-8-5

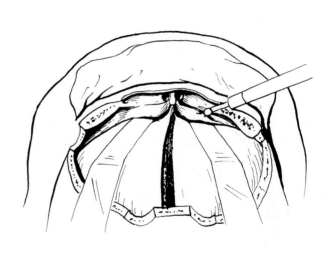

图 1-8-6

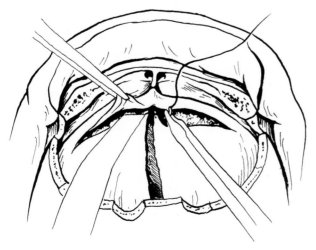

图 1-8-7

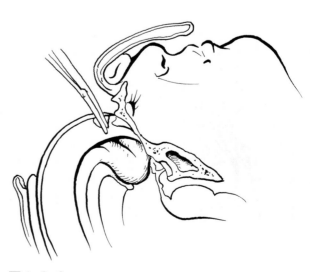

图 1-8-8

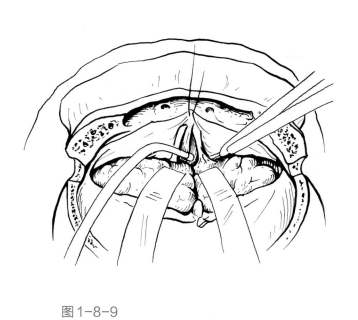

图 1-8-9

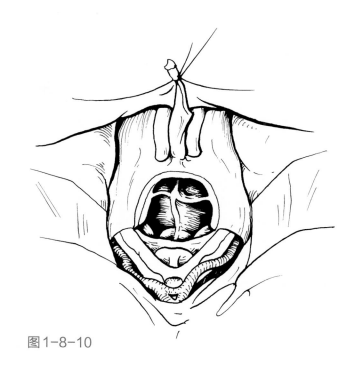

图 1-8-10

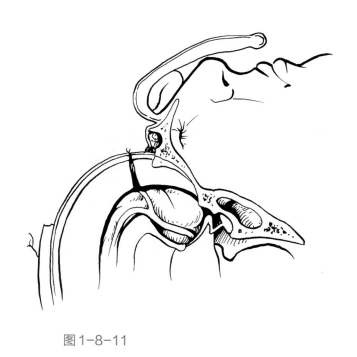

图 1-8-11

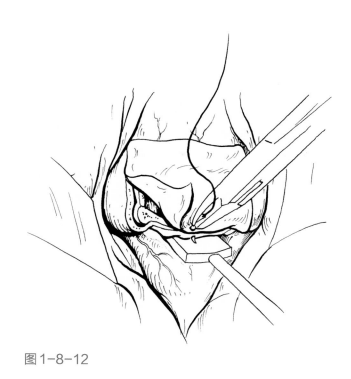

图 1-8-12

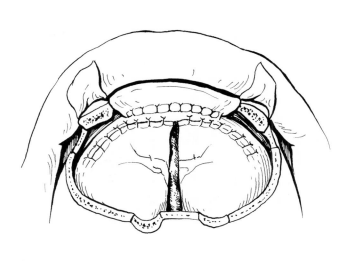

图 1-8-13

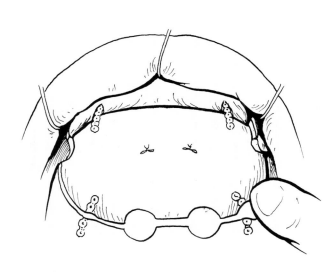

图 1-8-14

第九节　半球间入路

适用对象　　　半球间入路适用于位于颅前窝局限于中线、鞍区、侧脑室或第三脑室的肿瘤。

体　　位　　　患者体位为仰卧位（图1-9-1）。

手术步骤　　　❶ 沿额纹做直切口（图1-9-2）。

❷ 骨瓣成型（图1-9-3）。

❸ 打开硬膜，翻向上矢状窦（图1-9-4）。

❹ 大脑半球静脉走行（图1-9-5）。

❺ 自动牵开器连接头架（图1-9-6）。

❻ 微型钛板固定骨瓣（图1-9-7）。

❼ 薄层硅胶填补缺损处（图1-9-8）。

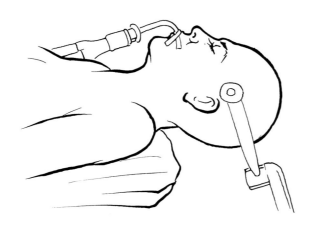

图1-9-1

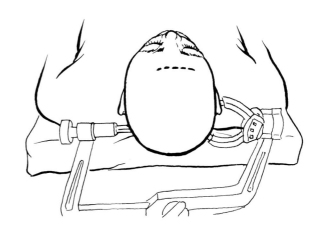

图1-9-2

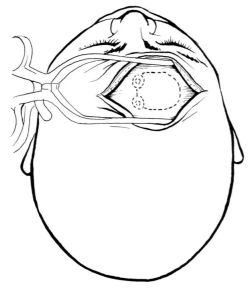

图1-9-3

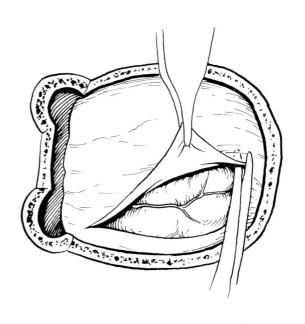

图1-9-4

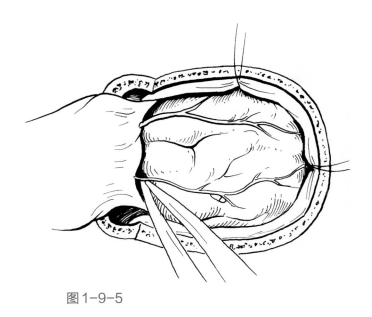

图 1-9-5

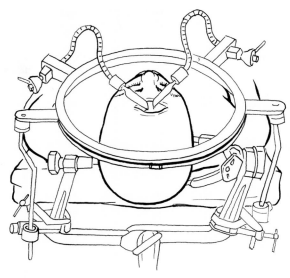

图 1-9-6

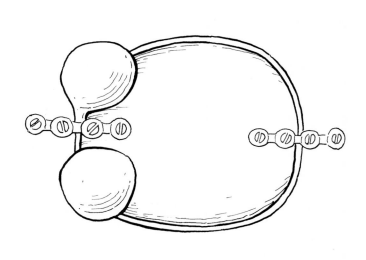

图 1-9-7

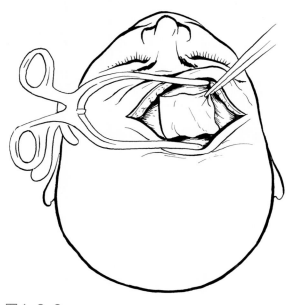

图 1-9-8

第十节　半球间经胼胝体入路

<table>
<tr><td>适用对象</td><td>此入路适用于中线或中线附近侧脑室及第三脑室内肿瘤。</td></tr>
<tr><td>体　位</td><td>患者体位为仰卧位（图1-10-1）。</td></tr>
<tr><td>手术步骤</td><td>❶　设计"U"形皮瓣（图1-10-2）。
❷　确定骨瓣位置和大小（图1-10-3）。
❸　剪开硬脑膜（图1-10-4）。
❹　硬脑膜翻向内侧（图1-10-5）。
❺　分离扣带回之间的粘连（图1-10-6）。
❻　显露胼周动脉（图1-10-7）。
❼　显露胼胝体（图1-10-8）。
❽　打开侧脑室（图1-10-9）。
❾　第三脑室及侧脑室冠状面（图1-10-10）。
❿　连续缝合硬脑膜（图1-10-11）。
⓫　硬脑膜中心悬吊（图1-10-12）。</td></tr>
</table>

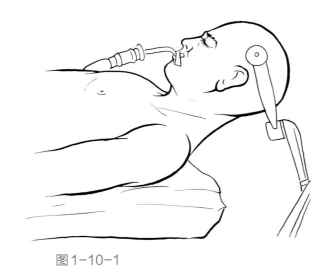

图1-10-1

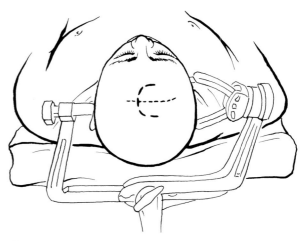

图1-10-2

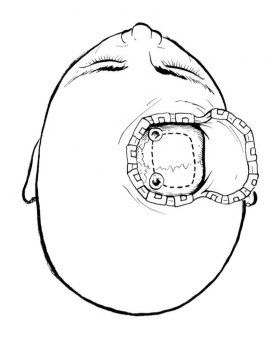

图 1-10-3

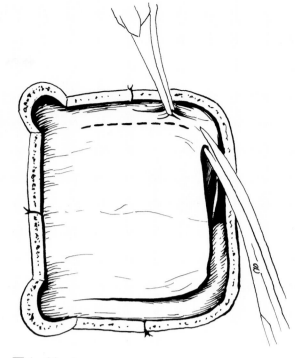

图 1-10-4

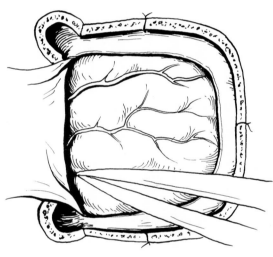

图 1-10-5

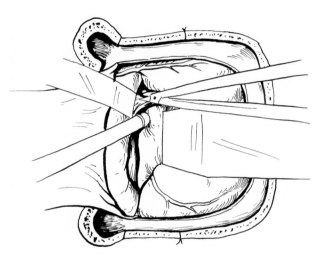

图 1-10-6

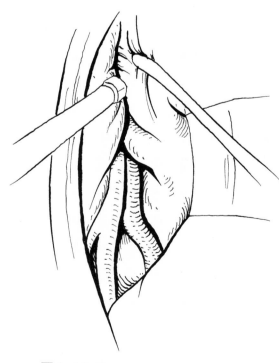

图 1-10-7

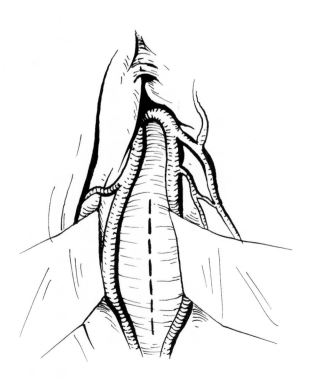

图 1-10-8

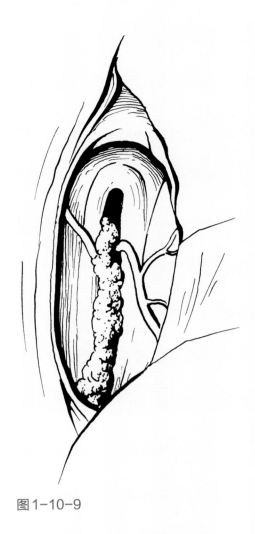

图 1-10-9

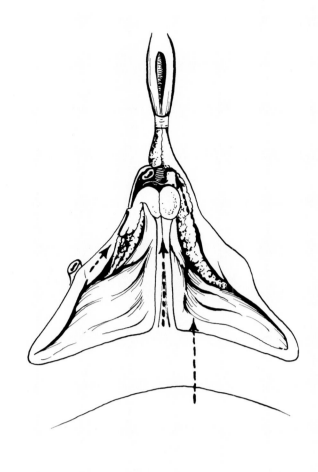

图 1-10-10

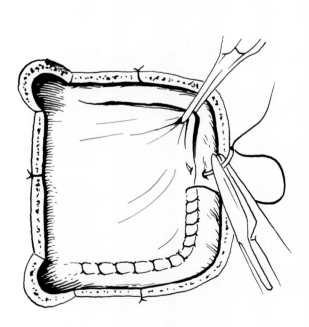

图 1-10-11

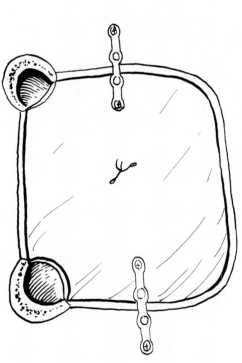

图 1-10-12

第十一节　经皮层−顶枕入路

适用对象	经皮层−顶枕入路适用于位于脑室内及其深部脑实质肿瘤。
体　位	患者体位为仰卧位（图1-11-1）。
手术步骤	❶ 顶枕皮瓣基底位于颞侧（图1-11-2）。
	❷ 铣刀铣开颅骨，形成骨窗（图1-11-3）。
	❸ 切开硬脑膜（图1-11-4）。
	❹ 设计脑皮层切口（图1-11-5）。
	❺ 分离顶枕沟（图1-11-6）。
	❻ 缝合软膜（图1-11-7）。
	❼ 钛板固定骨瓣（图1-11-8）。

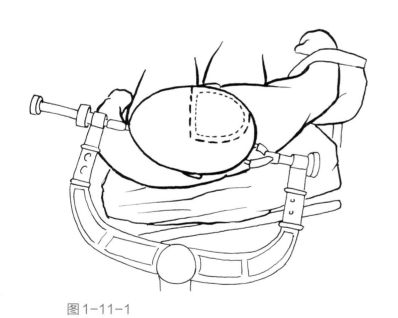

图 1-11-1

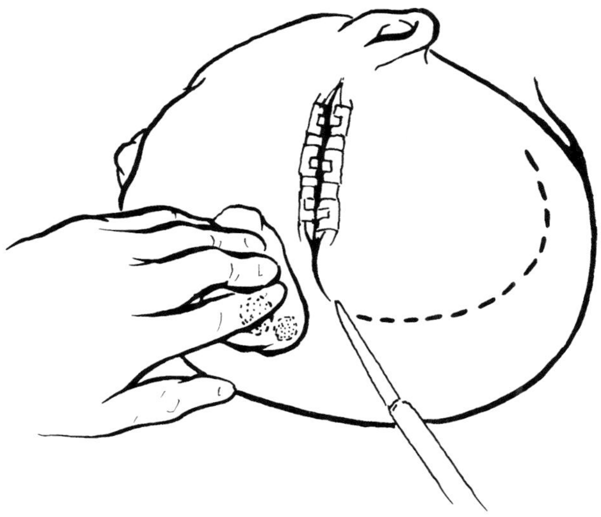

图 1-11-2

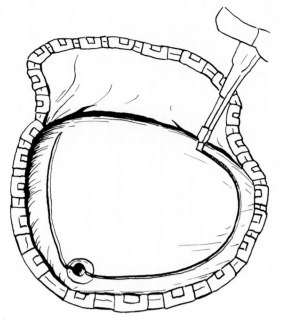

图1-11-3

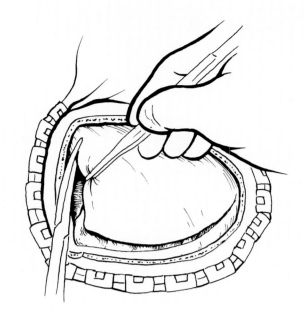

图1-11-4

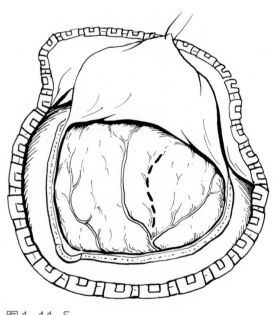

图1-11-5

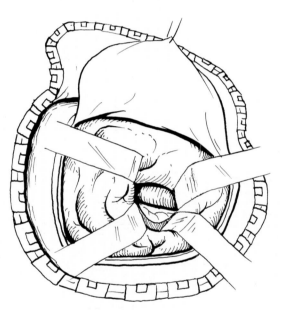

图1-11-6

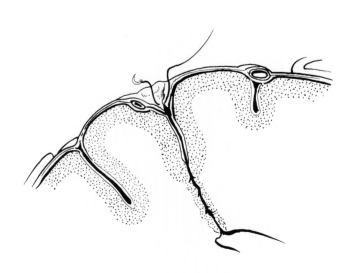

图1-11-7

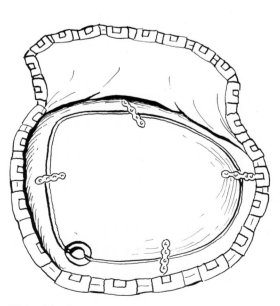

图1-11-8

第十二节　翼点入路

适用对象	翼点入路适合切除位于侧裂、海绵窦、颅前窝、颅中窝、鞍旁、额叶外侧和前颞叶等部位绝大部分病变。
体　　位	患者体位为仰卧位（图1-12-1）。
手术步骤	❶ 头向对侧旋转30°（图1-12-2）。
	❷ 标记头皮切口（图1-12-3）。
	❸ 弧形切开头皮（图1-12-4）。
	❹ 切开颞肌，保留颞浅筋膜（图1-12-5）。
	❺ 颅骨关键孔处钻孔（图1-12-6）。
	❻ 于颞上线形成骨瓣（图1-12-7）。
	❼ 蝶骨嵴处不用铣刀，用咬骨钳咬开（图1-12-8）。
	❽ 骨膜剥离子插入骨瓣和硬脑膜层（图1-12-9）。
	❾ 掀开骨瓣（图1-12-10）。
	❿ 磨除蝶骨嵴（图1-12-11）。
	⓫ 咬除颞骨直至颅中窝底水平（图1-12-12）。
	⓬ 弧形剪开硬脑膜（图1-12-13）。
	⓭ 分离侧裂静脉（图1-12-14）。
	⓮ 打开视交叉池（图1-12-15）。
	⓯ 打开颈动脉池（图1-12-16）。
	⓰ 牵开侧裂（图1-12-17）。
	⓱ 缝合硬脑膜（图1-12-18）。
	⓲ 微型钛板固定骨瓣（图1-12-19）。
	⓳ 缝合颞肌（图1-12-20）。
	⓴ 缝合帽状筋膜，钉皮（图1-12-21）。

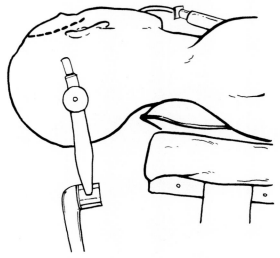

图 1-12-1

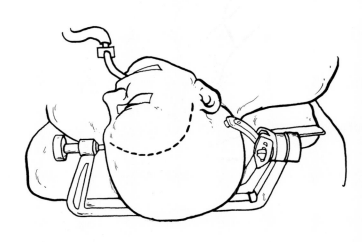

图 1-12-2

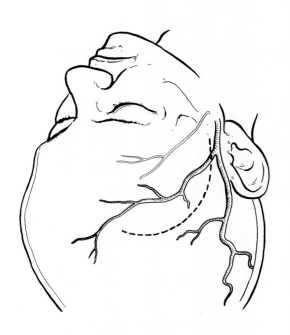

图 1-12-3

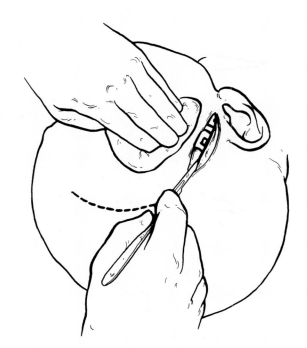

图 1-12-4

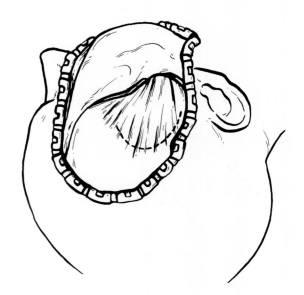

图 1-12-5

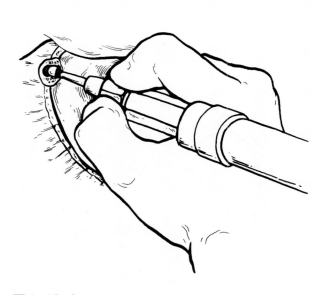

图 1-12-6

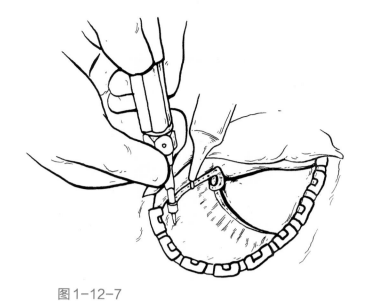

图 1-12-7

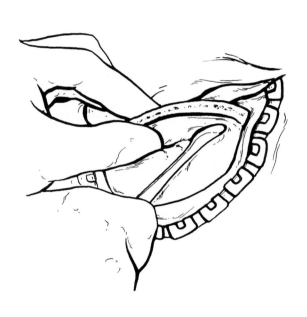

图 1-12-9

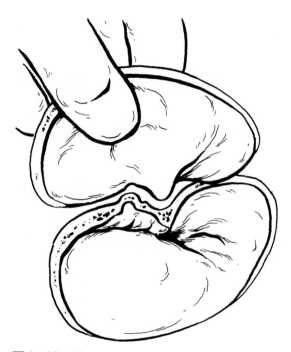

图 1-12-8

图 1-12-10

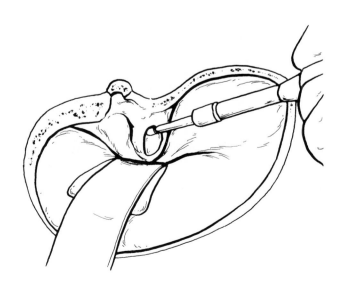

图 1-12-11

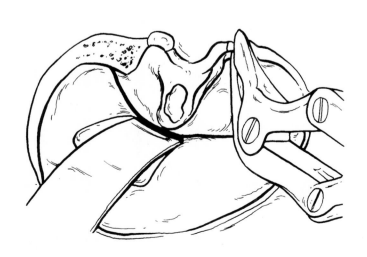

图 1-12-12

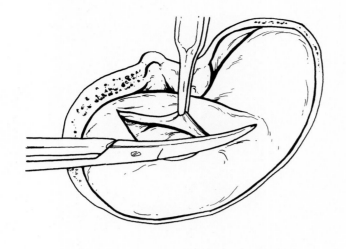

图 1-12-13

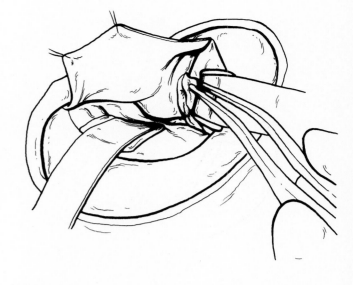

图 1-12-14

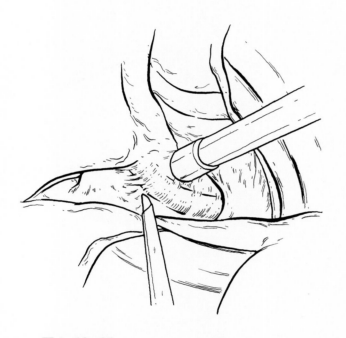

图 1-12-15

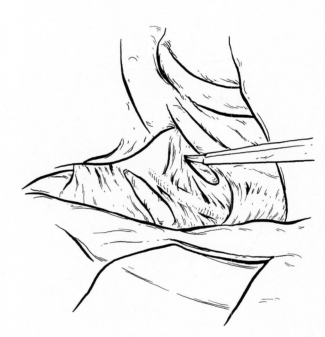

图 1-12-16

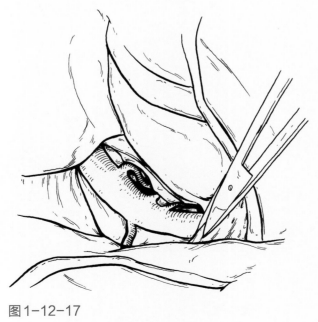

图 1-12-17

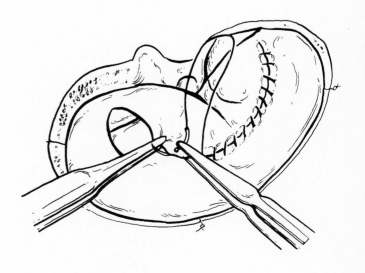

图 1-12-18

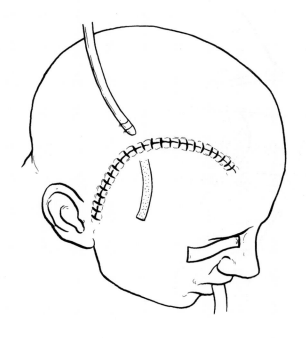

图 1-12-21

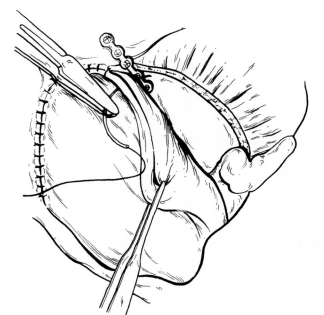

图 1-12-20

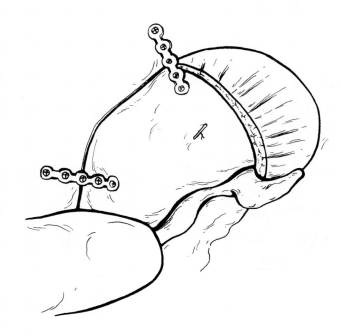

图 1-12-19

第十三节　眶颧切开入路

适用对象	眶颧切开入路可以进一步扩大翼点、额颞和颞下入路开颅的显露范围。
体　位	患者体位为仰卧位（图1-13-1）。
手术步骤	❶ 经额骨眶颧切开入路（图1-13-2）。
	❷ 经颞骨眶颧切开入路（图1-13-3）。
	❸ 形成单块额颞骨瓣（图1-13-4）。
	❹ 皮肤切口位于外耳郭前方1cm处（图1-13-5）。
	❺ 切除蝶骨嵴到眶上裂外缘（图1-13-6）。
	❻ 钝性分离眶骨骨膜（图1-13-7）。
	❼ 识别眶内关键孔（图1-13-8）。
	❽ 切开眶骨（图1-13-9）。
	❾ 折断骨瓣（图1-13-10）。
	❿ 咬除骨质至颅中窝（图1-13-11）。
	⓫ 弧形切开硬脑膜（图1-13-12）。
	⓬ 微型钛板固定（图1-13-13）。
	⓭ 逐层缝合，关颅（图1-13-14）。

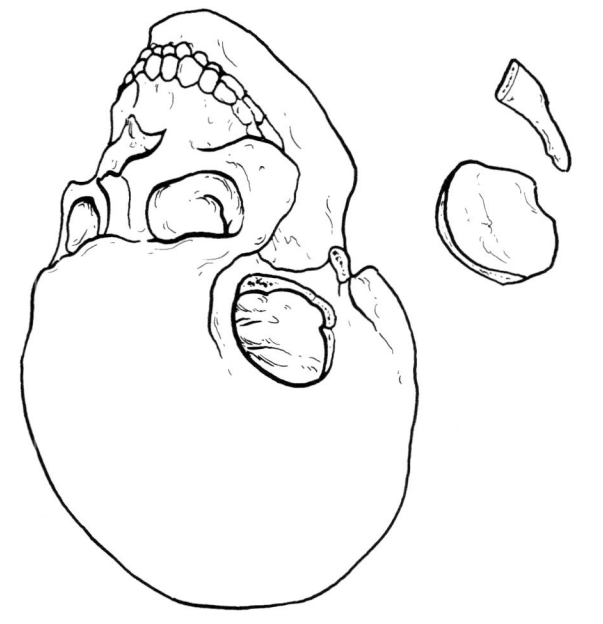

图1-13-1

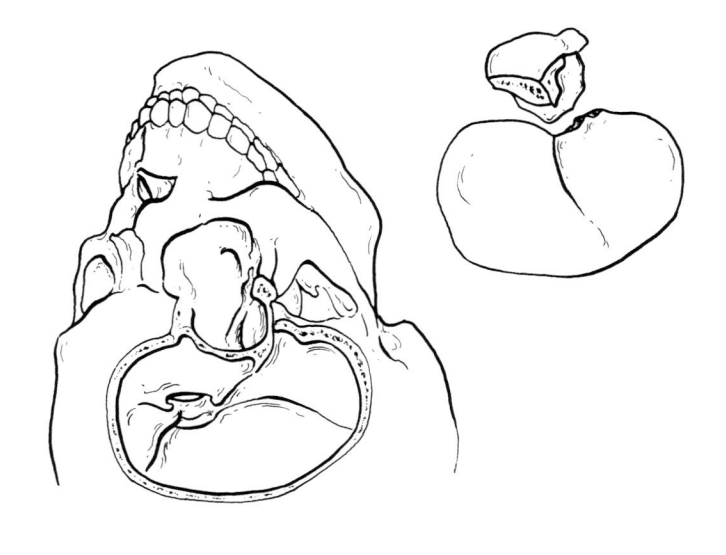

图1-13-2

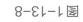

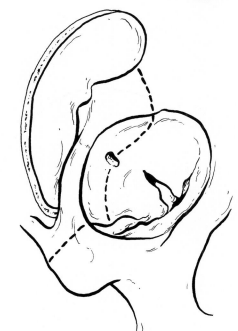

图 1-13-8

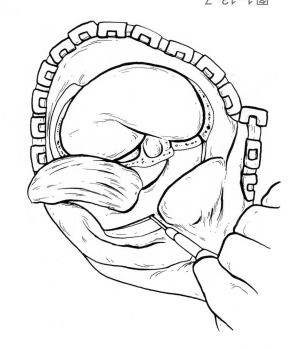

图 1-13-7

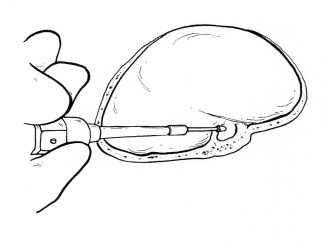

图 1-13-6

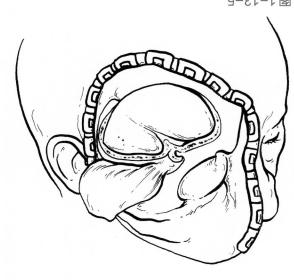

图 1-13-5

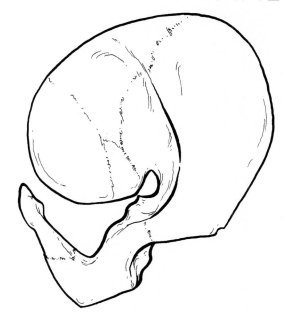

图 1-13-4

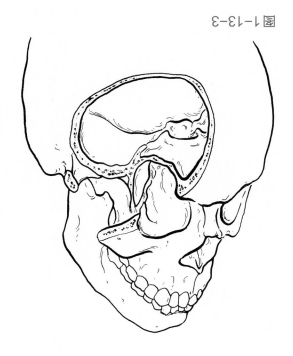

图 1-13-3

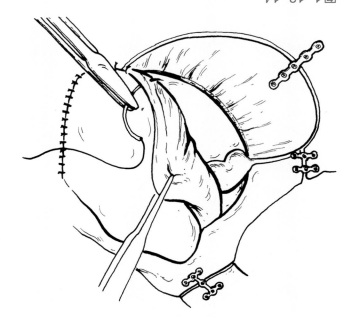

图 1-13-14

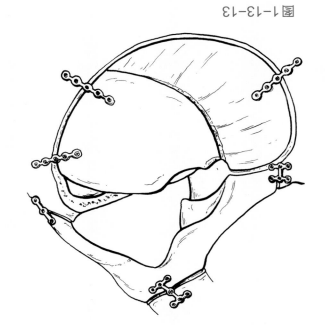

图 1-13-13

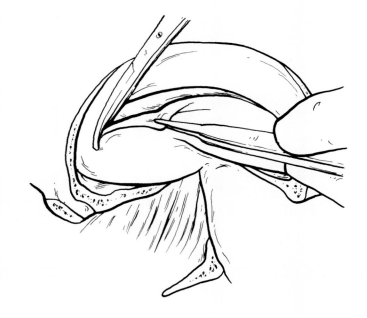

图 1-13-12

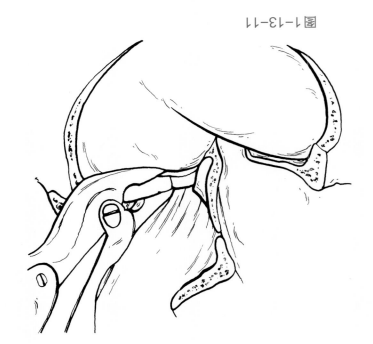

图 1-13-11

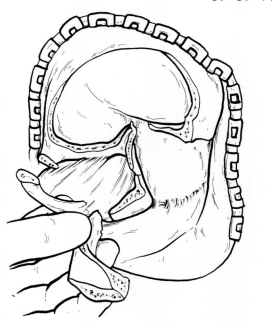

图 1-13-10

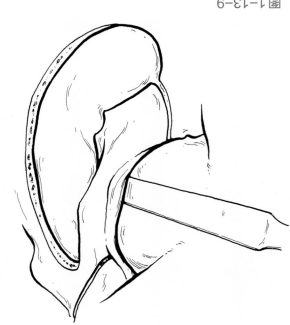

图 1-13-9

第十四节　眶－视神经管切开入路

适用对象	眶－视神经管切开入路可以到达眶腔、颈内动脉床突段及海绵窦，扩大了额颞入路开颅的显露范围。
体　位	患者体位为仰卧位（图1-14-1）。
手术步骤	❶ 向后扩大眶切开入路（图1-14-2）。
	❷ 磨除视神经管，打开视神经孔（图1-14-3）。
	❸ 磨除前床突，打开视神经管外侧壁（图1-14-4）。
	❹ 清除前床突的残余骨质（图1-14-5）。
	❺ 磨薄眶上裂外侧壁和上颌骨小梁（图1-14-6）。
	❻ 显露颅中窝底海绵窦外侧壁（图1-14-7）。
	❼ 显露动眼神经和视神经（图1-14-8）。
	❽ "T"形切开硬脑膜（图1-14-9）。
	❾ 打开视神经和颈内动脉池（图1-14-10）。
	❿ 锐性切开颈内动脉远端硬膜环（图1-14-11）。
	⓫ 牵开硬脑膜，显露前床突（图1-14-12）。

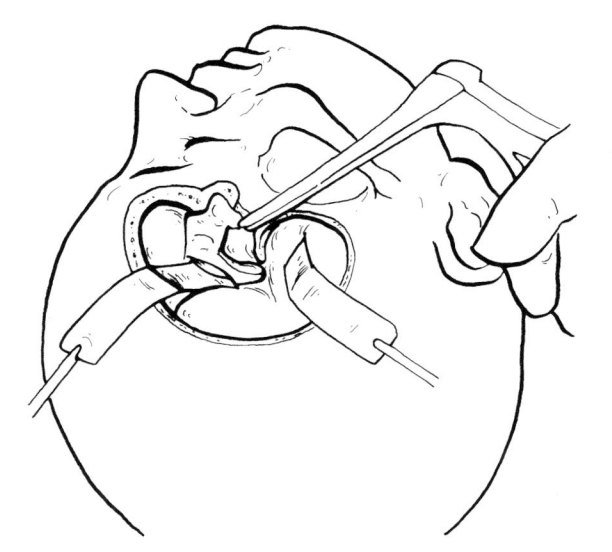

图1-14-1

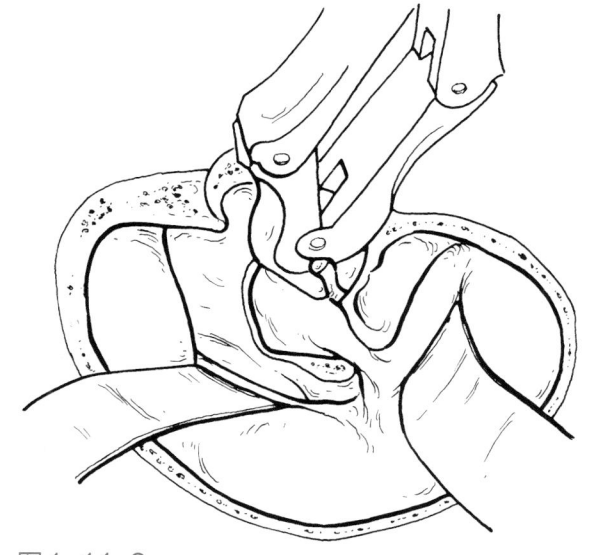

图1-14-2

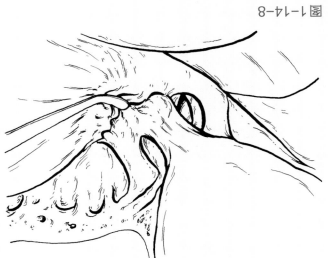

图 1-14-8

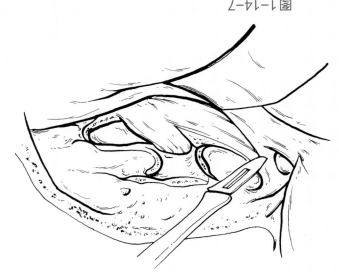

图 1-14-7

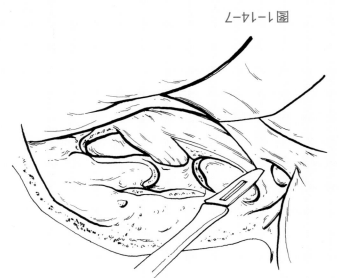

图 1-14-6

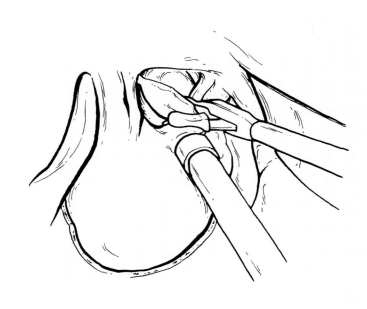

图 1-14-5

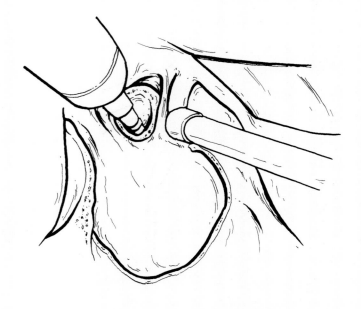

图 1-14-4

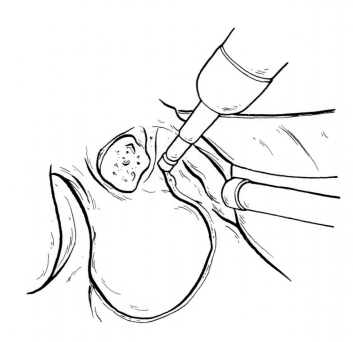

图 1-14-3

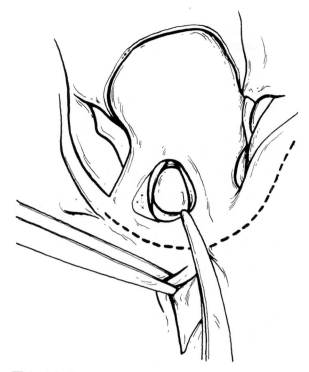

图 1-14-9

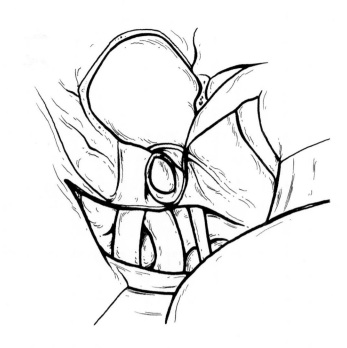

图 1-14-10

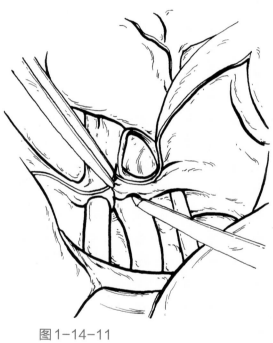

图 1-14-11

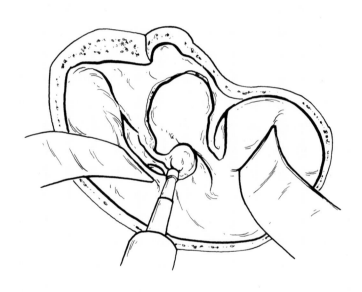

图 1-14-12

第十五节　颞下入路

适用对象　　颞下入路适用于颅中窝后部、海绵窦、颞叶、小脑幕区和岩骨部位的病变。

体　　位　　患者体位为仰卧位（图1-15-1）。

手术步骤
❶　颧弓位于术野最高点（图1-15-2）。
❷　显示骨瓣位置（图1-15-3）。
❸　保留颞部肌肉筋膜（图1-15-4）。
❹　铣刀切除骨瓣（图1-15-5）。
❺　咬平骨窗边缘（图1-15-6）。
❻　悬吊硬脑膜（图1-15-7）。
❼　电凝蝶顶窦小的桥静脉（图1-15-8）。
❽　向外牵拉小脑幕缘（图1-15-9）。
❾　悬吊硬脑膜中央，防止硬膜外血肿（图1-15-10）。
❿　颞肌与筋膜复位（图1-15-11）。
⓫　缝合帽状腱膜及头皮（图1-15-12）。

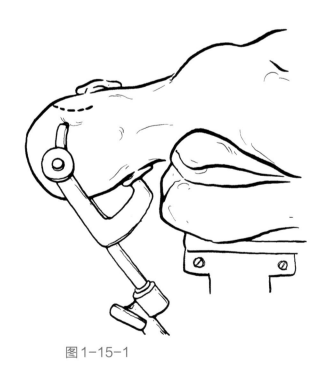

图 1-15-1

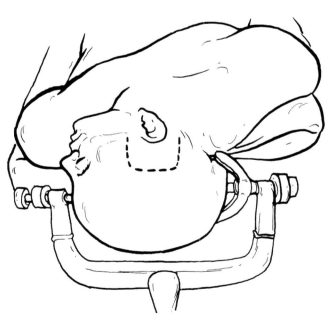

图 1-15-2

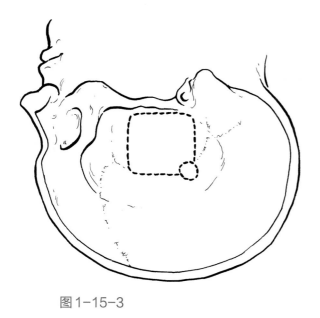

图 1-15-3

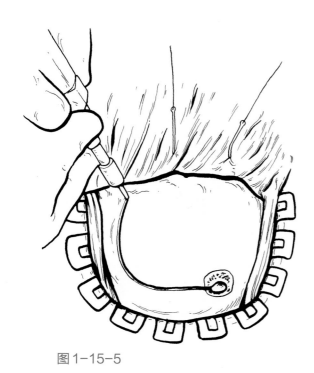

图 1-15-5

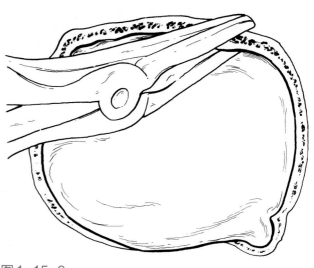

图 1-15-6

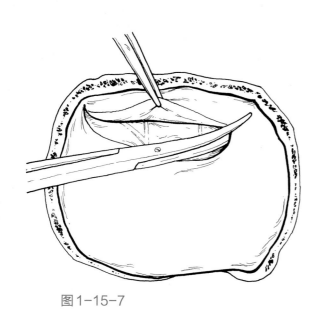

图 1-15-7

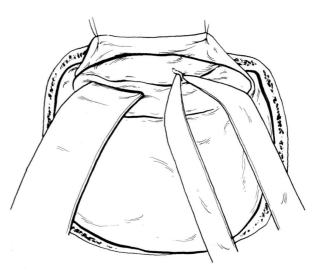

图 1-15-8

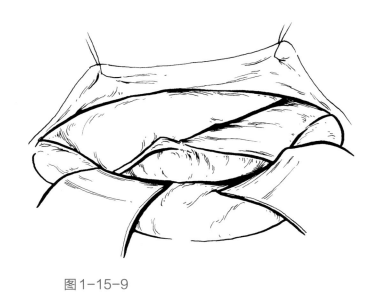

图 1-15-9

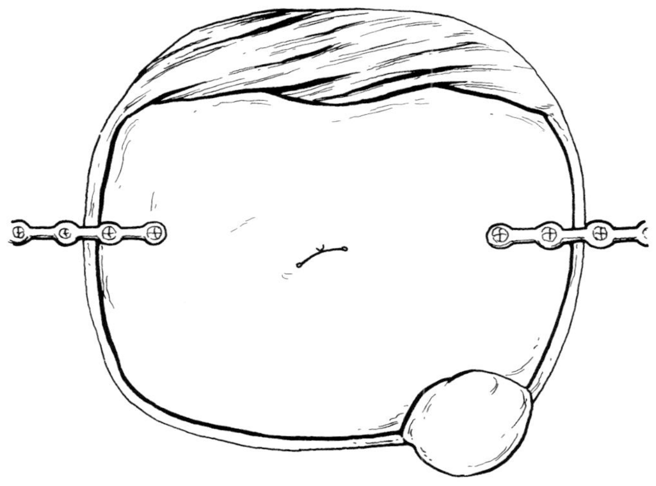

图 1-15-10

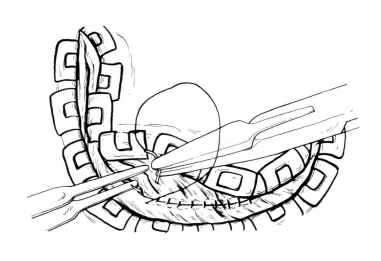

图 1-15-11

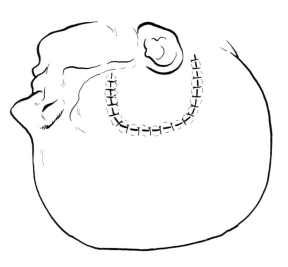

图 1-15-12

第十六节　岩骨入路

适用对象	岩骨入路关键在于切除岩骨岩部的一部分，以显露颅后窝。
体　位	患者体位为仰卧位（图1-16-1）或侧卧位。
手术步骤	❶ 颧弓置于术野最高点（图1-16-2）。
	❷ 侧卧位可以更好显露颅后窝结构（图1-16-3）。
	❸ 侧卧位时，颈部拉直，颧弓置于术野最高点（图1-16-4）。

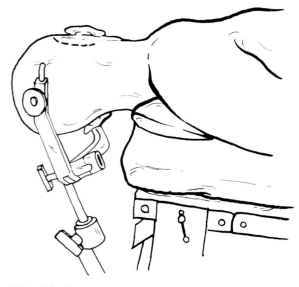

图1-16-1

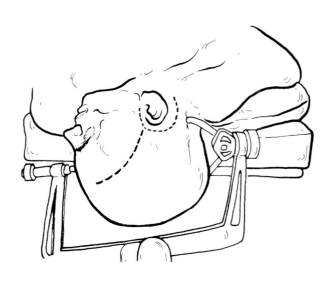

图1-16-2

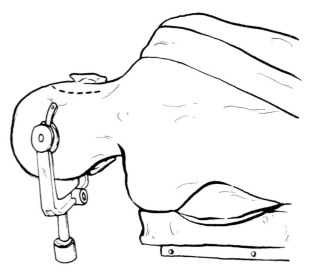

图1-16-3

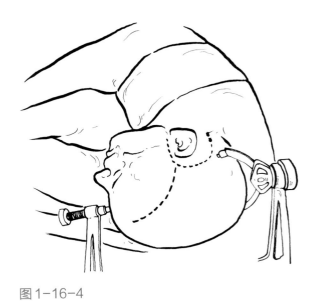

图1-16-4

❹ 岩骨及深部静脉的体表投影（图1-16-5）。

❺ 颞部皮瓣翻向下（图1-16-6）。

❻ 切断颞肌，向下翻转，保留筋膜上缘（图1-16-7）。

❼ 从颅骨底面分离横窦（图1-16-8）。

❽ 磨除外耳道后及覆盖乙状窦的骨质（图1-16-9）。

❾ 切除乳突部分气房（图1-16-10）。

❿ 磨除硬脑膜的骨质（图1-16-11）。

⓫ 切除乙状板，显露岩上窦（图1-16-12）。

⓬ 缝合硬脑膜（图1-16-13）。

⓭ 用自体脂肪填塞乳突缺损部分（图1-16-14）。

⓮ 帽状腱膜下放置引流管（图1-16-15）。

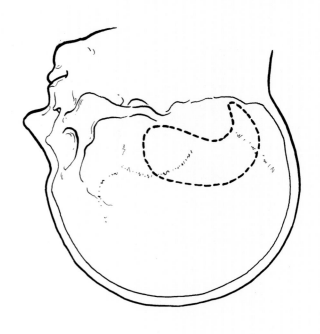

图 1-16-5

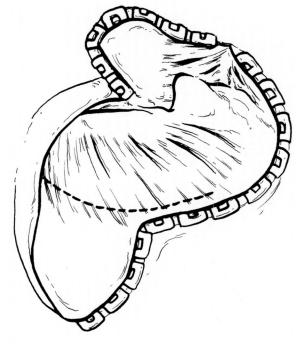

图 1-16-6

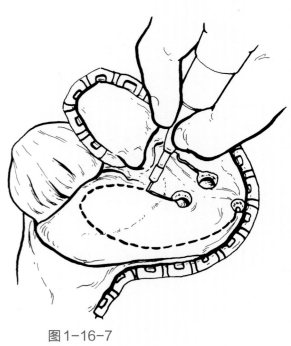

图 1-16-7

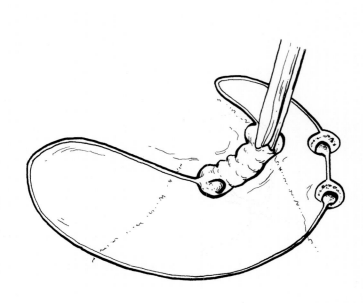

图 1-16-8

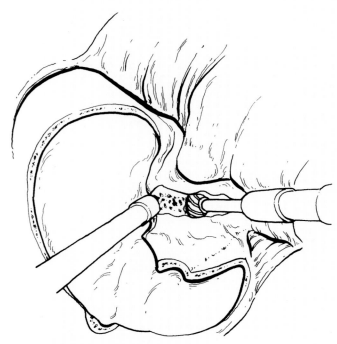

图 1-16-9

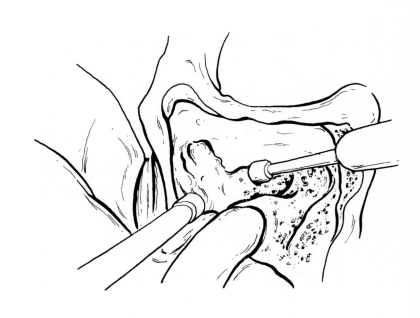

图 1-16-10

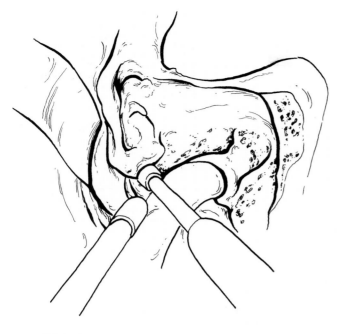

图 1-16-11

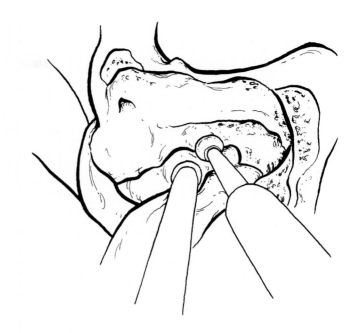

图 1-16-12

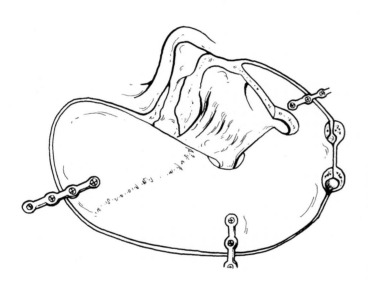

图 1-16-13

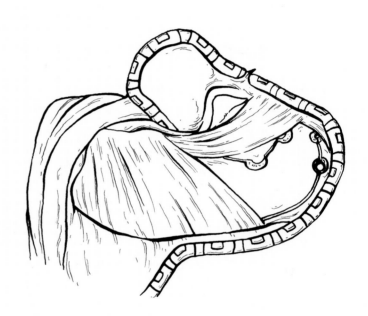

图 1-16-14

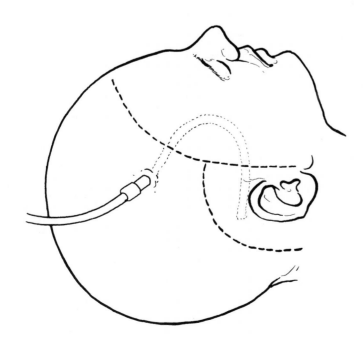

图 1-16-15

第十七节　枕下入路

适用对象　　枕下入路适用于小脑、松果体区、第四脑室、脑干背侧和外侧、小脑脑桥角和枕骨大孔区等处病变，也适用于岩斜区和上颈段部位绝大多数的肿瘤。

体　　位　　患者体位可为侧斜卧位，枕下入路有三种小脑幕下切口（图1-17-1）。

手术步骤

❶ 上外侧的枕下入路（图1-17-2）。

❷ 头转角为0°（图1-17-3）。

❸ 耳郭顶到耳郭底的弧形切口（图1-17-4）。

❹ 切开头皮，皮缘止血（图1-17-5）。

❺ 磨除乳突，显露乙状窦（图1-17-6）。

❻ 乳突气房开放后用骨蜡封闭（图1-17-7）。

❼ 平行乙状窦和横窦切开硬脑膜（图1-17-8）。

❽ 悬吊硬脑膜（图1-17-9）。

❾ 轻柔牵开小脑和绒球（图1-17-10）。

❿ 缝合硬脑膜（图1-17-11）。

⓫ 微型钛板固定骨瓣（图1-17-12）。

⓬ 缝皮（图1-17-13）。

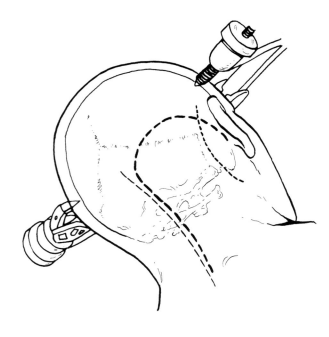

图 1-17-1

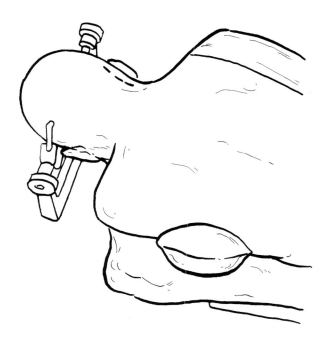

图 1-17-2

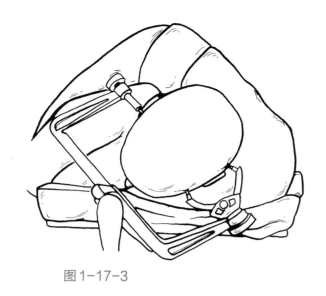

图 1-17-3

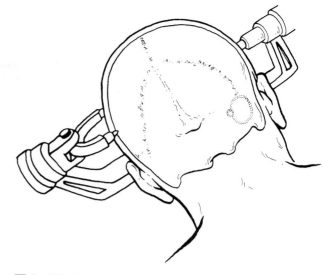

图 1-17-4

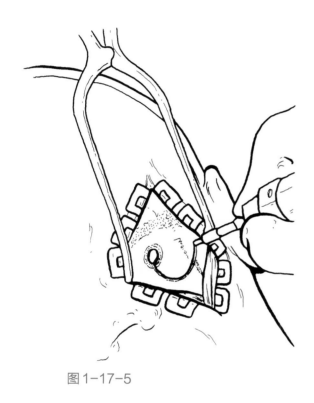

图 1-17-5

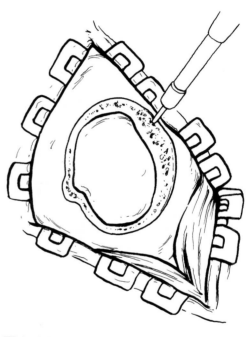

图 1-17-6

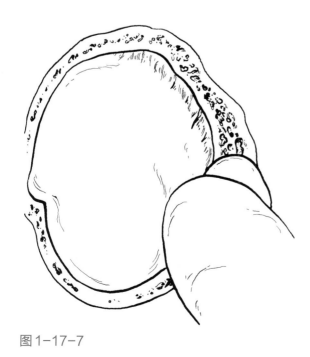

图 1-17-7

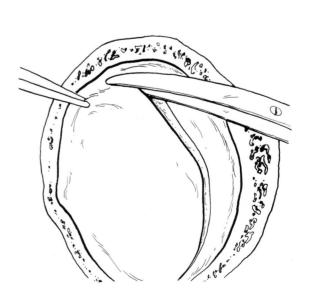

图 1-17-8

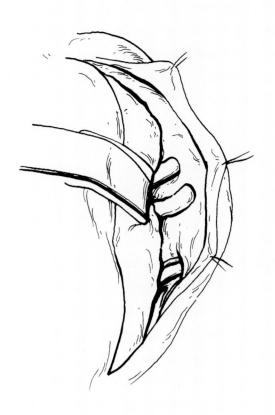

图 1-17-9

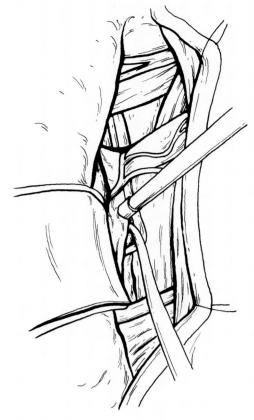

图 1-17-10

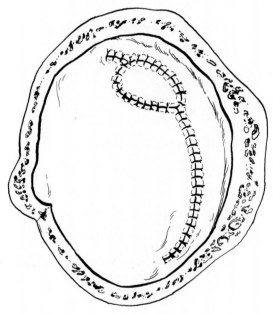

图 1-17-11

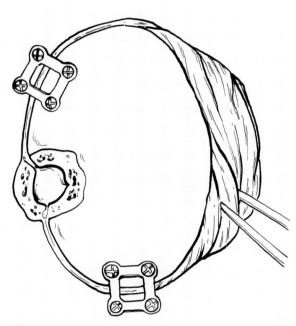

图 1-17-12

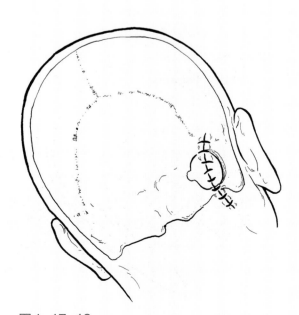

图 1-17-13

第十八节　低位外侧枕下入路

适用对象　　低位外侧枕下入路适合小脑半球和脑干前外侧、岩骨后面以及颅颈交界处的病变。

体　　位　　患者体位为侧斜卧位（图1-18-1）。

手术步骤　　❶　头架固定（图1-18-2）。

❷　外侧半球切口始于乳突上（图1-18-3）。

❸　切开头皮，皮缘上止血夹（图1-18-4）。

❹　骨膜剥离器辅助分离（图1-18-5）。

❺　项上线下方切开肌肉筋膜瓣（图1-18-6）。

❻　铣刀形成骨瓣（图1-18-7）。

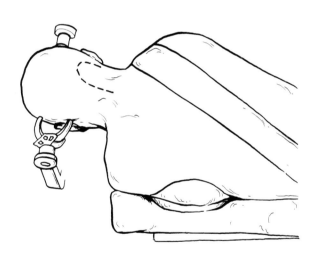

图1-18-1

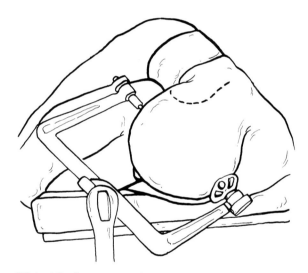

图1-18-2

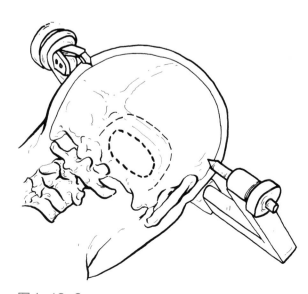

图1-18-3

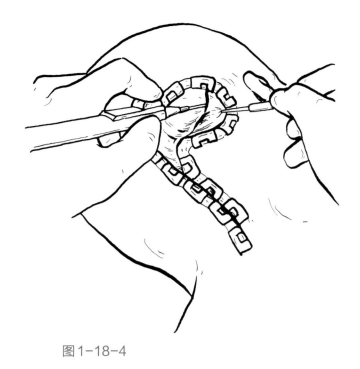

图 1-18-4

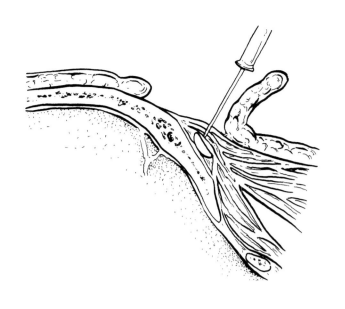

图 1-18-5

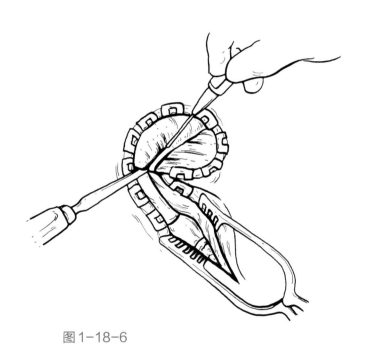

图 1-18-6

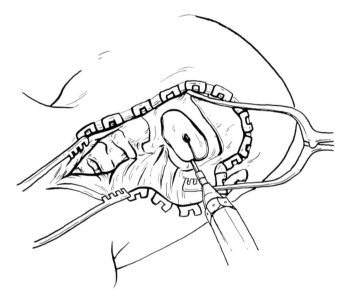

图 1-18-7

❼ 咬骨钳咬开枕骨大孔（图1-18-8）。

❽ 切除寰椎椎板（图1-18-9）。

❾ 向外显露至脑干和斜坡（图1-18-10）。

❿ 从寰椎开始打开硬脑膜，垂直向上穿过枕骨大孔（图1-18-11）。

⓫ 向外侧牵开颅后窝硬脑膜（图1-18-12）。

⓬ 缝合硬脑膜（图1-18-13）。

⓭ 微型钛板固定骨瓣（图1-18-14）。

⓮ 缝合帽状腱膜和头皮（图1-18-15）。

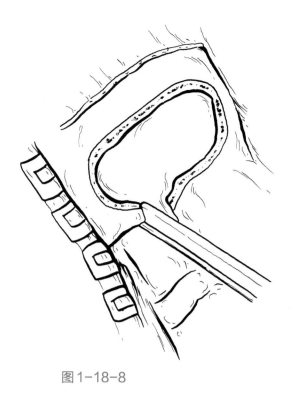

图 1-18-8

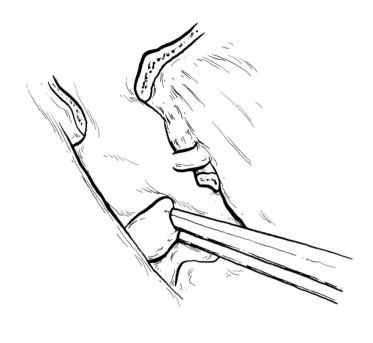

图 1-18-9

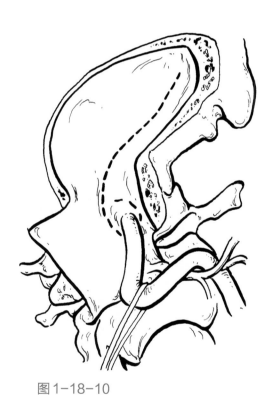

图 1-18-10

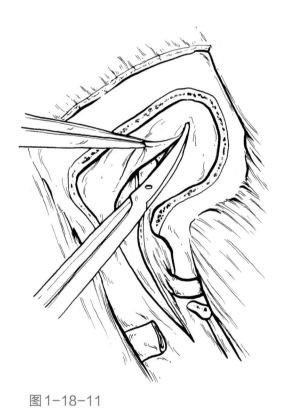

图 1-18-11

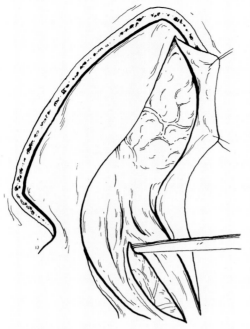

图 1-18-12

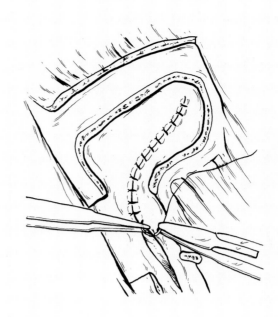

图 1-18-13

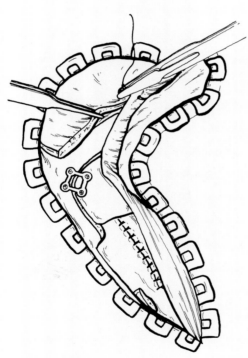

图 1-18-14

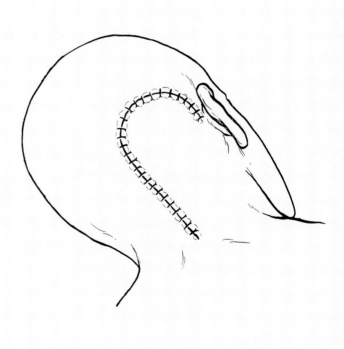

图 1-18-15

第十九节　双侧枕下入路

<table>
<tr><td>适用对象</td><td>双侧枕下入路可以显露从松果体到枕骨大孔并到颈椎上段的范围，同时也能够到达小脑半球、小脑蚓部、第四脑室和脑干背部。</td></tr>
<tr><td>体　　位</td><td>患者体位为侧斜卧位（图1-19-1）。</td></tr>
<tr><td>手术步骤</td><td>❶ 头架固定（图1-19-2）。
❷ 切口从枕骨隆凸到第4颈椎棘突（图1-19-3）。
❸ 皮肤切口位于中线上（图1-19-4）。
❹ 颅骨钻孔（图1-19-5）。
❺ 铣刀切开骨瓣（图1-19-6）。
❻ 咬骨钳扩大枕骨大孔（图1-19-7）。
❼ 向外侧牵开硬脑膜（图1-19-8）。
❽ 切开小脑蚓部，显露第四脑室底（图1-19-9）。
❾ 缝合硬脑膜（图1-19-10）。</td></tr>
</table>

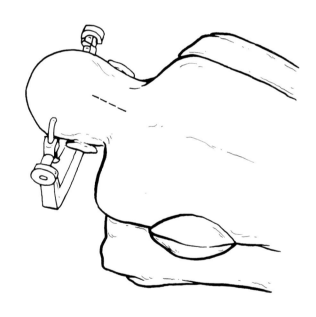

图1-19-1

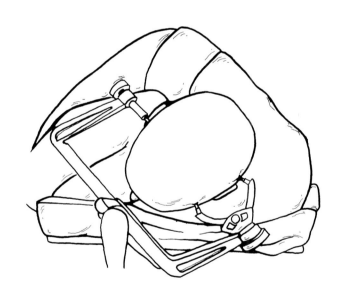

图1-19-2

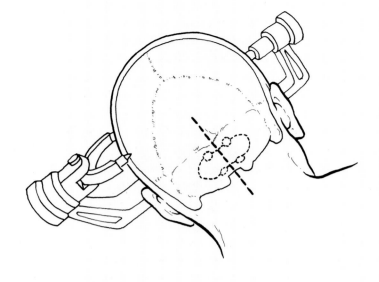

图 1-19-3

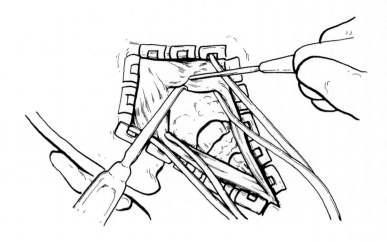

图 1-19-4

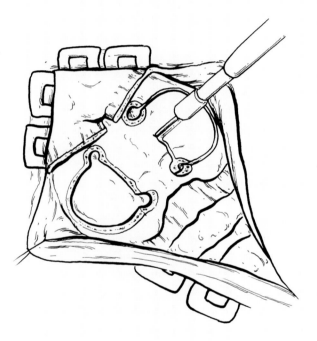

图 1-19-5

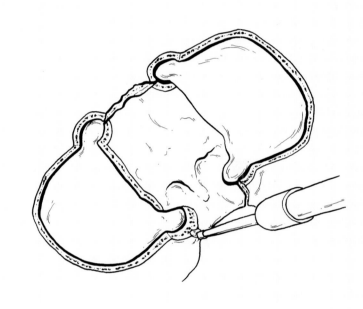

图 1-19-6

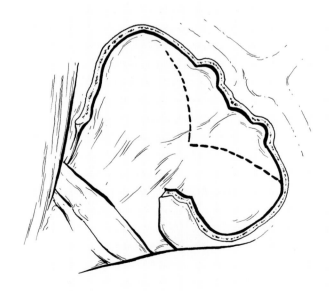

图 1-19-7

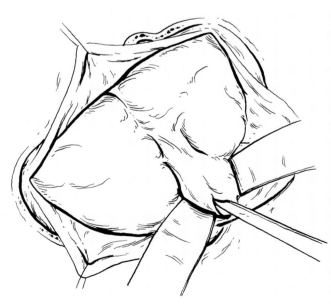

图 1-19-8

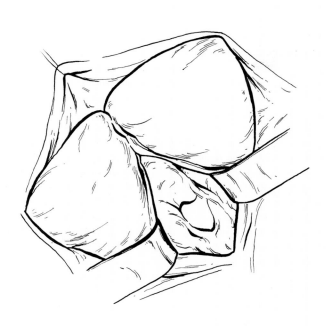

图 1-19-9

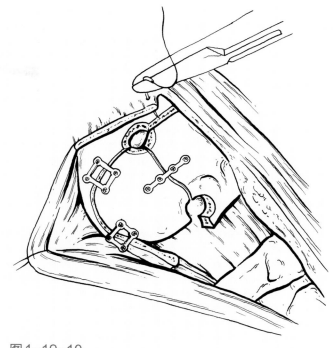

图 1-19-10

第二章

颅脑创伤修复

第一节

急性硬膜外血肿

↓

第二节

慢性硬膜下血肿

↓

第三节

脑挫裂伤

↓

第四节

去骨瓣减压

↓

第五节

颅后窝创伤

↓

第六节

颅脑穿透伤清创

↓

第七节

神经血管损伤

↓

第八节

颅内静脉窦损伤

↓

第九节

脑室外引流术

↓

第十节

颅骨凹陷骨折修复

↓

第十一节

额窦损伤修复

扫描二维码，
观看本书所有
手术视频

第一节　　急性硬膜外血肿

适 应 证	❶ 格拉斯哥昏迷量表（GCS）评分 ≤ 8分，且瞳孔不等大。
	❷ 血肿体积 ≥ 30cm³。
	❸ 血肿体积 <30cm³，但血肿厚度 ≥ 15mm、中线位移 ≥ 5mm、局灶性运动障碍、环池消失及神经功能逐步恶化等。
禁 忌 证	❶ 深度昏迷，GCS评分3分，双侧瞳孔散大固定、对光反射消失，脑死亡，生命体征极不平稳，需要呼吸机辅助呼吸及升压药物维持血压，濒死状态。
	❷ 高龄合并重要脏器严重功能障碍，难以耐受手术者。
术前准备	❶ 备头皮。
	❷ 备血（根据实际情况定）。
	❸ 血常规、出凝血时间、肝肾功能、离子、血糖等常规化验及心电图等基本检查。
麻　　醉	全身麻醉。
体　　位	仰卧位或侧斜卧位。
手术步骤	❶ 侧斜卧位，头偏向对侧，身体着力点下垫衬保护（图2-1-1）。
	❷ 设计皮肤切口（图2-1-2）。
	❸ 颞肌和皮瓣可一并分离后牵开（图2-1-3）。
	❹ 设计颅骨钻孔位置（图2-1-4）。
	❺ 跨中线切口，可分别做两个骨瓣（图2-1-5）。
	❻ 枕骨区钻孔注意避免损伤横窦（图2-1-6）。
	❼ 悬吊矢状窦旁硬脑膜（图2-1-7）。
	❽ 清除血肿（图2-1-8）。
	❾ 骨连接片固定骨瓣（图2-1-9）。
	❿ 放置引流管，逐层缝合（图2-1-10）。
手术要点	❶ 注意保护颞浅动脉主干，勿随意切断。
	❷ 避免过度烧灼帽状腱膜，以免皱缩张力过高，缺血导致头皮愈合不佳。
	❸ 可在骨瓣中央钻孔，以便悬吊硬脑膜。
	❹ 仔细查看和妥善处理任何来源的动脉和静脉出血。

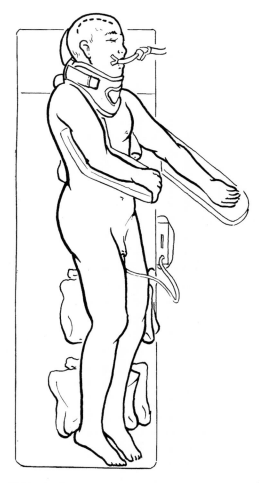

图2-1-1

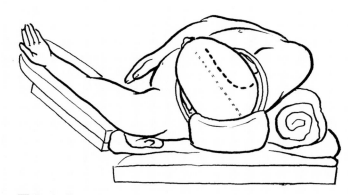

图2-1-2

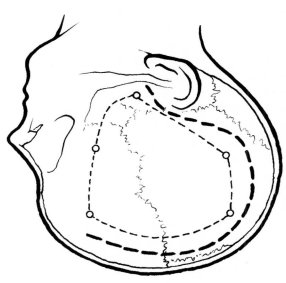

图2-1-3

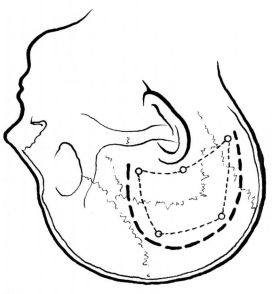

图2-1-4

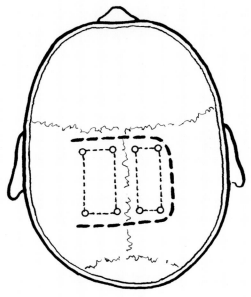

图 2-1-5

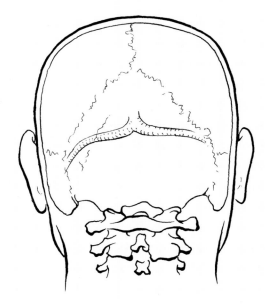

图 2-1-6

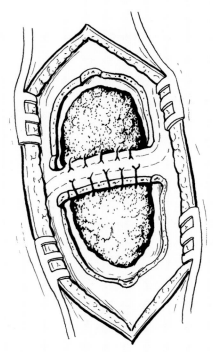

图 2-1-7

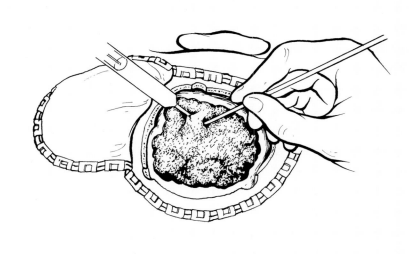

图 2-1-8

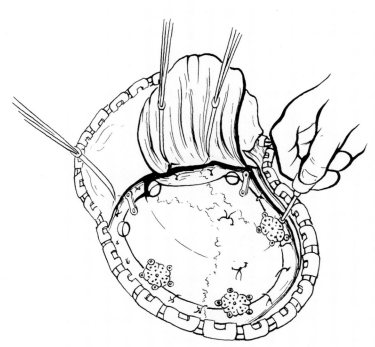

图 2-1-9

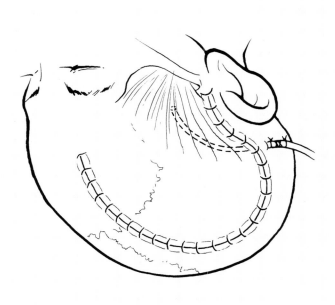

图 2-1-10

术后处理	❶ 监护血压、心率、血氧饱和度等生命体征，严密观察意识、瞳孔及肢体活动等情况。化验血常规、出凝血时间、血糖、离子及肝肾功能等。
	❷ 术后及时复查头部CT，病情变化随时复查头部CT，病情平稳定期复查头部CT。
	❸ 观察引流管固定情况及引流液性质和引流量。
	❹ 头部及时消毒换药，观察切口愈合情况及是否有脑脊液漏，及时针对性处置。

第二节　慢性硬膜下血肿

适 应 证	❶ 血肿最大厚度超过10mm。
	❷ 头部CT显示脑中线出现移位，血肿有占位效应，出现相应的神经功能障碍。
禁 忌 证	同第一节。
术前准备	同第一节。
麻　　醉	局部麻醉或全身麻醉。
体　　位	仰卧位或侧卧位。
手术步骤	❶ 患者仰卧，同侧肩部垫高，头偏向对侧（图2-2-1）。
	❷ 局部麻醉后，切开头皮，颅骨钻孔，电凝切开硬脑膜，引流管放置于硬脑膜下腔，生理盐水反复冲洗（图2-2-2）。
	❸ 气管插管全身麻醉，头偏向一侧（图2-2-3）。
	❹ 颅骨钻孔（图2-2-4）。
	❺ 骨孔置引流管（图2-2-5）。
	❻ 引流管放置于硬膜下隙深部（图2-2-6）。
	❼ 全身麻醉后，设计颞部皮瓣，颅骨钻孔（图2-2-7）。
	❽ 掀开骨瓣，剪开硬脑膜后，探查硬脑膜下腔（图2-2-8）。
	❾ 用剥离子去除血肿（图2-2-9）。
	❿ 剥离子和镊子配合去除脑血肿（图2-2-10）。
	⓫ 用剪刀去除脑血肿（图2-2-11）。

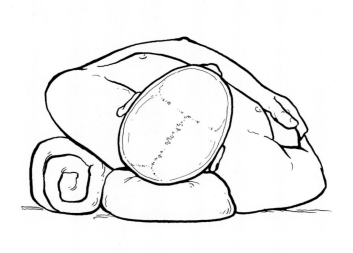

图 2-2-1

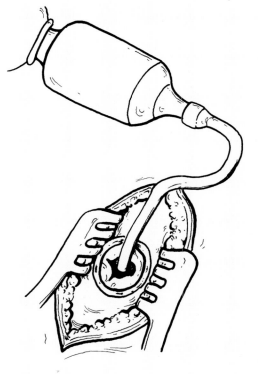

图 2-2-2

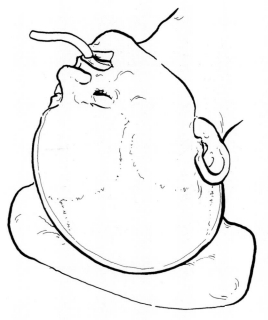

图 2-2-3

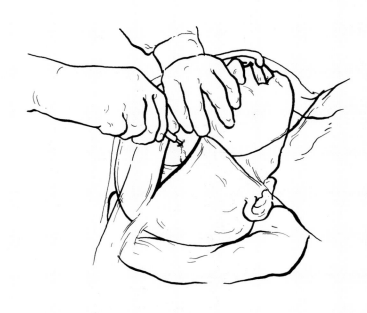

图 2-2-4

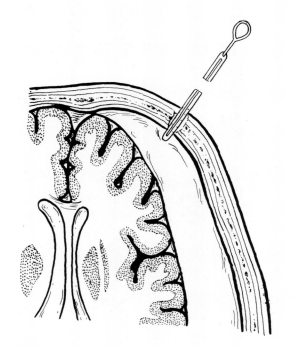

图 2-2-5

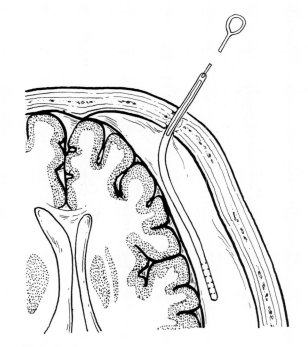

图 2-2-6

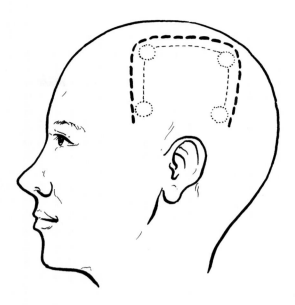

图 2-2-7

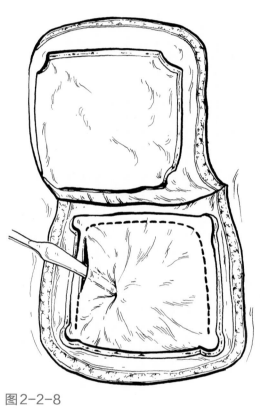

图 2-2-8

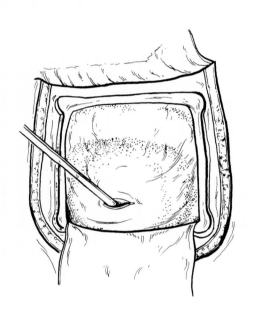

图 2-2-9

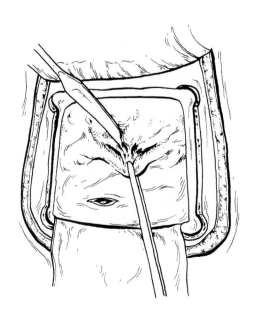

图 2-2-10

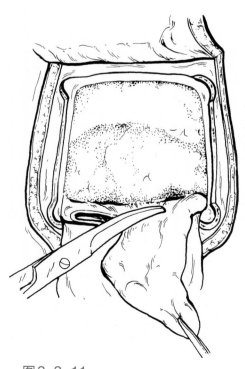

图 2-2-11

操作要点	❶ 先打开靠后的骨孔，以利于引流。
	❷ 避免在硬脑膜下强行置管，这样有穿透脑实质或撕裂桥静脉而导致继发脑出血的风险。
	❸ 若怀疑急性脑出血（持续冲洗，流出液仍不清亮），则考虑开颅止血。
术后处理	同第一节。

第三节　脑挫裂伤

适 应 证	❶ 单侧额叶或颞叶挫伤体积超过20cm^3，伴GCS评分 6~8分、中线移位超过5mm和环池受压。
	❷ 单侧颞叶血肿超过30ml，所有病灶总体积超过50cm^3。
	❸ CT扫描显示占位效应明显，进行性神经功能下降。
禁 忌 证	同第一节。
术前准备	同第一节。
麻　　醉	全身麻醉。
体　　位	仰卧位。
手术步骤	❶ 额部弧形切口（图2-3-1）。
	❷ 若双额叶损伤，采用额部冠状切口（图2-3-2）。

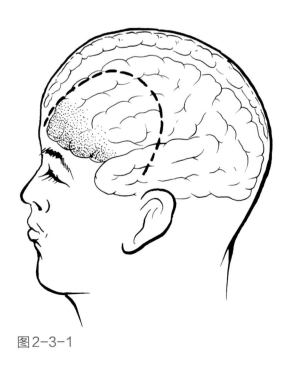

图2-3-1

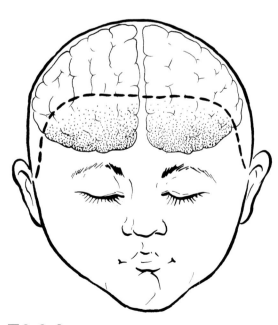

图2-3-2

❸ 若额叶和颞叶同时损伤，采用额颞部弧形切口（图2-3-3）。

❹ 若颞叶损伤，采用颞部弧形切口（图2-3-4）。

❺ 额部冠状皮瓣，头皮夹止血（图2-3-5）。

❻ 掀开皮瓣、肌肉和骨膜（图2-3-6）。

❼ 颅骨钻孔，清理骨孔下碎屑（图2-3-7）。

❽ 掀开骨瓣（图2-3-8）。

❾ 切开并掀起硬脑膜（图2-3-9）。

❿ 清除脑内血肿（图2-3-10）。

⓫ 额颞皮瓣成型时，避免损伤颞浅动脉主干（图2-3-11）。

⓬ 掀开皮瓣、肌肉瓣（图2-3-12）。

⓭ 颅骨钻孔，掀开骨瓣（图2-3-13）。

⓮ 剪开硬脑膜，清除硬膜下血肿（图2-3-14）。

⓯ 切开脑皮层，清除脑内血肿（图2-3-15）。

⓰ 切除坏死失活脑组织（图2-3-16）。

手术要点　　❶ 避免损伤矢状窦。

　　　　　　❷ 硬脑膜需要悬吊，以免术后出现硬膜外血肿。

术后处理　　　同第一节。

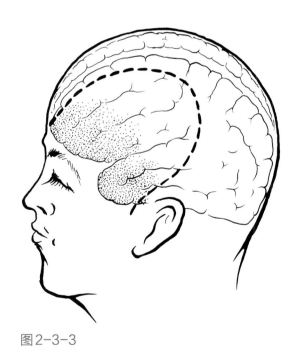

图2-3-3

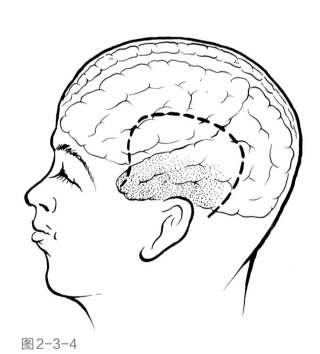

图2-3-4

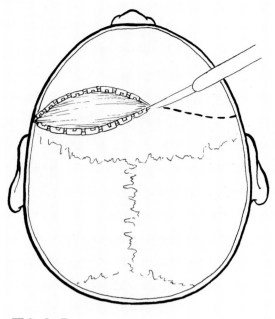

图2-3-5

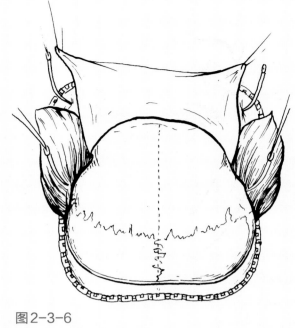

图2-3-6

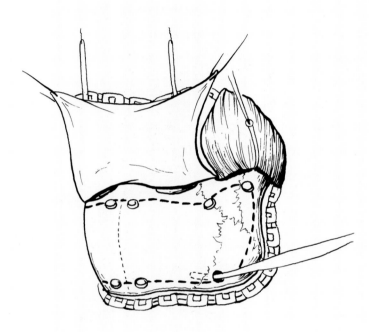

图2-3-7

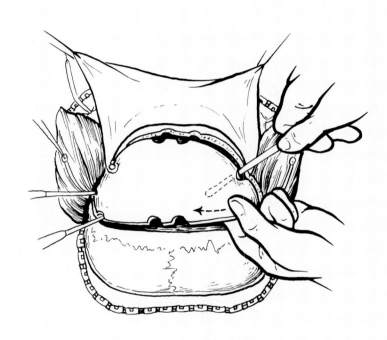

图2-3-8

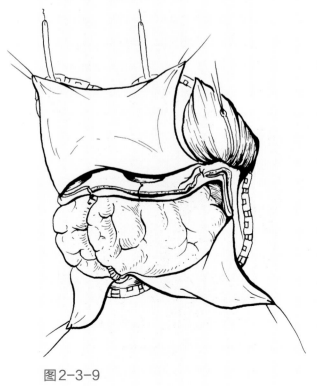

图2-3-9

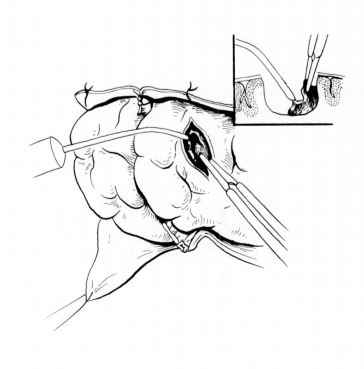

图2-3-10

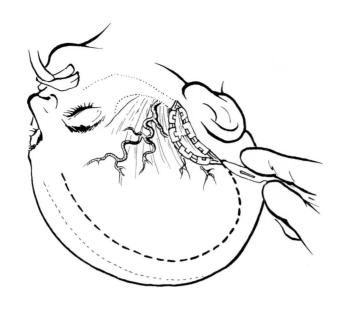

图2-3-11

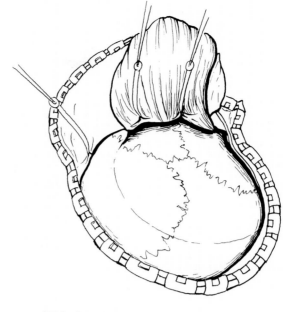

图2-3-12

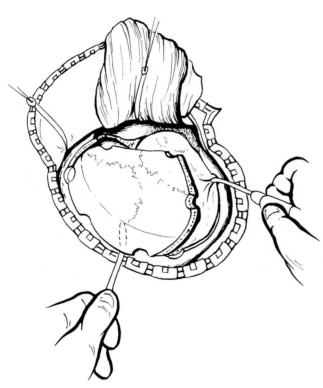

图2-3-13

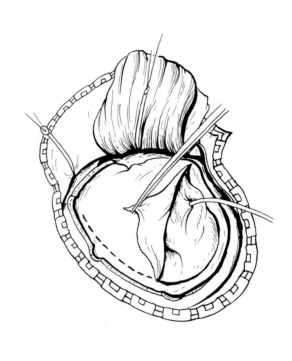

图2-3-14

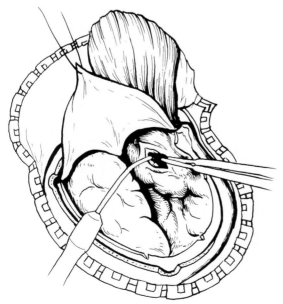

图2-3-15

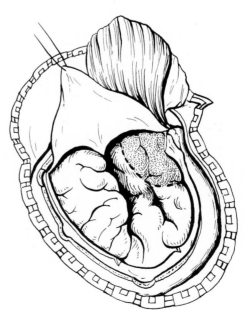

图2-3-16

第四节　去骨瓣减压

适应证	❶ 药物治疗无效的合并弥漫性或局限性脑水肿。
	❷ 多处挫裂伤的颅脑损伤。
	❸ 大面积脑梗死导致的严重脑水肿等。
禁忌证	同第一节。
术前准备	同第一节。
麻　醉	全身麻醉。
体　位	仰卧位。
手术步骤	❶ 仰卧位，头偏向一侧，头钉固定（图2-4-1）。
	❷ 额颞顶部问号形切口（图2-4-2）。
	❸ 设计皮瓣切口和颅骨钻孔位置（图2-4-3）。
	❹ 设计骨孔位置和骨瓣大小（图2-4-4）。
	❺ 切开头皮（图2-4-5）。
	❻ 掀开骨瓣（图2-4-6）。
	❼ 咬骨钳咬除蝶骨嵴（图2-4-7）。
	❽ 放射状切开硬脑膜（图2-4-8）。
	❾ 人工硬膜修补，无张力缝合硬脑膜（图2-4-9）。
操作要点	❶ 保留颞浅动脉主干，可提高皮瓣存活力。
	❷ 皮瓣基底要尽量宽，以利于供血和愈合。
术后处理	同第一节。

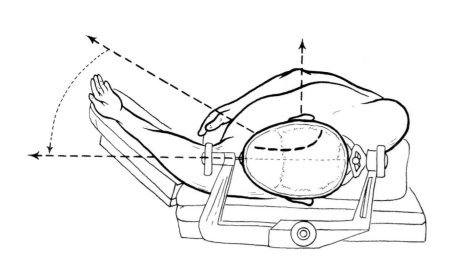

图2-4-1

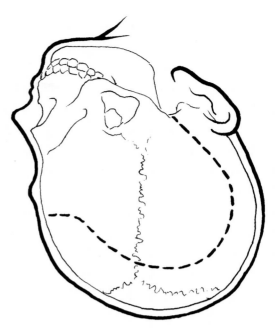

图2-4-2

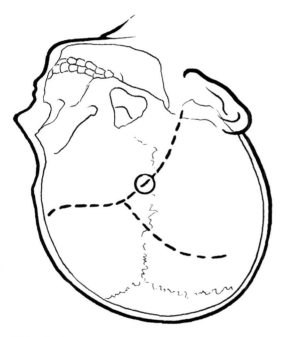

图2-4-3

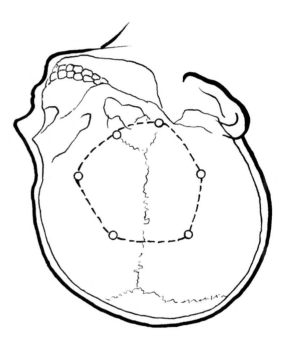

图2-4-4

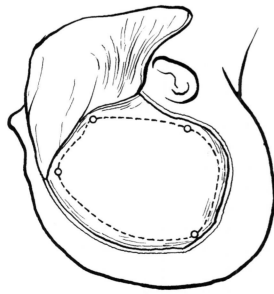

图2-4-5

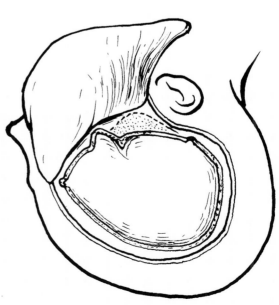

图2-4-6

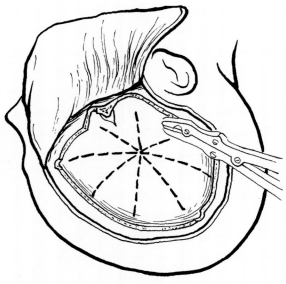

图 2-4-7

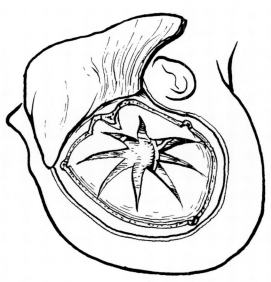

图 2-4-8

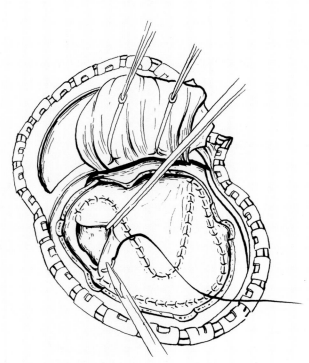

图 2-4-9

第五节　颅后窝创伤

适 应 证	❶	患者出现意识障碍，有局灶性神经功能缺失。
	❷	头部CT扫描见脑积水，环池或第四脑室移位受压，应及早手术。
禁 忌 证		同第一节。
术前准备		同第一节。
麻　　醉		全身麻醉。
体　　位		俯卧位或侧斜卧位。
手术步骤	❶	俯卧位，头钉固定（图2-5-1）。
	❷	侧斜卧位，头钉固定（图2-5-2）。
	❸	枕部后正中切口（图2-5-3）。
	❹	去除骨瓣，剪开硬脑膜（图2-5-4）。
	❺	乳突牵开器牵开皮肤肌肉，显露损伤脑组织（图2-5-5）。
	❻	显露颅颈交界区（图2-5-6）。
	❼	颅骨钻孔（图2-5-7）。
	❽	咬骨钳扩大骨窗范围（图2-5-8）。
	❾	清除脑内血肿（图2-5-9）。
	❿	吸引器进一步探查（图2-5-10）。
	⓫	切开小脑皮层（图2-5-11）。
	⓬	清除小脑内血肿（图2-5-12）。
	⓭	检查有无活动性出血（图2-5-13）。
	⓮	缝合硬脑膜（图2-5-14）。
手术要点	❶	向外侧分离枕骨大孔和寰椎水平组织时，避免使用电刀，以免损伤椎动脉。
	❷	在骨瓣打开之前，可经骨孔吸出血凝块，快速部分减压，但要避免在静脉窦部位直接抽吸血凝块。
	❸	做好横窦撕裂处理准备（包括压迫结扎窦、头高脚低位）。
术后处理		同第一节。

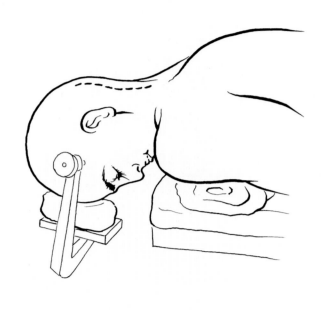

图 2-5-1

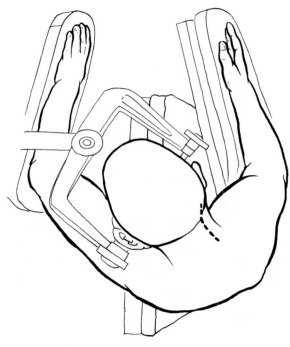

图 2-5-2

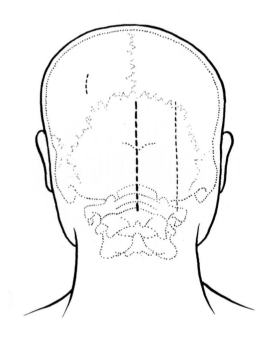

图 2-5-3

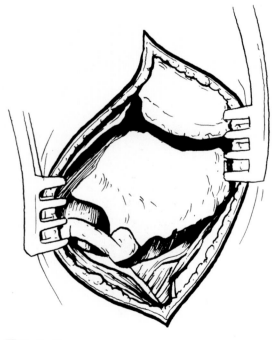

图 2-5-4

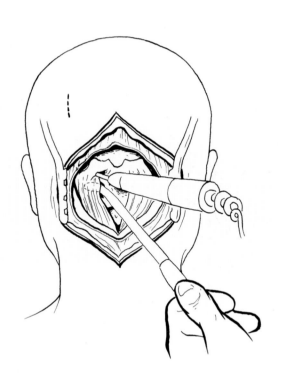

图 2-5-5

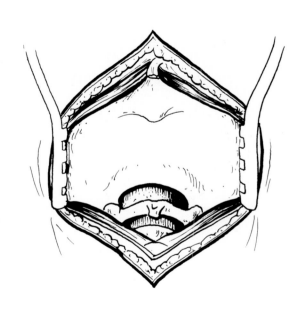

图 2-5-6

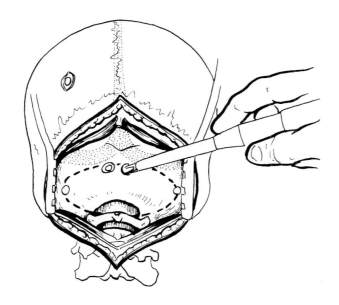

图2-5-7

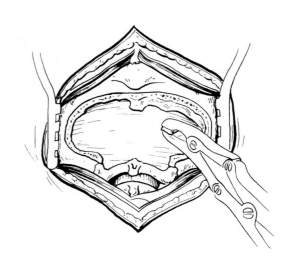

图2-5-8

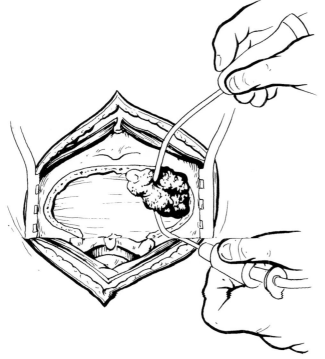

图2-5-9

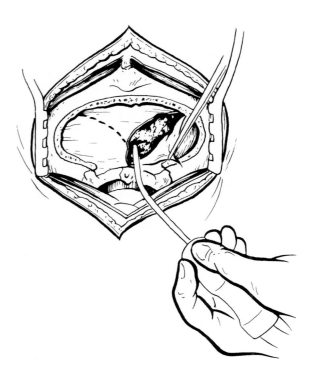

图2-5-10

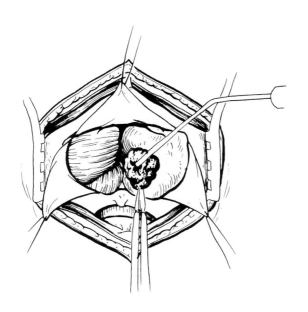

图2-5-11

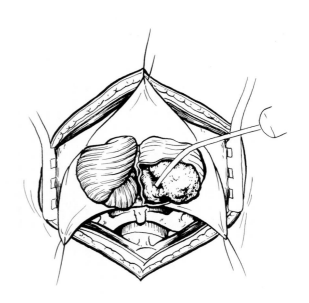

图2-5-12

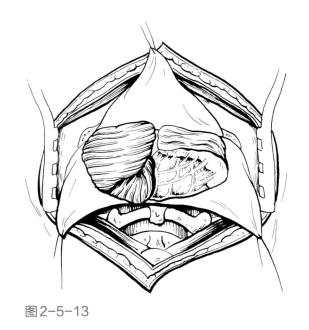

图 2-5-13

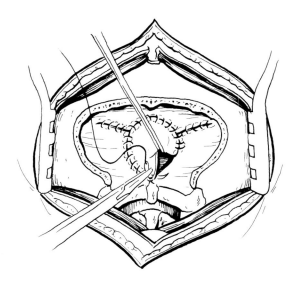

图 2-5-14

第六节　颅脑穿透伤清创

适 应 证	颅脑穿透性创伤，一般均需手术。
禁 忌 证	同第一节。
术前准备	同第一节。
麻　　醉	全身麻醉。
体　　位	根据受伤区域确定体位。
手术步骤	❶ 根据受伤位置，设计皮瓣（图 2-6-1）。
	❷ 掀开皮瓣后，清除坏死肌肉组织（图 2-6-2）。
	❸ 设计骨瓣（图 2-6-3）。
	❹ 掀开骨瓣，去除异物（图 2-6-4）。
	❺ "十"字形切开硬脑膜（图 2-6-5）。
	❻ 双极电凝止血（图 2-6-6）。
	❼ 去除坏死脑组织（图 2-6-7）。
	❽ 缝合硬脑膜（图 2-6-8）。
手术要点	❶ 在排除颈椎损伤之前，需要戴颈托，轴向翻身。
	❷ 注意创口与切口的位置，要保证周围头皮的血供，避免将弹道入口／出口纳入手术切口，以防局部组织坏死。

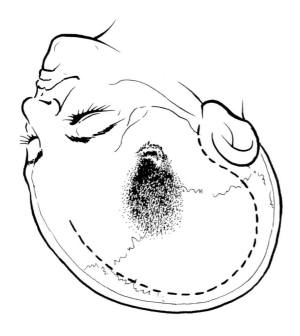

图2-6-1

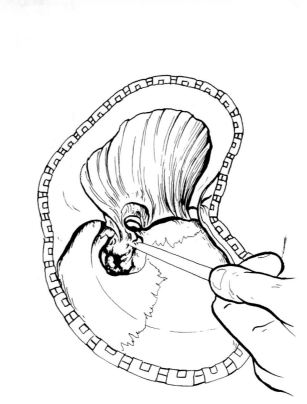

图2-6-2

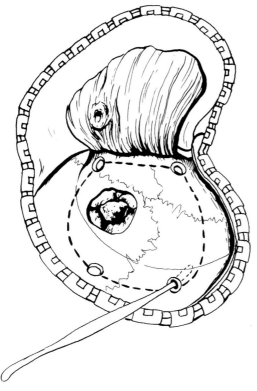

图2-6-3

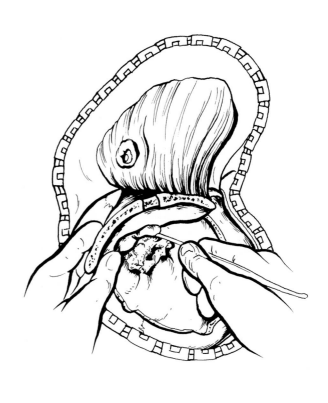

图2-6-4

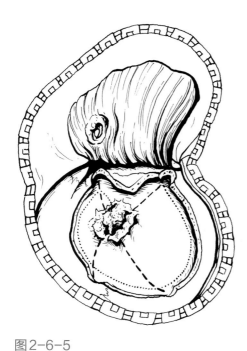

图2-6-5

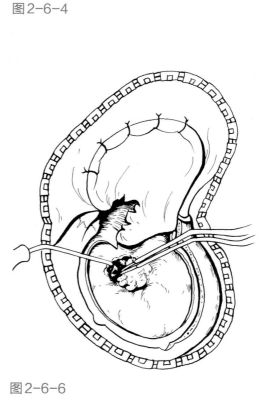

图2-6-6

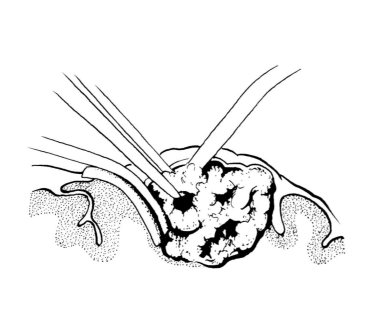

图2-6-7

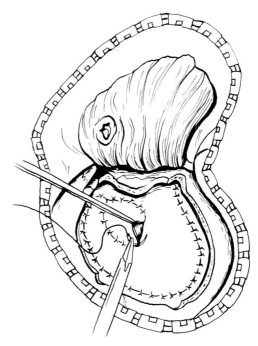

图2-6-8

❸ 做冠状切口时，要尽量完整地分离骨膜层，以便移植修补用。

❹ 如果线锯导板或铣刀通过中线困难，可多钻几个孔，避免损伤静脉窦。

❺ 若怀疑静脉窦损伤，则需要修复静脉窦，上矢状窦前1/3处可以结扎。

❻ 对于创口较小、CT显示轻度的颅骨凹陷、没有明显血肿占位效应的伤者，仅需行浅表清创处理。

❼ 对于有一定占位效应、颅骨碎片陷入颅内、弹片滞留，合并轻中度脑水肿的患者，可行开颅清创术，只需清除容易取出的骨片和弹片，避免对邻近脑组织的过度骚扰。

❽ 具有明显占位效应的伤者，则需行较大范围骨窗清创术，清除坏死的脑组织，及易安全清除的颅骨和弹片，对于位置深在的骨片、弹片，尤其嵌入险要位置的，则不建议取出，以免勉强清除后预后更差。

❾ 当弹道经过颅骨气窦时，需手术修补缝合破损的硬脑膜，以降低脑脊液漏发生率和颅内感染的风险。

术后处理　　　　同第一节。

第七节　神经血管损伤

适 应 证	❶	颅外段钝性伤和穿通伤。
	❷	颅内段钝性伤和穿通伤。
禁 忌 证		同第一节。
术前准备		同第一节。
麻　　醉		全身麻醉。
体　　位		根据受伤区域确定体位。
手术步骤	❶	不同类型血管损伤表现（图2-7-1）。
	❷	患者仰卧位，头偏向一侧（图2-7-2）。
	❸	颈部切口，显露胸锁乳突肌（图2-7-3）。
	❹	显露颈动脉（图2-7-4）。
	❺	乳突牵开器牵开皮肤和肌肉（图2-7-5）。
	❻	临时阻断血管（图2-7-6）。
	❼	剖开颈动脉（图2-7-7）。
	❽	缝合颈动脉（图2-7-8）。
手术要点	❶	设计合适的切口位置和长度。
	❷	在血肿周围分离，以避开受伤区域。
	❸	必要时可以结扎离断所有的静脉（包括颈内静脉），但若双侧颈内静脉均受累，必须保留其中一侧。
	❹	遇动脉分支和静脉出血时，应仔细分辨并妥善止血。
术后处理		同第一节。

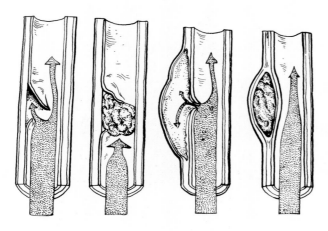

图2-7-1

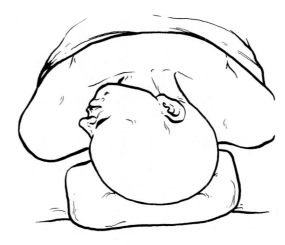

图2-7-2

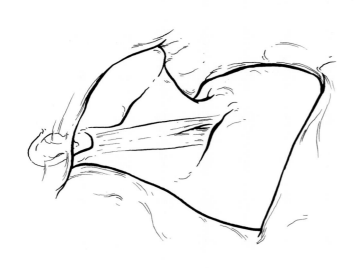

图2-7-3

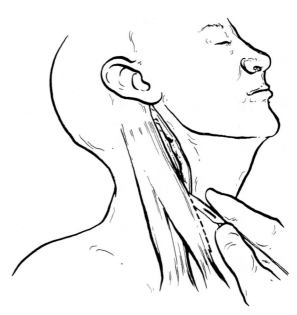

图2-7-4

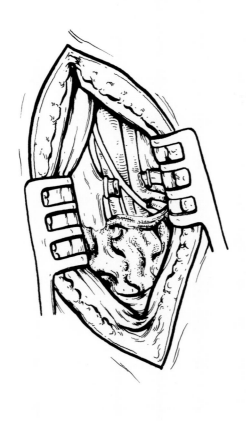

图2-7-5

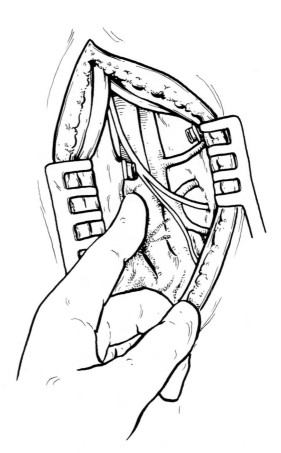

图2-7-6

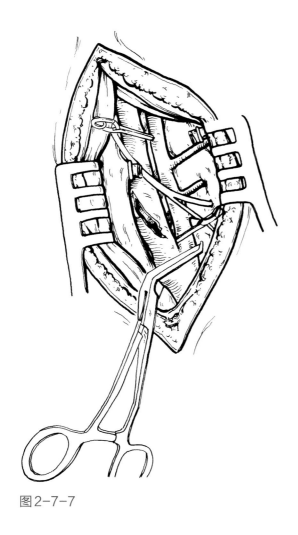

图 2-7-7

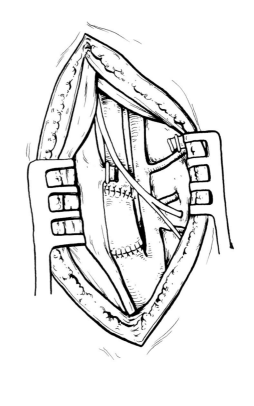

图 2-7-8

第八节　　颅内静脉窦损伤

适 应 证　　❶　创伤导致的严重出血或血栓形成。

　　　　　　❷　切除侵入性生长的肿瘤。

禁 忌 证　　同第一节。

术前准备　　同第一节。

麻　　醉　　全身麻醉。

体　　位　　根据受伤区域确定体位。

手术步骤　　❶　仰卧位，头架固定，头抬高（图2-8-1）。

　　　　　　❷　骨折压迫静脉窦（图2-8-2）。

　　　　　　❸　在骨折周围设计骨瓣（图2-8-3）。

　　　　　　❹　去除骨瓣，棉片压迫止血（图2-8-4）。

　　　　　　❺　悬吊硬脑膜（图2-8-5）。

　　　　　　❻　结扎破裂的静脉窦（图2-8-6）。

⑦ 棉片压迫（图2-8-7）。

⑧ 人工硬膜材料缝合于静脉窦上方（图2-8-8）。

⑨ 结扎静脉窦，两端有血流导向装置（图2-8-9）。

⑩ 静脉窦与修补材料缝合（图2-8-10）。

手术要点

❶ 硬脑膜静脉窦受损节段应处于术野的最高点。术中避免气道受压迫，避免颈部过度旋转或屈曲。

❷ 不能经颈内静脉中心静脉置管，以免医源性血栓形成和妨碍颅内静脉引流。

❸ 切口设计要充分显露矢状窦两侧，横窦／乙状窦受损的情况下能够显露幕上和幕下空间。

❹ 可以用棉片压迫破损静脉窦，床头升高以加强止血效果。

术后处理

同第一节。

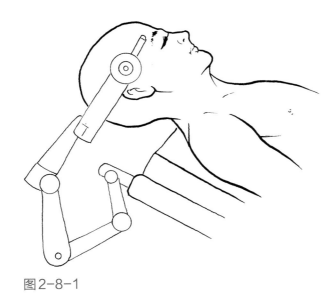

图2-8-1

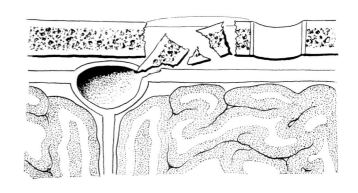

图2-8-2

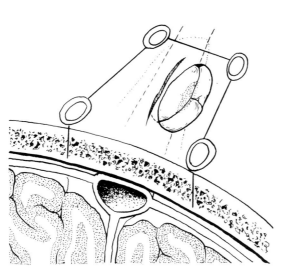

图2-8-3

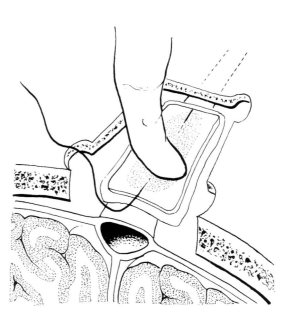

图2-8-4

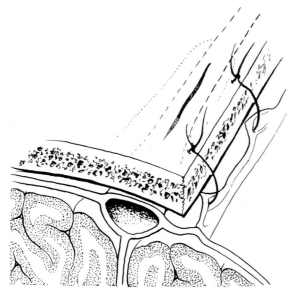

图 2-8-5

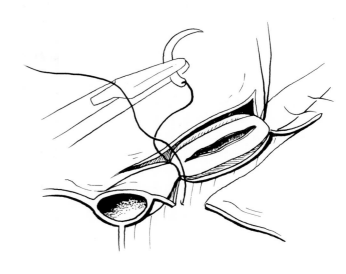

图 2-8-6

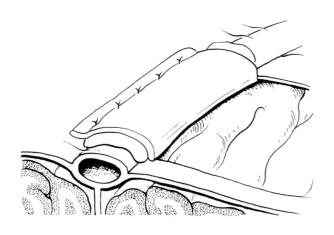

图 2-8-7

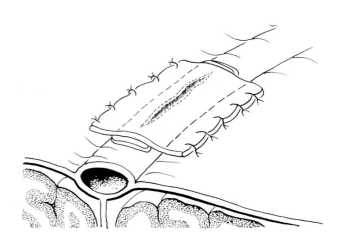

图 2-8-8

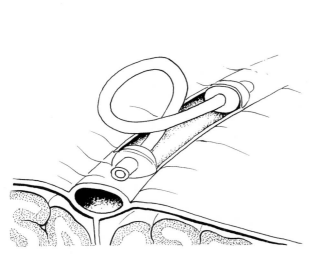

图 2-8-9

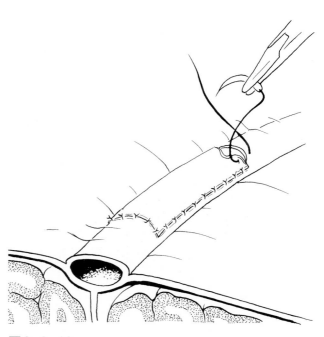

图 2-8-10

第九节　脑室外引流术

适 应 证	❶	脑室积血。
	❷	高颅压脑积水。
	❸	颅脑手术时降颅压。
禁 忌 证		同第一节。
术前准备		同第一节。
麻　　醉		局部麻醉或全身麻醉。
体　　位		仰卧位。
手术步骤	❶	仰卧位（图2-9-1）。
	❷	头部居中摆正（图2-9-2）。
	❸	画出标记线（图2-9-3）。
	❹	抬高头部（图2-9-4）。
	❺	做标记点（图2-9-5）。
	❻	颅骨钻孔（图2-9-6）。
	❼	放置导管导引装置（图2-9-7）。
	❽	切开硬脑膜（图2-9-8）。
	❾	置入脑室引流管（图2-9-9）。
	❿	引流管皮下潜行（图2-9-10）。
	⓫	固定引流管（图2-9-11）。
	⓬	其他测压管位置（图2-9-12）。
手术要点	❶	头皮切口及颅骨钻孔要定位准确。
	❷	操作轻柔，避免穿刺道血肿。
术后处理		同第一节。

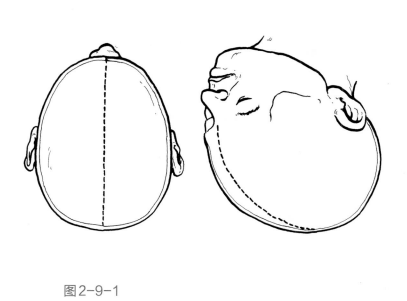

图2-9-1

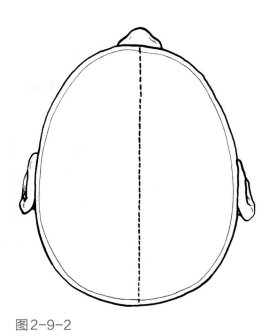

图2-9-2

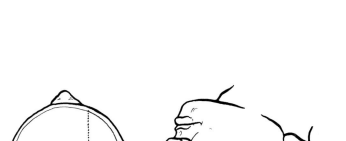

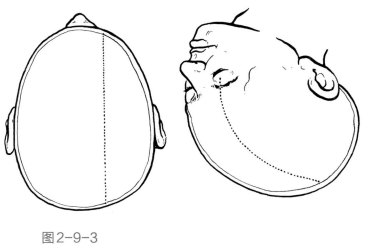

图2-9-3

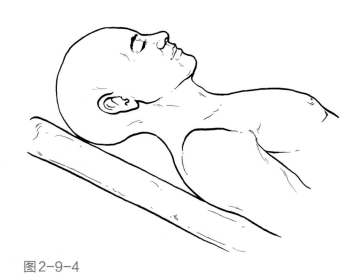

图2-9-4

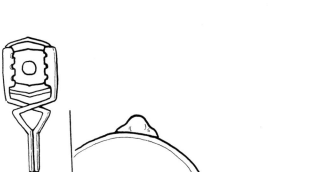

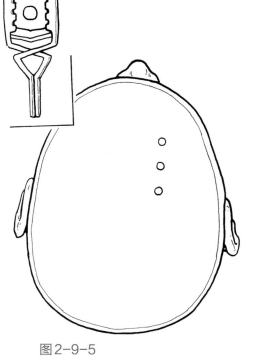

图2-9-5

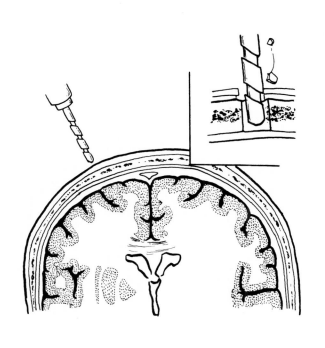

图2-9-6

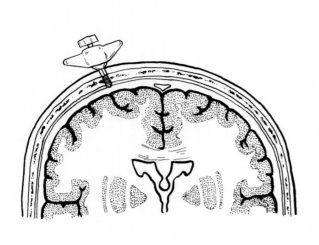

图 2-9-7

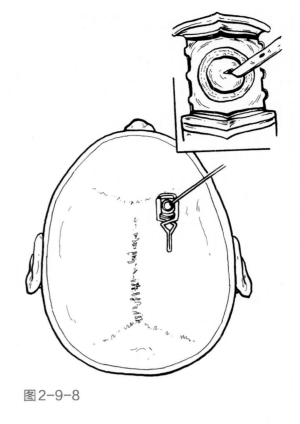

图 2-9-8

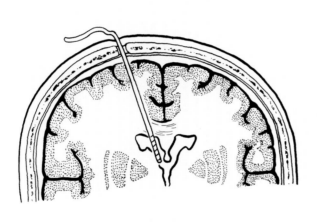

图 2-9-9

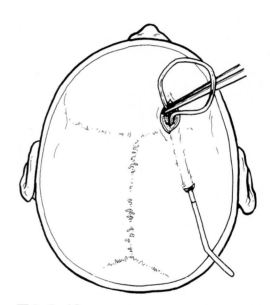

图 2-9-10

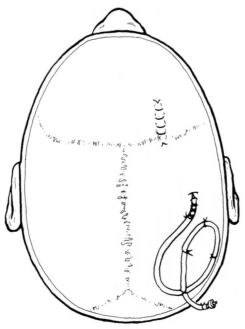

图 2-9-11

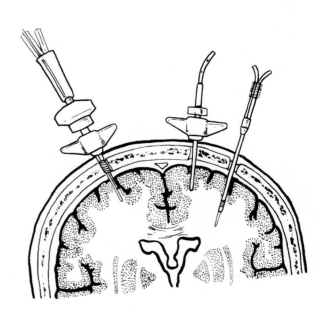

图 2-9-12

第十节　颅骨凹陷骨折修复

<table>
<tr><td>适 应 证</td><td>❶ 大面积的骨折片陷入颅腔，导致颅内压增高，头部CT示中线结构移位，有脑疝可能者，应急诊行开颅去骨瓣减压术。</td></tr>
<tr><td></td><td>❷ 因骨折片压迫脑重要部位，引起相应神经功能障碍，如偏瘫、癫痫等，应行骨折片复位或取出手术。</td></tr>
<tr><td></td><td>❸ 在非功能部位的小面积凹陷骨折，无颅内压增高，深部超过1cm者，为相对适应证，可考虑手术。</td></tr>
<tr><td></td><td>❹ 位于大静脉窦处的凹陷性骨折，如未引起神经体征或颅内压增高，即使陷入较深，也不宜手术，必须手术时，术前和术中都需做好应对大出血的准备。</td></tr>
<tr><td></td><td>❺ 开放性骨折的碎骨片易致感染，须全部取出，硬脑膜如果破损应予以缝合或修补。</td></tr>
<tr><td>禁 忌 证</td><td>同第一节。</td></tr>
<tr><td>术前准备</td><td>同第一节。</td></tr>
<tr><td>麻　　醉</td><td>全身麻醉。</td></tr>
<tr><td>体　　位</td><td>根据受伤区域确定体位。</td></tr>
<tr><td>手术步骤</td><td>❶ 根据受伤位置设计皮瓣位置（图2-10-1）。</td></tr>
<tr><td></td><td>❷ "S"形皮肤切口（图2-10-2）。</td></tr>
<tr><td></td><td>❸ 掀开皮瓣，切开颞肌（图2-10-3）。</td></tr>
<tr><td></td><td>❹ 颅骨钻孔（图2-10-4）。</td></tr>
<tr><td></td><td>❺ 咬骨钳扩大骨窗（图2-10-5）。</td></tr>
<tr><td></td><td>❻ 剥离子去除碎骨片（图2-10-6）。</td></tr>
<tr><td></td><td>❼ 切开硬脑膜，清除颅内血肿（图2-10-7）。</td></tr>
<tr><td></td><td>❽ 缝合硬脑膜（图2-10-8）。</td></tr>
<tr><td></td><td>❾ 还纳并固定骨瓣（图2-10-9）。</td></tr>
<tr><td>术中要点</td><td>❶ 避免损伤静脉窦。</td></tr>
<tr><td></td><td>❷ 对位于静脉窦上的骨折，处理需谨慎。</td></tr>
<tr><td>术后处理</td><td>同第一节。</td></tr>
</table>

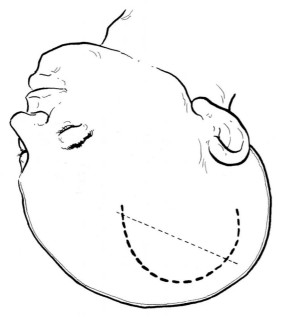

图 2-10-1

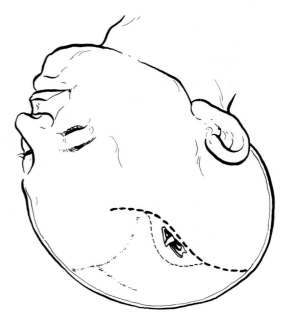

图 2-10-2

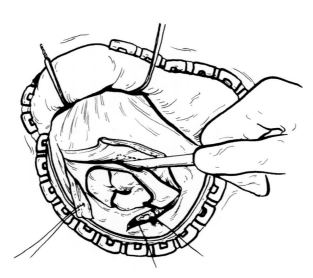

图 2-10-3

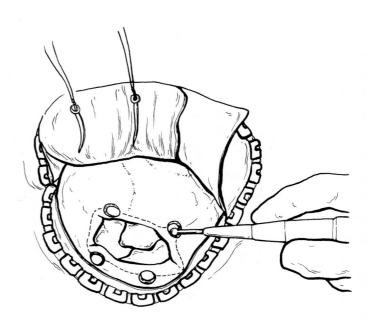

图 2-10-4

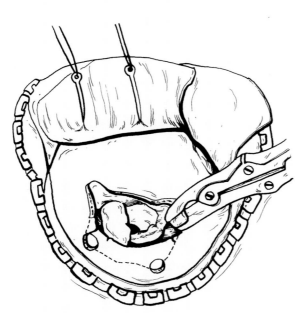

图 2-10-5

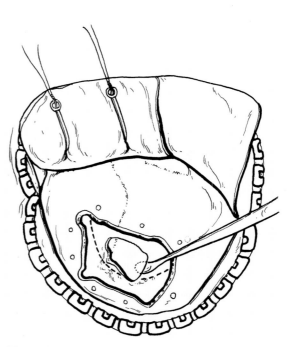

图 2-10-6

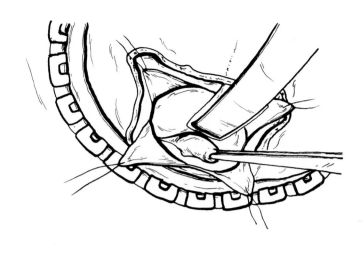

图 2-10-7

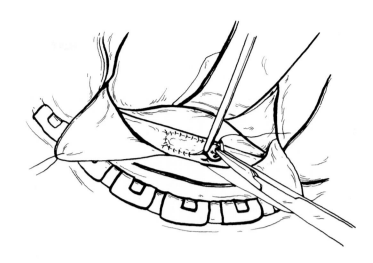

图 2-10-8

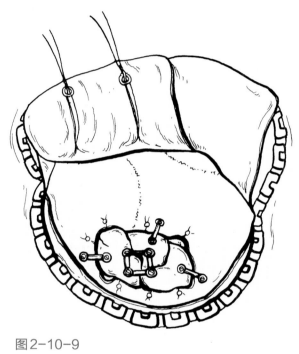

图 2-10-9

第十一节 额窦损伤修复

适 应 证	❶	额窦前壁凹陷骨折，导致额部明显畸形。
	❷	可能导致黏液囊肿形成。
禁 忌 证		同第一节。
术前准备		同第一节。
麻 醉		全身麻醉。
体 位		根据受伤区域确定体位。
手术步骤	❶	额部冠状切口（图2-11-1）。
	❷	显露损伤区域（图2-11-2）。
	❸	清除碎骨片（图2-11-3）。
	❹	彻底冲洗额窦（图2-11-4）。
	❺	咬除部分额骨（图2-11-5）。
	❻	磨除部分骨质（图2-11-6）。
	❼	骨蜡填塞（图2-11-7）。
	❽	彻底修补（图2-11-8）。
	❾	封闭额窦（图2-11-9）。
	❿	筋膜封闭额窦（图2-11-10）。
	⓫	钛网固定（图2-11-11）。
手术要点	❶	若碎骨片较松散，且又需显露深部结构时，应对碎骨片进行编号，确保按顺序和原位还纳碎骨片。
	❷	从额窦后壁移除的碎骨片，可作为自体移植材料。
术后处理		同第一节。

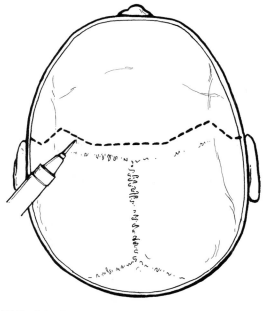

图2-11-1

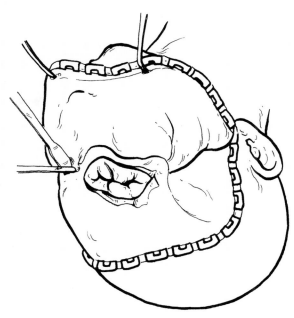

图2-11-2

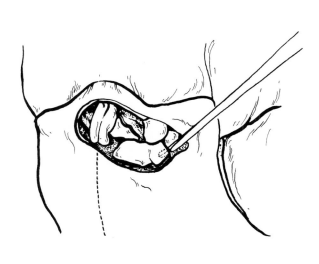

图2-11-3

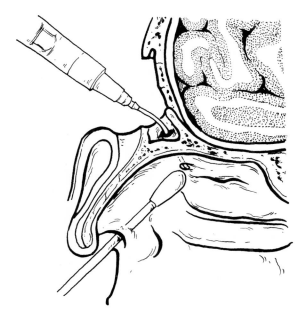

图2-11-4

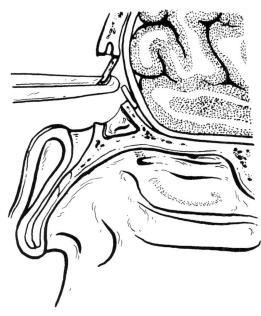

图2-11-5

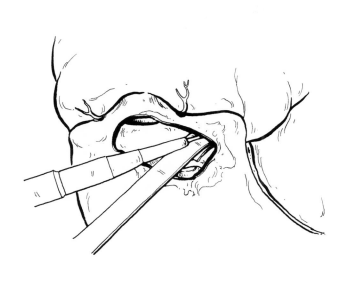

图2-11-6

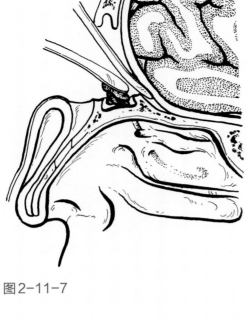

图2-11-7

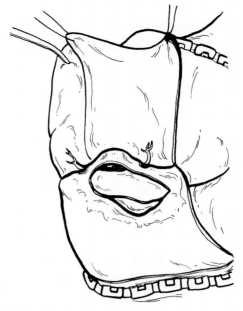

图2-11-8

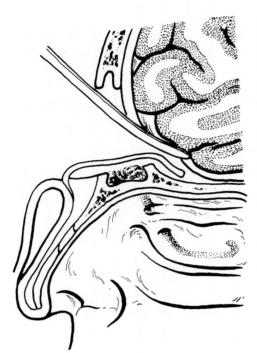

图2-11-9

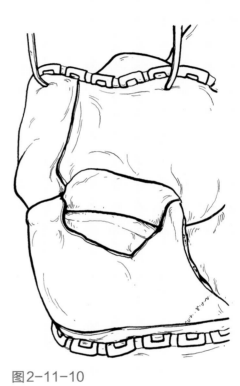

图2-11-10

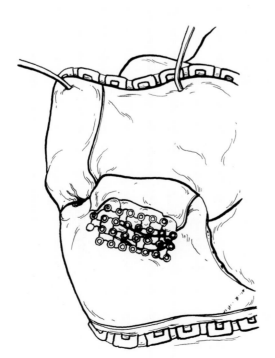

图2-11-11

第三章

前循环动脉瘤

第一节

大脑前动脉 A1 段动脉瘤

↓

第二节

前交通动脉瘤

↓

第三节

大脑前动脉胼周胼缘段动脉瘤

↓

第四节

大脑中动脉瘤

↓

第五节

后交通及脉络膜前动脉动脉瘤

↓

第六节

颈内动脉分叉部动脉瘤

↓

第七节

眼动脉段动脉瘤

扫描二维码，
观看本书所有
手术视频

第一节　大脑前动脉 A1 段动脉瘤

适 应 证	❶ 动脉瘤破裂，蛛网膜下腔出血 Hunt-Hess 分级为 I～Ⅲ级者，尽早手术；Hunt-Hess 分级为Ⅳ～Ⅴ级者，病情稳定或改善后，及时手术。
	❷ 未破裂动脉瘤，动脉瘤直径大于 5mm；未破裂动脉瘤，动脉瘤直径小于 5mm，但动脉瘤形态不规则、伴有子瘤、患者有高血压及心理紧张等易破因素，可以选择手术。
禁 忌 证	❶ 深度昏迷，GCS 评分 3 分，双侧瞳孔散大固定、对光反射消失，脑死亡，生命体征极不平稳，需要呼吸机辅助呼吸及升压药物维持血压，濒死状态。
	❷ 高龄合并主要脏器严重功能障碍，难以耐受手术者。
术前准备	❶ 备头皮，备血（根据实际情况定）；血常规、出凝血时间、肝肾功能、离子、血糖等常规化验及心电图等基本检查。
	❷ 除按一般开颅术前常规准备外，术前需了解动脉瘤大小、位置、形态与毗邻血管，以便术前设计手术入路及步骤；了解有无血管痉挛、前后交通动脉的侧支循环情况，以及是否有多发动脉瘤。
麻 　 醉	全身麻醉。
体 　 位	仰卧位。
手术步骤	❶ 患者仰卧，头架固定，头转向对侧 30°～60°，以显露动脉瘤全貌及载瘤动脉，常选择患侧翼点入路（图 3-1-1）。
	❷ 上半身抬高 30°，将头顶下垂 15°，额骨颧突置于最高点，利于脑松弛（图 3-1-2）。
	❸ 取额颞骨瓣，骨窗尽量平齐眶板，磨除蝶骨嵴（图 3-1-3）。
	❹ 显露脑底池，释放出脑脊液，剪开蛛网膜，显露大脑前动脉 A1 段（图 3-1-4）。
	❺ 沿大脑前动脉 A1 段近端充分游离，完整显露动脉瘤（图 3-1-5）。
	❻ 多枚跨血管夹并排夹闭梭形动脉瘤颈（图 3-1-6）。
	❼ 跨血管夹夹闭瘤颈，注意不要误夹大脑前动脉 A1 段重要穿支血管及 Heubner 回返动脉（图 3-1-7）。
	❽ 当瘤颈不能完全显露时，用弯头剥离子游离，仔细分离瘤颈与周围穿支动脉的粘连（图 3-1-8）。
	❾ 检查瘤颈是否完全夹闭，检查瘤颈处穿支动脉血流是否通畅（图 3-1-9）。
	❿ 缝合硬脑膜（图 3-1-10）。
	⓫ 置引流管，逐层缝合肌肉、皮下组织和头皮（图 3-1-11）。

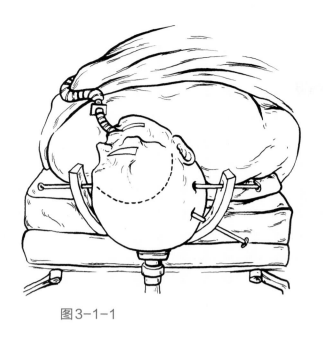

图 3-1-1

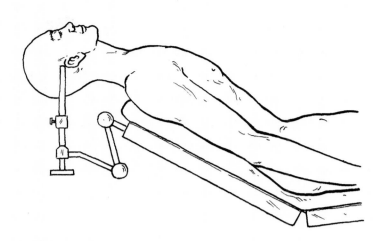

图 3-1-2

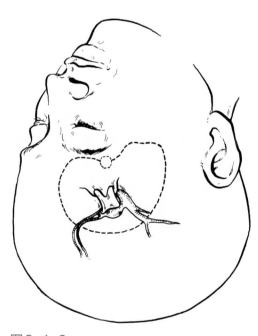

图 3-1-3

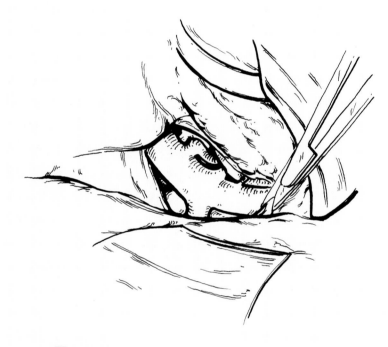

图 3-1-4

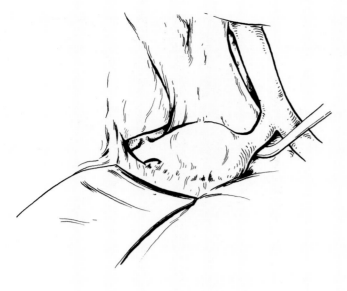

图 3-1-5

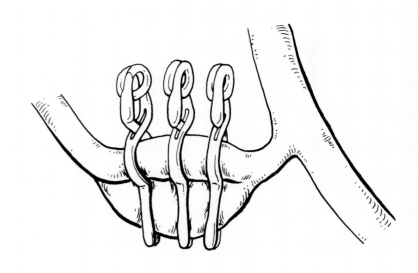

图 3-1-6

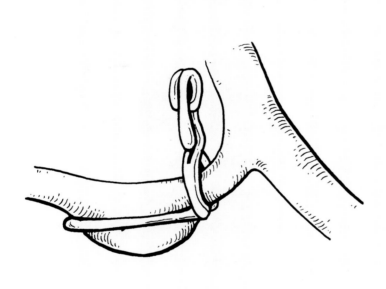

图 3-1-7

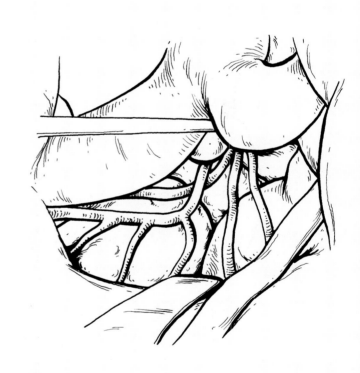

图 3-1-8

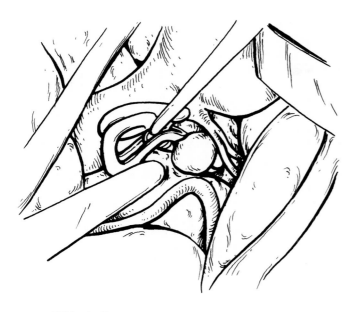

图3-1-9

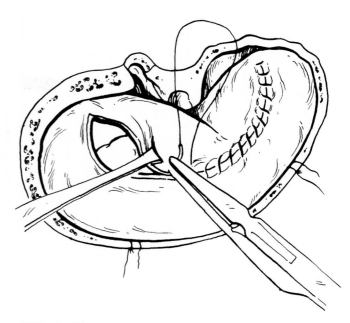

图3-1-10

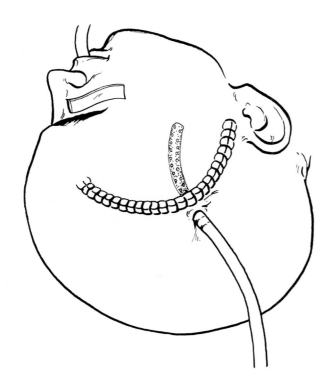

图3-1-11

术中要点	❶ 脑水肿明显的，要先充分释放脑脊液，脑松弛后再进行动脉瘤局部的分离。
	❷ 大脑前动脉A1段周围穿支血管丰富，分离时需谨慎，避免误伤及误夹。
术后处理	❶ 监护血压、心率、血氧饱和度等生命体征，化验血常规、出凝血时间、血糖、离子及肝肾功能等。严密观察意识、瞳孔及肢体活动等情况。
	❷ 术后及时复查头部CT，病情变化随时复查头部CT，病情平稳定期复查头部CT。
	❸ 观察引流管固定情况及引流液性质和引流量。
	❹ 积极地预防脑血管痉挛及预防癫痫治疗。
	❺ 头部及时消毒换药，观察切口愈合情况及是否有脑脊液漏，及时处置。

第二节　前交通动脉瘤

适 应 证	同第一节。
禁 忌 证	同第一节。
术前准备	同第一节。
麻　　醉	全身麻醉。
体　　位	仰卧位。
手术步骤	❶ 仰卧位，翼点入路，设计骨瓣骨孔位置（图3-2-1）。
	❷ 切开头皮及颞肌肉，去除骨瓣，显露眶上及关键孔附近的硬脑膜（图3-2-2）。
	❸ 牵拉额叶，剪开蛛网膜，打开脑底池（图3-2-3）。
	❹ 抬起额叶，锐性剪开蛛网膜至视交叉上间隙（图3-2-4）。
	❺ 切开并吸除嗅束内侧部分直回，以更好显露前交通动脉瘤，避免损伤动脉瘤壁（图3-2-5）。
	❻ 牵开直回，先找到并分离同侧和对侧的大脑前动脉A1段，再逐步分离动脉瘤瘤颈、前交通动脉及双侧大脑前动脉A2段，充分显露前交通动脉瘤，避免损伤周围重要穿支及Heubner回返动脉（图3-2-6）。
	❼ 临时阻断双侧大脑前动脉A1段（图3-2-7）。
	❽ 夹闭动脉瘤颈，并检查动脉瘤夹是否误夹周围穿支动脉和回返动脉（图3-2-8）。
	❾ 对于瘤颈宽大的动脉瘤，可使用跨血管夹夹闭（图3-2-9）。

ER 3-2-1
前交通动脉瘤夹闭术

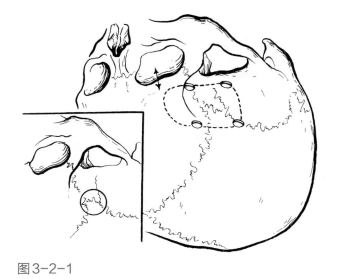

图 3-2-1

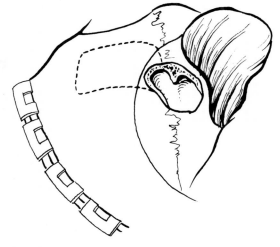

图 3-2-2

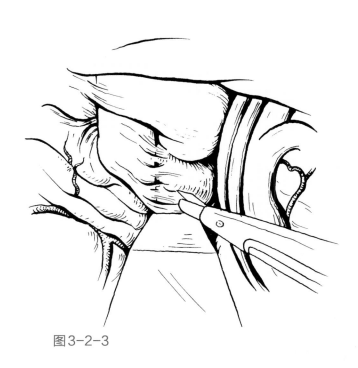

图 3-2-3

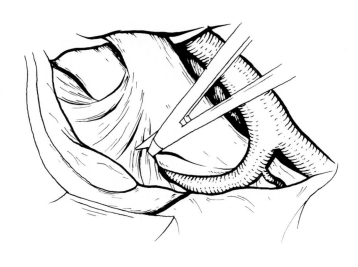

图 3-2-4

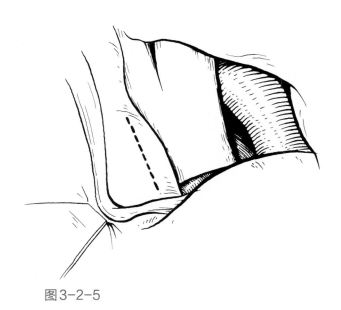

图 3-2-5

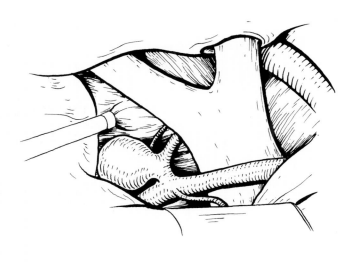

图 3-2-6

⑩ 对于无法直接夹闭的前交通动脉瘤，如双侧大脑前动脉均势发育，可用动脉瘤夹夹闭孤立前交通动脉（图3-2-10）。

术中要点

❶ 充分释放脑脊液，脑松弛后再进行动脉瘤局部的分离。

❷ 在分离侧裂过程中，应尽量保留侧裂内主要静脉。

❸ 可以电凝切断额叶底部汇入颅底的桥静脉，这样可抬起额叶。

❹ 需充分显露并分离大脑前动脉双侧A1和双侧A2段，仔细观察确认下丘脑穿支及Heubner回返动脉，避免误夹。

术后处理

同第一节。

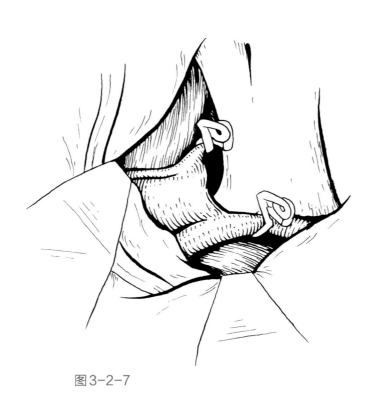

图3-2-7

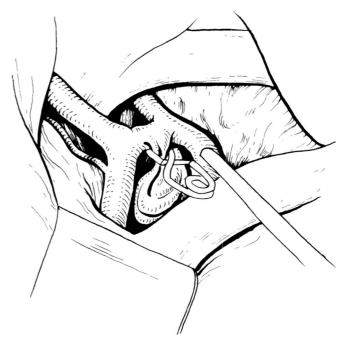

图3-2-8

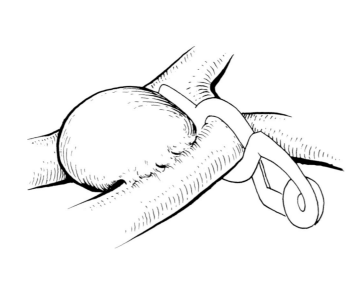

图3-2-9

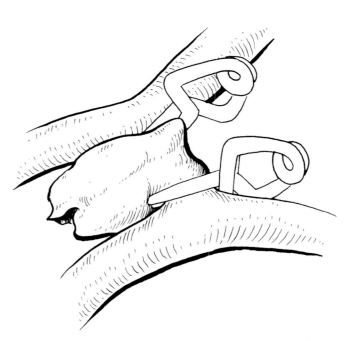

图3-2-10

第三节　　大脑前动脉胼周胼缘段动脉瘤

适 应 证　　　　同第一节。

禁 忌 证　　　　同第一节。

术前准备　　　　同第一节。

麻　　醉　　　　全身麻醉。

体　　位　　　　仰卧位。

手术步骤　　　❶　可根据动脉瘤位置，选择半球间经胼胝体入路，皮瓣为中线偏患侧的马蹄形切口，骨瓣无须跨过中线（图3-3-1）。

❷　脑压板向外侧牵拉额叶内侧脑组织，沿胼缘动脉皮层支，向深部逐步分离，直至胼缘动脉和胼周动脉的汇合处（图3-3-2）。

❸　脑压板向内侧牵拉大脑镰，注意保护上矢状窦回流静脉（图3-3-3）。

❹　切断扣带回之间的粘连，逐步向深部分离，充分显露动脉瘤及胼周动脉和胼缘动脉，明确动脉瘤近心端与远心端（图3-3-4）。

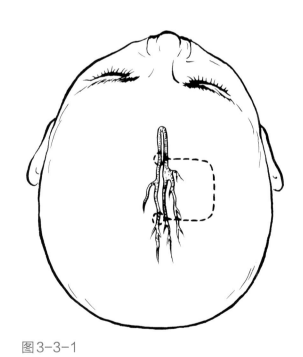

图 3-3-1

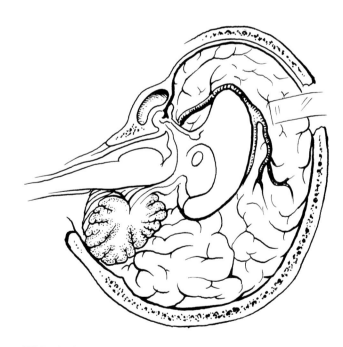

图 3-3-2

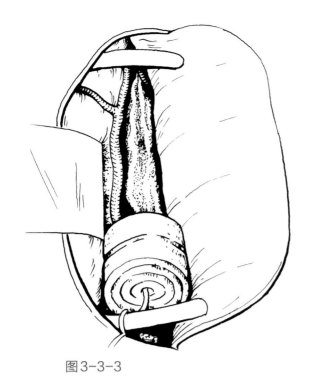

图3-3-3

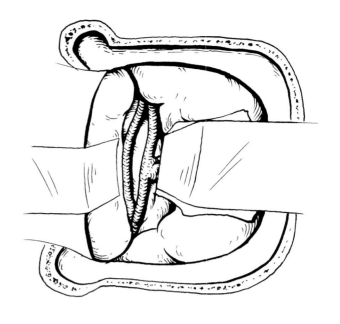

图3-3-4

❺ 大脑前动脉远端动脉瘤多位于胼周动脉和胼缘动脉的分叉部，游离动脉瘤基底部及载瘤动脉，避免误夹胼周动脉和胼缘动脉（图3-3-5）。

❻ 分离动脉瘤颈周围蛛网膜粘连，确认动脉瘤基底，充分显露瘤颈（图3-3-6）。

❼ 夹闭动脉瘤颈（图3-3-7）。

❽ 特殊角度动脉瘤，可应用"J"形动脉瘤夹夹闭瘤颈（图3-3-8）。

❾ 穿刺抽吸动脉瘤囊，证实动脉瘤夹闭可靠（图3-3-9）。

❿ 翻转动脉瘤囊，检查是否完全夹闭瘤颈，检查是否误夹胼周动脉和胼缘动脉（图3-3-10）。

⓫ 瘤体萎缩，显示动脉瘤完全夹闭，常规关颅（图3-3-11）。

术中要点　❶ 术前设计手术入路，以及确定骨窗位置和大小时，需考虑引流进入上矢状窦的皮层静脉分布、动脉瘤具体位置及胼周动脉、胼缘动脉走行差异等。

❷ 需充分注意动脉瘤周围小动脉的走行，以及其与动脉瘤关系，要明确动脉瘤近心端及远心端。

❸ 对于瘤颈较宽且薄弱的动脉瘤，可用多枚动脉瘤夹夹闭，并用相关材料对动脉瘤壁包裹补强。

术后处理　同第一节。

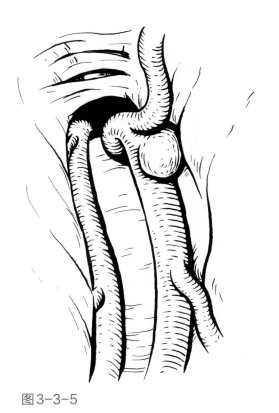

图 3-3-5

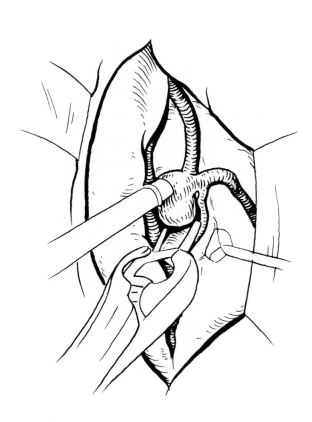

图 3-3-6

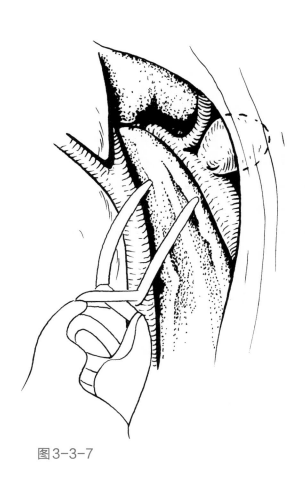

图 3-3-7

图 3-3-8

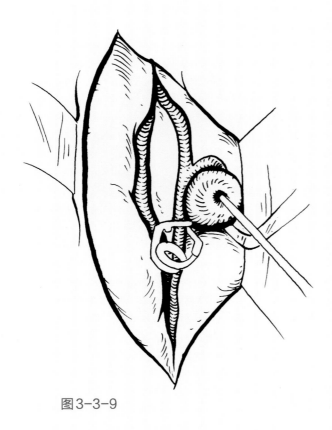

图3-3-9

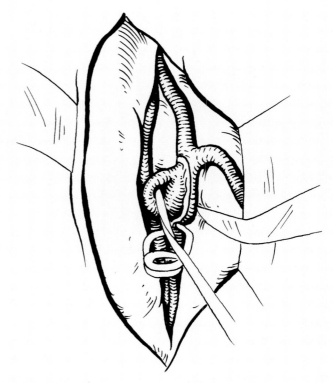

图3-3-10

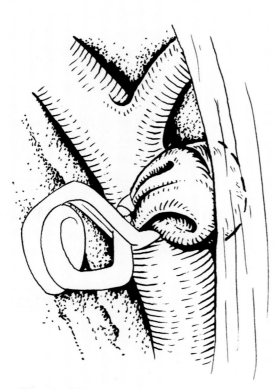

图3-3-11

第四节　大脑中动脉瘤

适 应 证	同第一节。
禁 忌 证	同第一节。
术前准备	同第一节。
麻　　醉	全身麻醉。
体　　位	仰卧位。

手术步骤

❶ 仰卧位，头偏向对侧，翼点入路，显示骨窗范围、大脑中动脉走行及动脉瘤的相互关系（图3-4-1）。

❷ 形成额颞骨瓣（图3-4-2）。

❸ 切开头皮及颞肌，颅骨钻孔，铣刀切开骨瓣（图3-4-3）。

❹ 硬脑膜悬吊后切开，显露外侧裂及额颞叶（图3-4-4）。

❺ 由侧裂自远向近，锐性剥离蛛网膜（图3-4-5）。

❻ 牵拉额颞叶，显微剪锐性剪开颈动脉池蛛网膜，释放脑脊液，显露颈内动脉分叉部（图3-4-6）。

❼ 继续沿大脑中动脉M1段向远端分离，显露M1段主干分叉及动脉瘤基底部，分离大脑中动脉与动脉瘤之间的蛛网膜粘连，游离动脉瘤颈（图3-4-7）。

❽ 夹闭动脉瘤颈，针刺抽吸瘤囊，证实夹闭可靠，检查瘤颈是否完全夹闭，检查大脑中动脉M1段分叉部及上下干分支血管是否被误夹（图3-4-8）。

❾ 对于瘤颈宽大的分叉部动脉瘤，可采用多个动脉瘤夹联合夹闭确保瘤颈夹闭完全，且大脑中动脉主干血流通畅（图3-4-9）。

ER 3-4-1
右侧复发大脑中动脉瘤夹闭术

术中要点

❶ 切皮时尽量保留颞浅动脉，至少保留额支。

❷ 锐性分离侧裂及蛛网膜，避免钝性分离牵拉过度致穿支动脉损伤。

❸ 夹闭动脉瘤前，需仔细分离周围主干及穿支血管，避免误夹，临时阻断载瘤动脉时间不要过长。

❹ 对于瘤颈宽大的中动脉瘤，需使用合适型号的动脉瘤夹，如跨血管夹，对其多重夹闭。

术后处理　　同第一节。

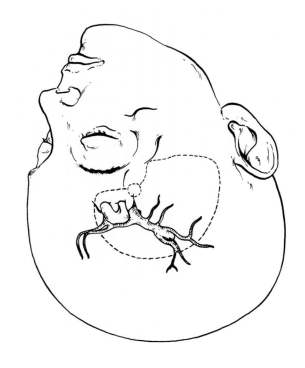

图 3-4-1

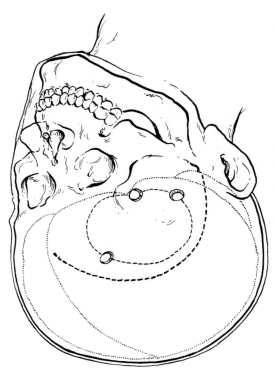

图 3-4-2

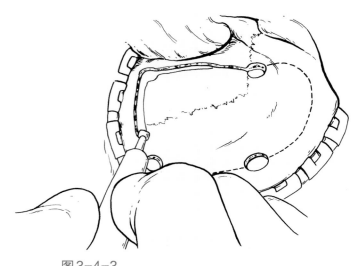

图 3-4-3

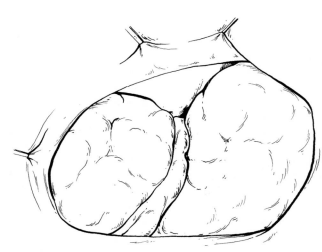

图 3-4-4

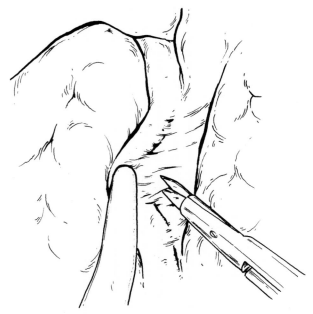

图 3-4-5

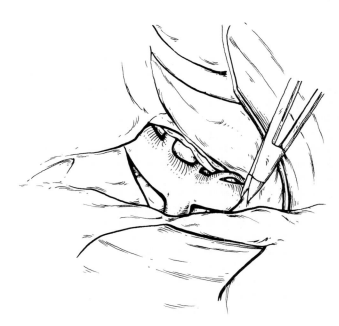

图 3-4-6

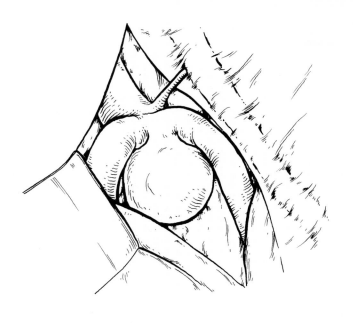

图3-4-7

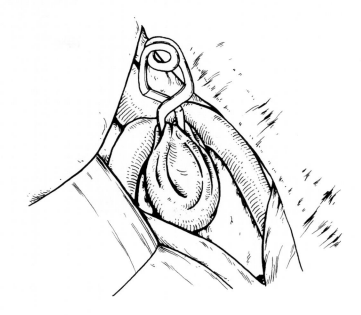

图3-4-8

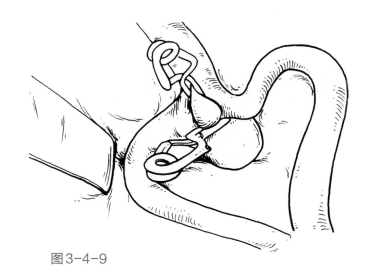

图3-4-9

第五节　后交通及脉络膜前动脉动脉瘤

适 应 证	同第一节。
禁 忌 证	同第一节。
术前准备	同第一节。
麻　　醉	全身麻醉。
体　　位	仰卧位。
手术步骤	❶ 翼点或扩大翼点入路（图3-5-1）。
	❷ 切开头皮及颞肌，颅骨钻孔，铣刀切开骨瓣（图3-5-2）。
	❸ 磨除蝶骨嵴，有利于充分显露颈动脉池（图3-5-3）。
	❹ 抬起额叶，向后方牵开颞叶，打开颈动脉池释放脑脊液，进一步打开侧裂池（图3-5-4）。
	❺ 由颈内动脉近心端向远端分离，显露并确认动脉瘤基底部，游离后交通动脉起始部（图3-5-5）。
	❻ 分离动脉瘤颈周围蛛网膜粘连，游离瘤颈，注意辨认位于动脉瘤基底深处的动眼神经（图3-5-6）。
	❼ 夹闭动脉瘤颈，并分离瘤顶，检查瘤颈是否完全夹闭，检查是否误夹后交通动脉及其穿支，检查动眼神经是否损伤（图3-5-7）。

ER 3-5-1
左侧颈内动脉脉络膜前动脉段破裂动脉瘤夹闭术

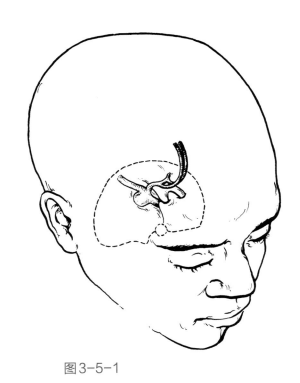

图 3-5-1

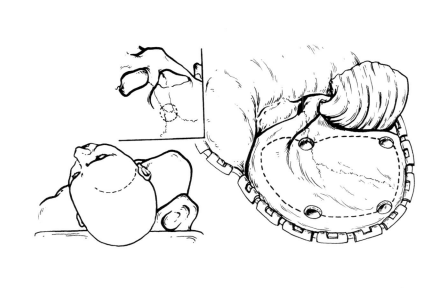

图 3-5-2

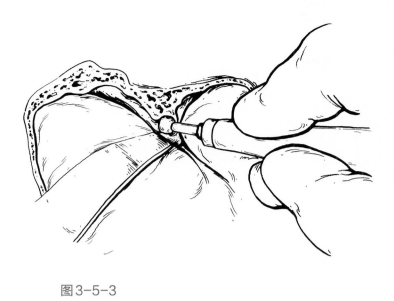

图 3-5-3

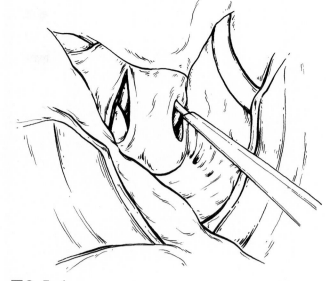

图 3-5-4

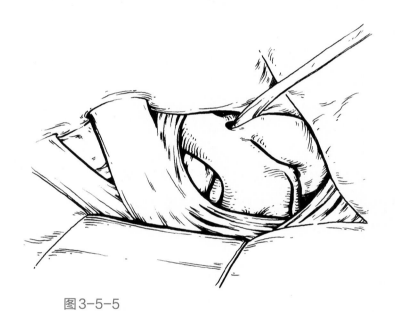

图 3-5-5

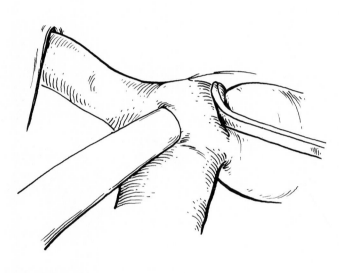

图 3-5-6

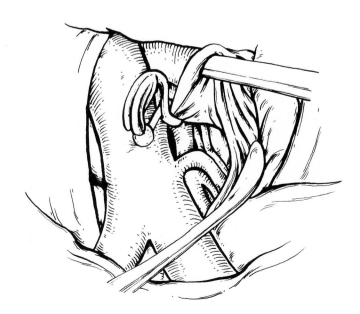

图 3-5-7

术中要点	❶	术前需仔细阅读影像结果后制订手术方案，如患侧后交通动脉为胚胎型大脑后动脉，术中需要保护后交通动脉。

术中要点

❶ 术前需仔细阅读影像结果后制订手术方案，如患侧后交通动脉为胚胎型大脑后动脉，术中需要保护后交通动脉。

❷ 分离动脉瘤时，动作轻柔，避免损伤位于动脉瘤下方的动眼神经。

❸ 根据动脉瘤形态、患侧颈内动脉眼动脉段长短及动脉硬化情况，决定是否临时阻断颈内动脉。

❹ 术中分离及夹闭动脉瘤颈时，需确认动眼神经、后交通动脉起始部、脉络膜前动脉起始部和周围穿支血管，避免手术医源性损伤。

术后处理　　同第一节。

第六节　颈内动脉分叉部动脉瘤

适　应　证　　同第一节。

禁　忌　证　　同第一节。

术前准备　　同第一节。

麻　　醉　　全身麻醉。

体　　位　　仰卧位。

手术步骤

❶ 常规翼点入路，充分打开侧裂（图3-6-1）。

❷ 剪开并悬吊硬脑膜，电凝并剪断汇入蝶顶窦的侧裂静脉，有利于更好牵开额颞叶（图3-6-2）。

❸ 打开颈动脉池，释放脑脊液，抬起额叶底面（图3-6-3）。

❹ 锐性分离颈动脉池蛛网膜，显露颈内动脉分叉部、动脉瘤基底部、大脑前动脉A1段及大脑中动脉M1段（图3-6-4）。

❺ 锐性分离动脉瘤与大脑中动脉M1段之间的蛛网膜粘连，充分显露并游离M1段起始部及其发出的颞前动脉（图3-6-5）。

❻ 分离颈内动脉末端、大脑中动脉M1段和大脑前动脉A1段（图3-6-6）。

❼ 锐性分离动脉瘤与大脑前动脉A1段之间的蛛网膜粘连，充分显露并游离视神经、大脑前动脉A1段及额叶底面，最终游离瘤颈，必要时临时阻断动脉瘤近心端及远心端血管（图3-6-7）。

❽ 夹闭动脉瘤颈，如瘤颈较宽，需多动脉瘤夹联合夹闭（图3-6-8）。

ER 3-6-1
多发动脉瘤
夹闭术

⑨ 检查大脑中动脉M1段、大脑前动脉A1段主干及穿支血管是否误夹（图3-6-9）。

⑩ 针刺动脉瘤体，证实瘤颈是否夹闭完全，分离动脉瘤与额叶和视神经等处的粘连，若动脉瘤体较大，可剪去距动脉瘤夹2mm以远部分的瘤壁（图3-6-10）。

术中要点　❶ 要先充分释放脑脊液，脑松弛后再进行动脉瘤局部的分离。

❷ 虽颈内动脉末端周围穿支动脉较少，仍需注意避免损伤脉络膜前动脉、Heubner回返动脉和其他穿支血管。

术后处理　同第一节。

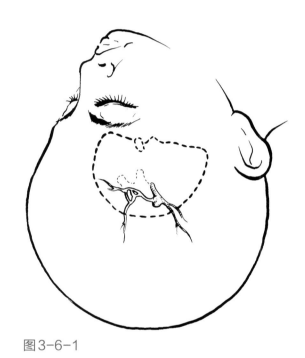

图3-6-1

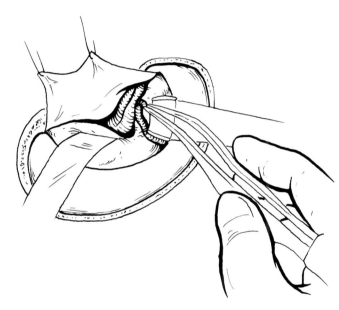

图3-6-2

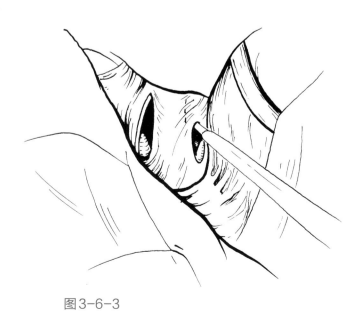

图3-6-3

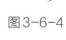

图3-6-4

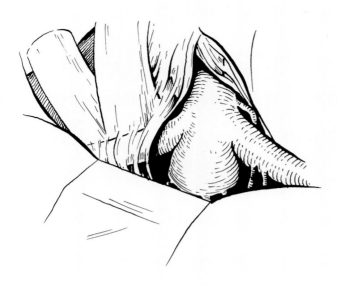

图 3-6-5

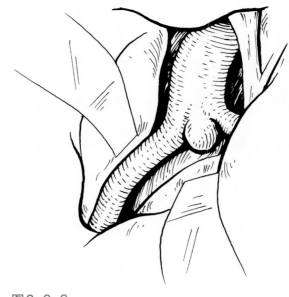

图 3-6-6

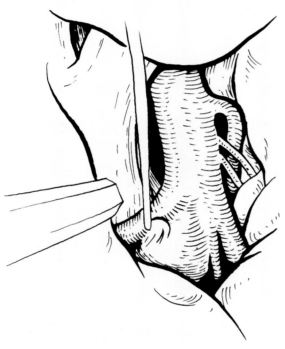

图 3-6-7

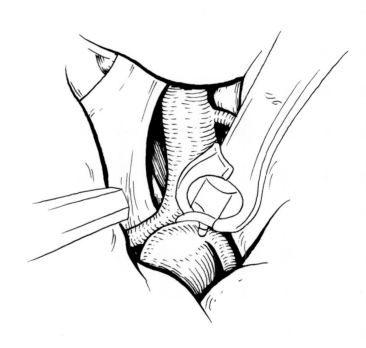

图 3-6-8

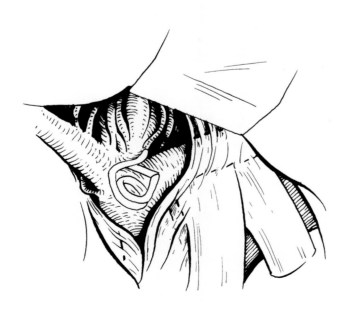

图 3-6-9

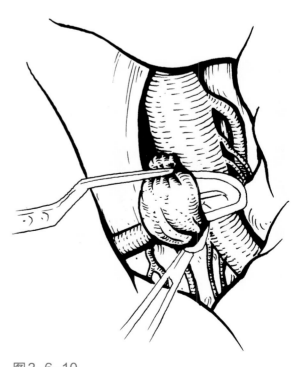

图 3-6-10

第七节 眼动脉段动脉瘤

适 应 证	同第一节。
禁 忌 证	同第一节。
术前准备	同第一节。
麻 醉	全身麻醉。
体 位	仰卧位。

手术步骤

❶ 翼点入路，头向健侧旋转30°~60°（图3-7-1）。

❷ "T"形剪开前床突表面硬脑膜，显露前床突和视神经管（图3-7-2）。

❸ 由于前床突的遮挡，无法完整暴露眼动脉段起始部动脉瘤（图3-7-3）。

❹ 磨除前床突（图3-7-4）。

❺ 磨除视神经管上壁及外侧嵴（图3-7-5）。

❻ 松解包绕视神经的硬脑膜，充分显露颈内动脉外环等结构（图3-7-6）。

❼ 锐性剪开视神经鞘，向内侧牵拉视神经，显露颈内动脉眼动脉段起始部及动脉瘤基底部（图3-7-7）。

❽ 牵拉视神经，显露术野，分离动脉瘤与周围组织粘连，用直角跨血管动脉瘤夹来夹闭瘤颈（图3-7-8）。

❾ 分离并完整显露动脉瘤和眼动脉段起始部（图3-7-9）。

❿ 也可取微弯动脉瘤夹，沿颈内动脉内侧滑入瘤颈两侧，夹闭瘤颈（图3-7-10）。

术中要点

❶ 前床突需要磨除，以便于显露动脉瘤。

❷ 临时阻断颈内动脉，以及分离夹闭动脉瘤时，避免损伤视神经、眼动脉、后交通动脉和脉络膜前动脉。

❸ 对于巨大眼动脉瘤，需要临时阻断颈内动脉，必要时行瘤内减压，否则难以夹闭。

术后处理 同第一节。

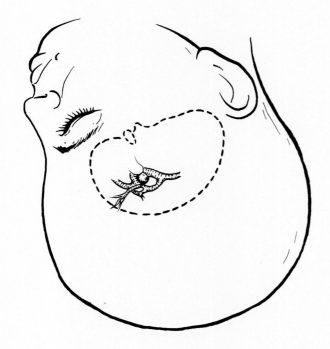

图 3-7-1

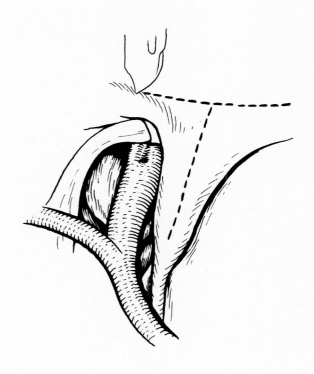

图 3-7-2

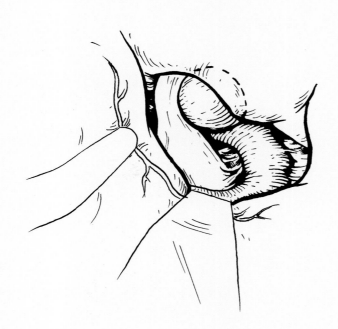

图 3-7-3

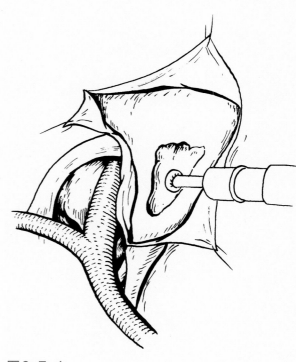

图 3-7-4

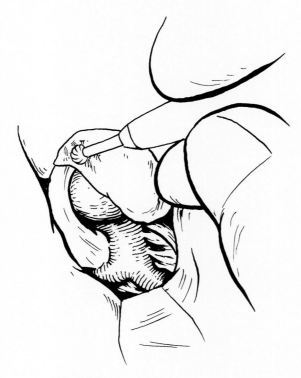

图 3-7-5

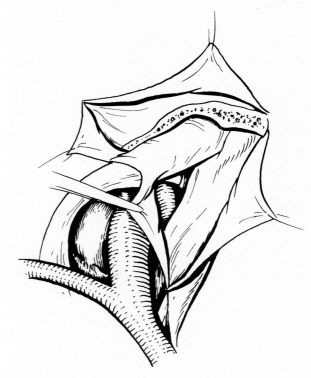

图 3-7-6

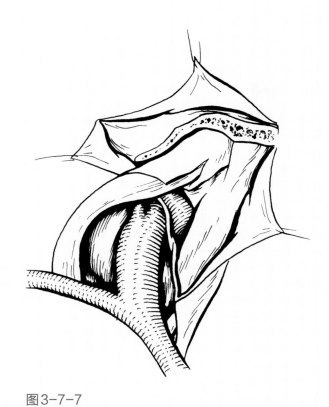

图 3-7-7

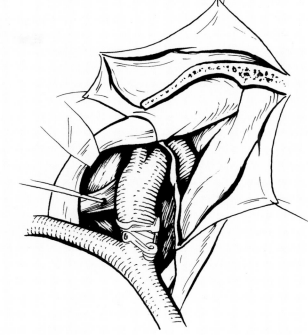

图 3-7-8

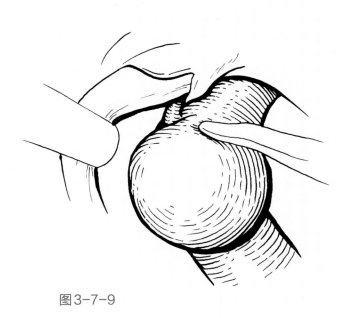

图 3-7-9

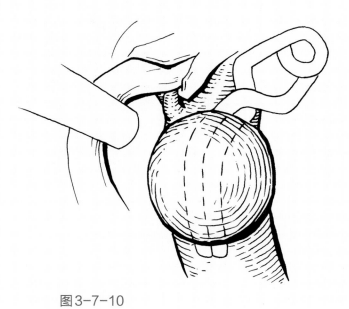

图 3-7-10

第四章

后循环动脉瘤

第一节

基底动脉分叉处动脉瘤

↓

第二节

大脑后动脉远端动脉瘤

↓

第三节

小脑上动脉动脉瘤

↓

第四节

基底动脉中上段动脉瘤

↓

第五节

基底动脉中下段动脉瘤

↓

第六节

椎基底动脉汇合部动脉瘤

↓

第七节

椎动脉动脉瘤

↓

第八节

小脑后下动脉近端动脉瘤

↓

第九节

小脑后下动脉远端动脉瘤

扫描二维码，
观看本书所有
手术视频

第一节　基底动脉分叉处动脉瘤

适 应 证

❶ 动脉瘤破裂，蛛网膜下腔出血 Hunt-Hess 分级为Ⅰ～Ⅲ级者，尽早手术；Hunt-Hess 分级为Ⅳ～Ⅴ级者，病情稳定或改善后，及时手术。

❷ 未破裂动脉瘤，动脉瘤直径大于 5mm；未破裂动脉瘤，动脉瘤直径小于 5mm，但动脉瘤形态不规则、伴有子瘤、患者有高血压及心理紧张等易破因素，可以选择手术。

禁 忌 证

❶ 深度昏迷，GCS 评分 3 分，双侧瞳孔散大固定、对光反射消失，脑死亡，生命体征极不平稳，需要呼吸机辅助呼吸及升压药物维持血压，濒死状态。

❷ 高龄合并主要脏器严重功能障碍，难以耐受手术者。

术前准备

❶ 备头皮，备血（根据实际情况定）；血常规、出凝血时间、肝肾功能、离子、血糖等常规化验及心电图等基本检查。

❷ 除按一般开颅术前常规准备外，术前需了解动脉瘤大小、位置、形态与毗邻血管，以便术前设计手术入路及步骤；了解有无血管痉挛、前后交通动脉的侧支循环情况，以及是否有多发动脉瘤。

麻 醉

全身麻醉。

体 位

侧卧位。

手术步骤

❶ 侧卧位，在翼点或扩大翼点入路基础上，根据实际情况，头皮切口往额部或颞部延伸（图4-1-1，图4-1-2）。

❷ 将颞肌尽量往下剥离，好显露术野（图4-1-3）。

❸ 充分打开外侧裂池，向两侧牵开额叶及颞叶（图4-1-4）。

❹ 剪开 Liliequist 膜和脚间窝蛛网膜，轻轻将视神经和颈内动脉牵向两侧，充分显露基底动脉顶端（图4-1-5）。

❺ 分离大脑后动脉和基底动脉顶端的蛛网膜束带（图4-1-6）。

❻ 阻断基底动脉及双侧大脑后动脉 P1 段，动脉瘤塌陷后夹闭动脉瘤颈（图4-1-7）。

❼ 妥善止血，逐层缝合（图4-1-8，图4-1-9）。

术中要点

❶ 术中根据实际情况，可磨除后床突，为临时阻断基底动脉下段提供空间。

❷ 临时阻断夹不要太靠近动脉瘤，要给动脉瘤夹调整提供一定的空间，注意临时阻断夹不要夹闭基底动脉发出的穿支动脉。

❸ 术中可使用微型超声及荧光显影查看动脉瘤夹闭情况，降低术后并发症及复发率。

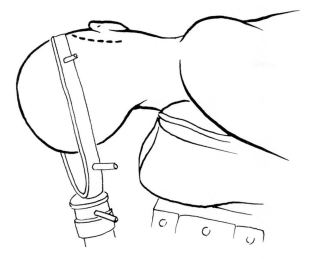

图 4-1-1

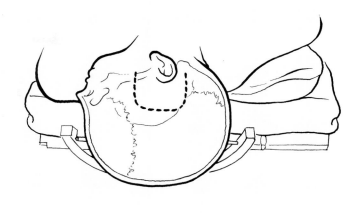

图 4-1-2

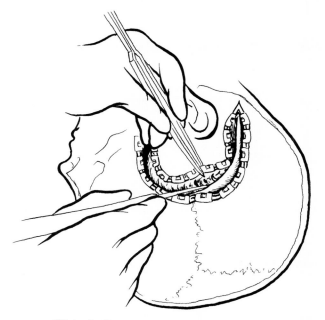

图 4-1-3

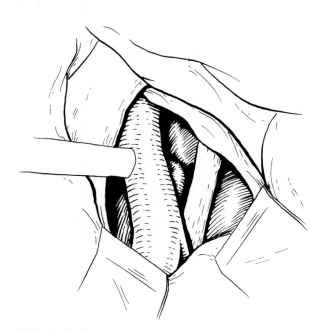

图 4-1-4

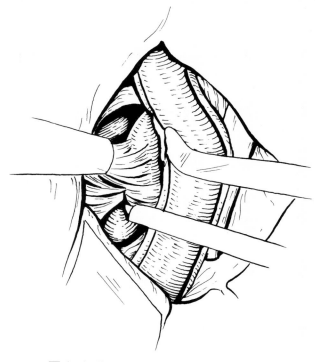

图 4-1-5

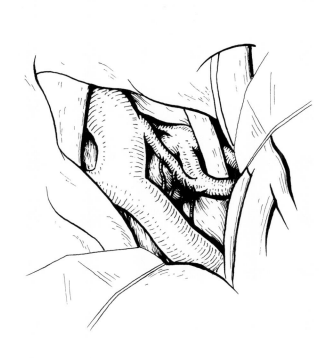

图 4-1-6

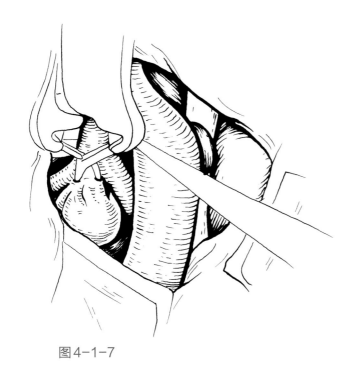

图 4-1-7

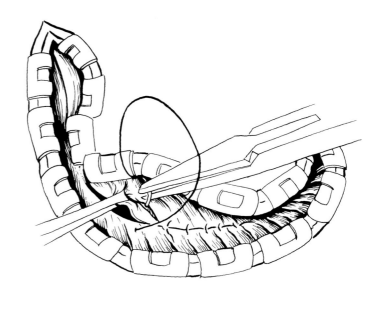

图 4-1-8

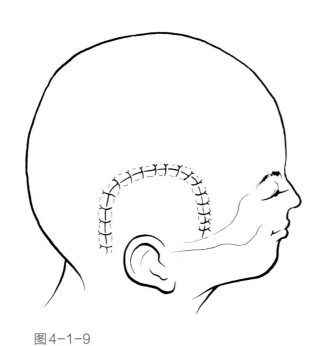

图 4-1-9

术后处理

❶ 监护血压、心率、血氧饱和度等生命体征，化验血常规、出凝血时间、血糖、离子及肝肾功能等，严密观察意识、瞳孔及肢体活动等情况。

❷ 术后及时复查头部 CT，病情变化随时复查头部 CT，病情平稳定期复查头部 CT。

❸ 观察引流管固定情况及引流液性质和引流量。

❹ 积极预防脑血管痉挛及预防癫痫治疗。

❺ 头部及时消毒换药，观察切口愈合情况及是否有脑脊液漏，及时处置。

大脑后动脉远端动脉瘤

适 应 证	同第一节。
禁 忌 证	同第一节。
术前准备	同第一节。
麻　　醉	全身麻醉。
体　　位	侧卧位。

手术步骤　　❶ 颞下入路（图4-2-1）。

❷ 打开硬脑膜，上抬颞叶并分离小脑幕游离缘的蛛网膜，释放脑脊液，使颞叶塌陷，显露术野，阻断载瘤动脉近端及远端，分离瘤周组织（图4-2-2）。

❸ 动脉瘤塌陷后，夹闭动脉瘤颈，穿刺动脉瘤，验证动脉瘤是否夹闭完全，解除临时阻断，彻底止血，逐层缝合（图4-2-3）。

术中要点　　❶ 要先充分释放脑脊液，脑松弛后再进行动脉瘤局部的分离。

❷ 要充分显露术野，看清动脉瘤周围血管及重要结构，避免损伤大脑后动脉及其穿支血管。

术后处理　　同第一节。

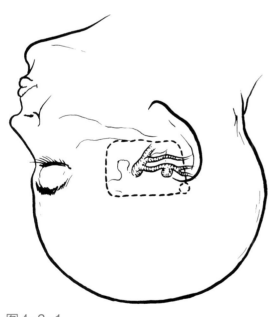

图4-2-1

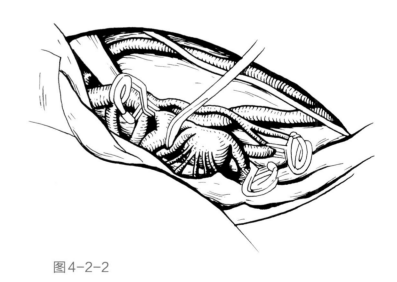

图4-2-2

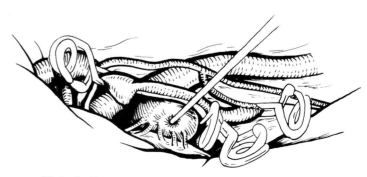

图4-2-3

119

第三节　小脑上动脉动脉瘤

适 应 证	同第一节。
禁 忌 证	同第一节。
术前准备	同第一节。
麻　　醉	全身麻醉。
体　　位	侧卧位。

手术步骤
❶ 常用颞下入路，如动脉瘤复杂或巨大，也可采用岩骨前入路（图4-3-1）。
❷ 抬起颞叶，分离蛛网膜进入环池和脚间池，充分显露动眼神经、大脑后动脉、小脑上动脉及动脉瘤（图4-3-2）。
❸ 显露基底动脉，向外牵开动眼神经，分离动脉瘤颈上端（图4-3-3）。
❹ 向内牵开动眼神经，分离动脉瘤颈下端（图4-3-4）。
❺ 动脉瘤夹平行载瘤动脉方向夹闭动脉瘤（图4-3-5）。
❻ 穿刺动脉瘤体，验证是否夹闭完全（图4-3-6）。
❼ 翻起动脉瘤，检查小脑上动脉及各穿支血管是否完好（图4-3-7）。

术中要点
❶ 要先充分释放脑脊液，脑松弛后再进行动脉瘤局部的分离。
❷ 要充分显露术野，看清动脉瘤周围血管及重要结构，避免损伤小脑上动脉及其穿支血管。

术后处理
同第一节。

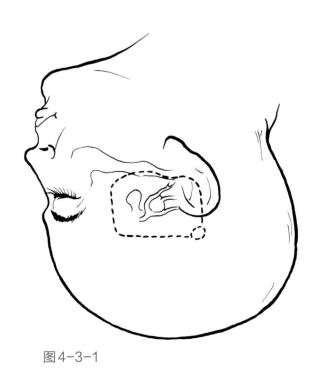

图4-3-1

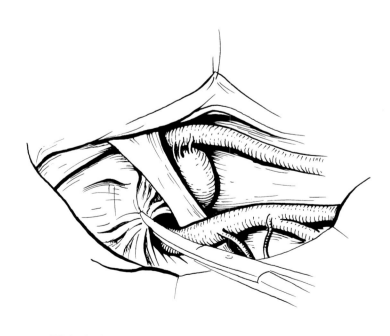

图4-3-2

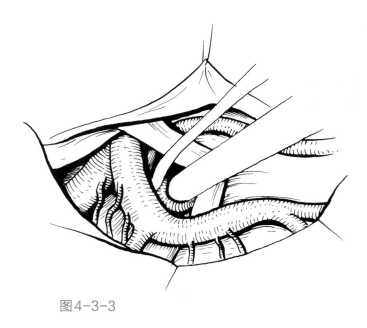

图4-3-3

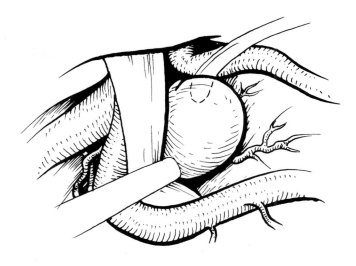

图4-3-4

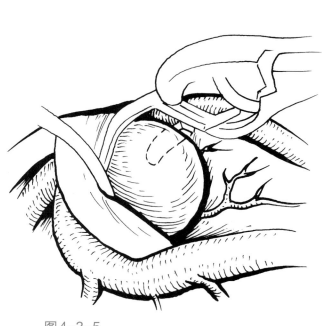

图4-3-5

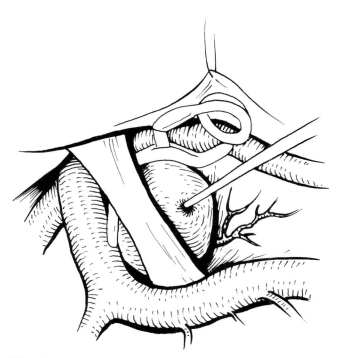

图4-3-6

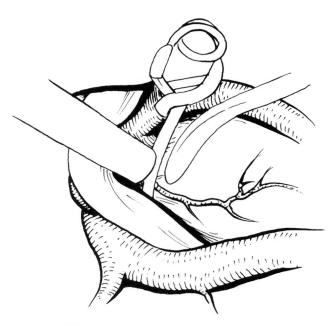

图4-3-7

第四节　基底动脉中上段动脉瘤

适 应 证	同第一节。
禁 忌 证	同第一节。
术前准备	同第一节。
麻　　醉	全身麻醉。
体　　位	侧卧位。
手术步骤	❶ 岩骨后入路（图4-4-1）。
	❷ 结扎岩上窦，在滑车神经进入小脑幕之后，剪开小脑幕直至游离缘（图4-4-2）。
	❸ 抬起颞叶后部，向后牵开小脑，显露脑桥腹外侧面、基底动脉、三叉神经、外展神经和面听神经等结构（图4-4-3）。
	❹ 向上牵开三叉神经根部，松解其与基底动脉以及动脉瘤粘连的蛛网膜束带（图4-4-4）。
	❺ 临时阻断基底动脉近端及远端（图4-4-5）。
	❻ 分离瘤颈，平行载瘤动脉夹闭动脉瘤（图4-4-6）。
术中要点	❶ 要先充分释放脑脊液，脑松弛后再进行动脉瘤局部的分离。
	❷ 要充分显露术野，基底动脉中上段穿支血管及神经较多，解剖结构复杂，注意动作轻柔，不宜过度牵拉，以免损伤重要神经及血管。
术后处理	同第一节。

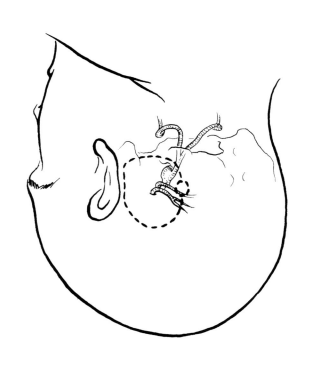

图4-4-1

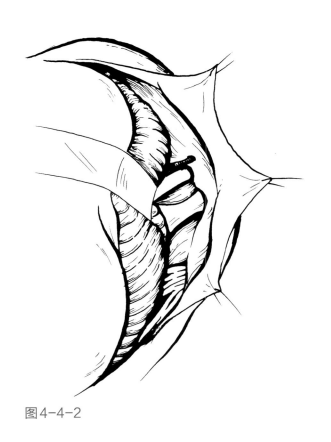

图4-4-2

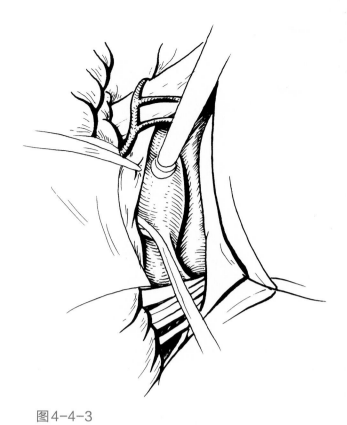

图4-4-3

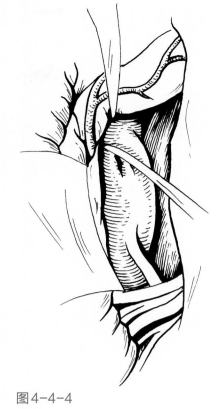

图4-4-4

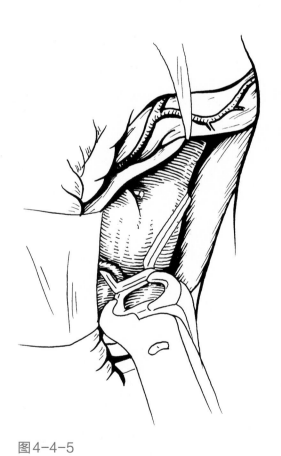

图4-4-5

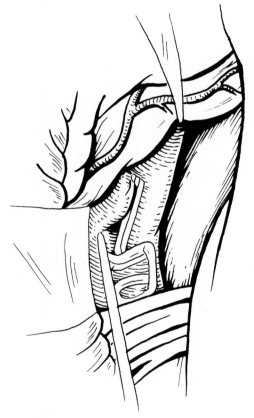

图4-4-6

第五节　　基底动脉中下段动脉瘤

适 应 证	同第一节。
禁 忌 证	同第一节。
术前准备	同第一节。
麻　　醉	全身麻醉。
体　　位	侧卧位。
手术步骤	❶ 乙状窦后入路（图4-5-1）。
	❷ 悬吊硬脑膜，牵开小脑半球，显露脑神经（图4-5-2）。
	❸ 打开桥前池和小脑延髓池，释放脑脊液，使小脑进一步塌陷，显露基底动脉（图4-5-3）。
	❹ 松解脑神经周围的蛛网膜束带（图4-5-4）。
	❺ 牵开脑干，显露动脉瘤颈及小脑前下动脉，临时阻断基底动脉中下段近端（图4-5-5）。
	❻ 临时阻断基底动脉中下段远端（图4-5-6）。
	❼ 动脉瘤夹平行载瘤动脉方向夹闭动脉瘤颈，穿刺动脉瘤体，验证瘤颈是否夹闭完全（图4-5-7）。
	❽ 翻起动脉瘤，检查小脑前下动脉及各穿支血管是否完好（图4-5-8，图4-5-9）。
术中要点	❶ 要先充分释放脑脊液，脑松弛后再进行动脉瘤局部的分离。
	❷ 要耐心细致松解蛛网膜束带，充分显露术野，看清动脉瘤周围血管及重要结构，避免损伤小脑前下动脉及基底动脉的穿支血管。
术后处理	同第一节。

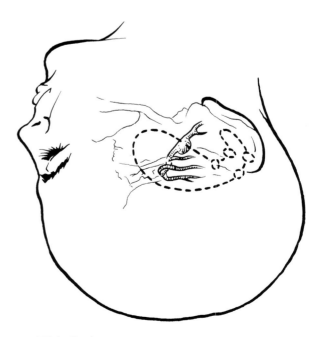

图4-5-1

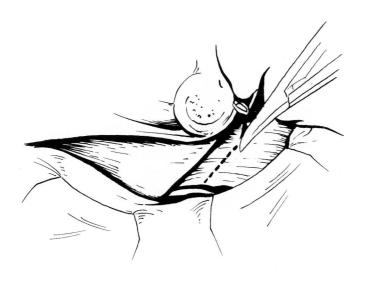

图4-5-2

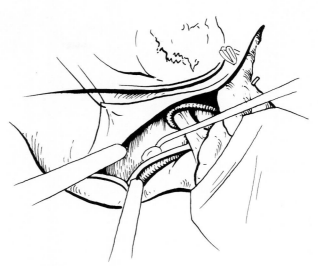

图4-5-3

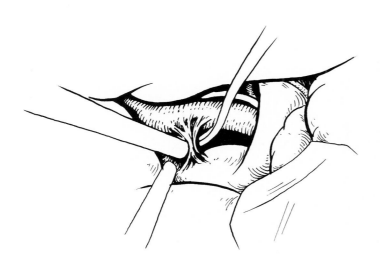

图4-5-4

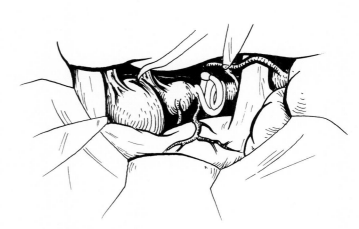

图4-5-5

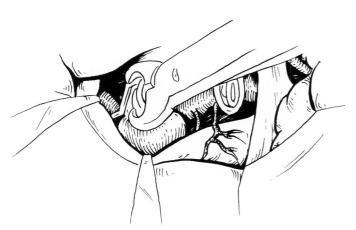

图4-5-6

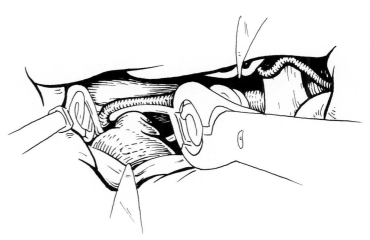

图4-5-7

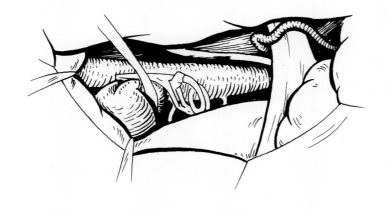

图4-5-8

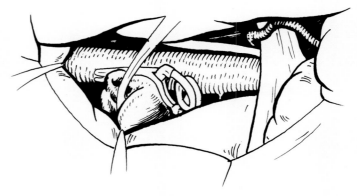

图4-5-9

第六节 椎基底动脉汇合部动脉瘤

适 应 证	同第一节。
禁 忌 证	同第一节。
术前准备	同第一节。
麻 醉	全身麻醉。
体 位	侧卧位或侧斜卧位。

手术步骤　❶ 侧斜卧位，常规采用远外侧入路，但如椎基底动脉汇合部位置较高，可采用岩骨后入路（图4-6-1~图4-6-3）。

❷ 枕下远外侧入路要切除同侧寰椎（图4-6-4）。

❸ 寰椎水平弧形切开硬脑膜，并向小脑外侧延伸切开（图4-6-5）。

❹ 向内上牵开小脑扁桃体，向内牵开延髓，向下牵开后组脑神经，松解蛛网膜束带，显露椎基底动脉汇合部及动脉瘤（图4-6-6）。

❺ 游离动脉瘤颈及周围组织，夹闭动脉瘤（图4-6-7）。

❻ 妥善止血，缝合硬脑膜、肌肉、皮下组织及头皮（图4-6-8，图4-6-9）。

术中要点　❶ 要先充分释放脑脊液，脑松弛后再进行动脉瘤局部的分离。

❷ 要充分显露术野，看清动脉瘤周围血管及重要结构，避免损伤脊髓前动脉。

术后处理　同第一节。

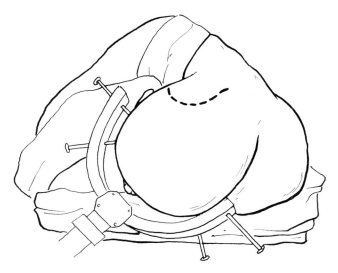

图4-6-1

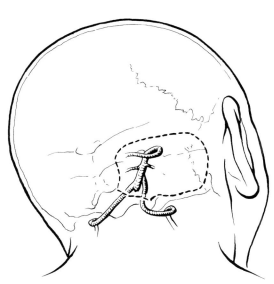

图4-6-2

127

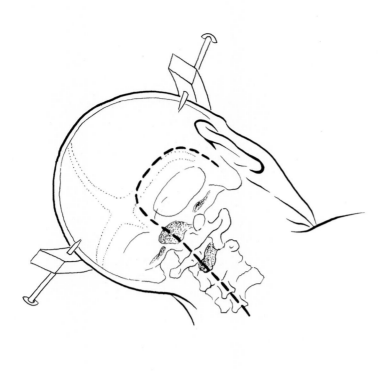

图4-6-3

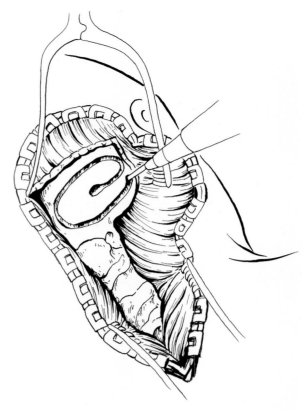

图4-6-4

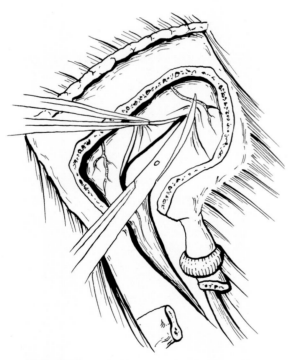

图4-6-5

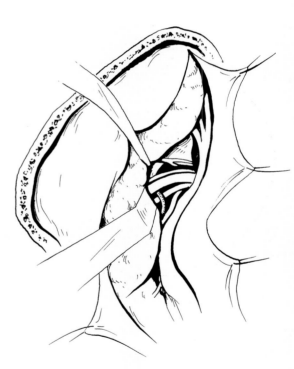

图4-6-6

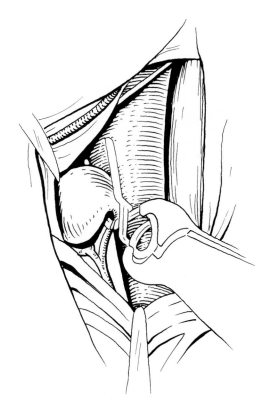

图 4-6-7

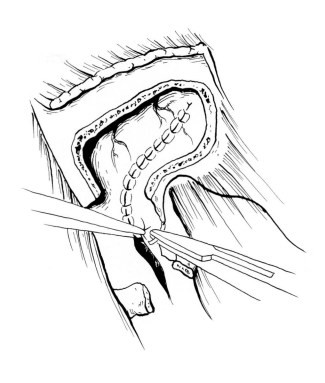

图 4-6-8

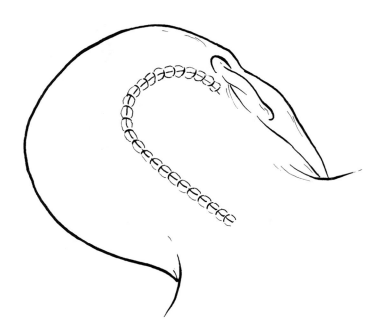

图 4-6-9

第七节　椎动脉动脉瘤

适 应 证	同第一节。
禁 忌 证	同第一节。
术前准备	同第一节。
麻　醉	全身麻醉。
体　位	俯卧位。

手术步骤

❶ 采取枕下远外侧入路，根据实际情况，切除部分枕髁及寰椎侧块（图4-7-1）。

❷ 悬吊硬脑膜，向内上牵开小脑扁桃体，分离蛛网膜，显露椎动脉、小脑后下动脉及后组脑神经（图4-7-2）。

❸ 注意保护小脑后下动脉，沿椎动脉近端向远端寻找动脉瘤，动脉瘤夹夹闭动脉瘤两端，达到真正的孤立（图4-7-3）。

术中要点

❶ 要先充分释放脑脊液，脑松弛后再进行动脉瘤局部的分离。

❷ 要充分显露术野，看清动脉瘤周围血管及重要结构，避免损伤小脑后下动脉及其穿支血管。

❸ 椎动脉动脉瘤多为夹层动脉瘤，术式以搭桥术、孤立术及包裹术为主。

术后处理　同第一节。

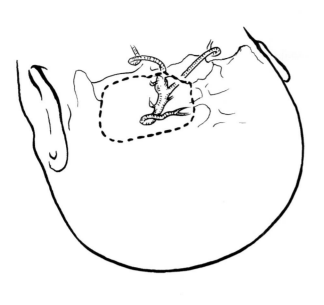

图 4-7-1

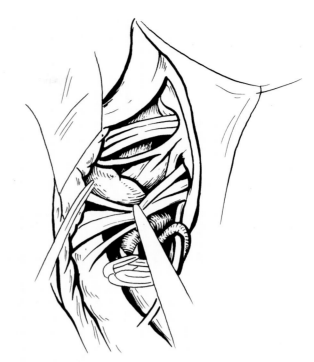

图 4-7-2

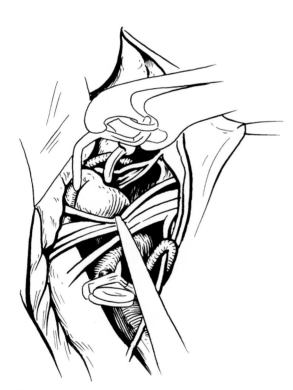

图 4-7-3

第八节　小脑后下动脉近端动脉瘤

适 应 证　　　同第一节。

禁 忌 证　　　同第一节。

术前准备　　　同第一节。

麻　　醉　　　全身麻醉。

体　　位　　　俯卧位。

手术步骤
❶ 后正中入路（图4-8-1）。
❷ 分离枕骨表面肌肉并悬吊牵开，充分显露术野（图4-8-2）。
❸ 卸下骨瓣（图4-8-3）。
❹ 根据实际情况，可以切断寰椎的齿状韧带，显露椎动脉近端（图4-8-4）。
❺ 分离小脑延髓池蛛网膜，显露椎动脉、后组脑神经及小脑后下动脉，上抬后组脑神经，向内牵开延髓，先分离动脉瘤颈近脑干侧，再分离动脉瘤颈外侧部（图4-8-5）。
❻ 动脉瘤夹轻轻滑入瘤颈两侧，夹闭动脉瘤（图4-8-6）。
❼ 上抬小脑后下动脉，检查动脉瘤颈是否完全夹闭，以及小脑后下动脉是否保存完好（图4-8-7）。
❽ 如瘤颈较宽或瘤体形状不规则，可用多个动脉瘤夹，行动脉瘤塑形及载瘤动脉重建（图4-8-8）。
❾ 还纳骨瓣，逐层缝合（图4-8-9）。

术中要点
❶ 要先充分释放脑脊液，脑松弛后再进行动脉瘤局部的分离。
❷ 要充分显露术野，看清动脉瘤周围血管及重要结构，避免损伤小脑后下动脉及其穿支血管。

术后处理　　　同第一节。

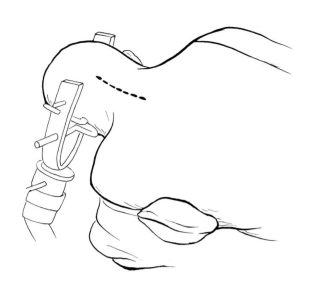

图4-8-1

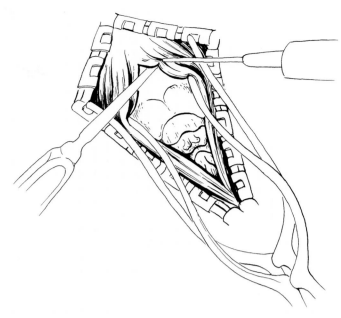

图4-8-2

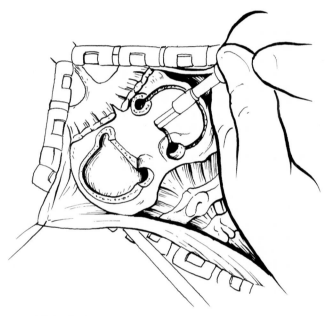

图4-8-3

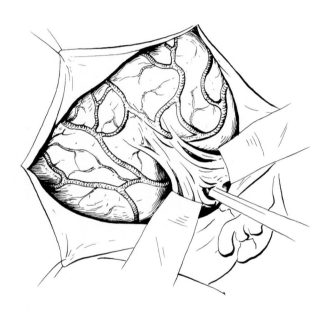

图4-8-4

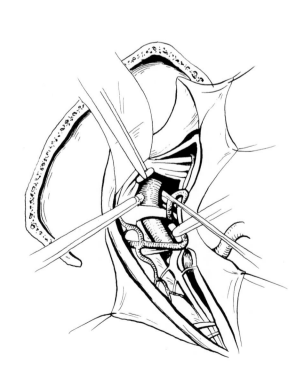

图4-8-5

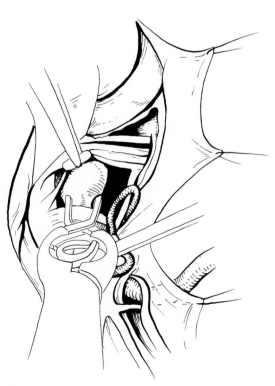

图4-8-6

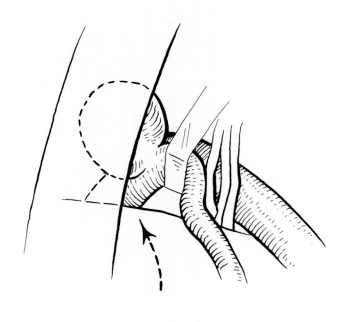

图4-8-7

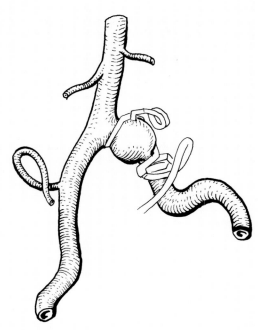

图4-8-8

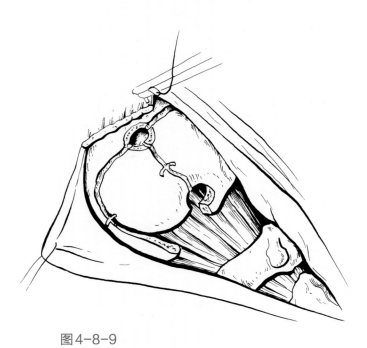

图4-8-9

第九节　小脑后下动脉远端动脉瘤

适 应 证	同第一节。
禁 忌 证	同第一节。
术前准备	同第一节。
麻　　醉	全身麻醉。
体　　位	俯卧位。

手术步骤　　❶ 枕下远外侧入路（图4-9-1）。

❷ 打开枕大池，释放脑脊液，向内上方牵开小脑扁桃体（图4-9-2）。

❸ 锐性分离小脑后下动脉与椎动脉间的粘连，充分游离动脉瘤颈（图4-9-3，图4-9-4）。

❹ 用环形动脉瘤夹跨血管平行载瘤动脉方向夹闭动脉瘤颈（图4-9-5）。

❺ 穿刺动脉瘤体，验证是否夹闭完全（图4-9-6）。

❻ 翻起动脉瘤，检查小脑后下动脉及各穿支血管是否完好无损（图4-9-7）。

术中要点　　❶ 要先充分释放脑脊液，脑松弛后再进行动脉瘤局部的分离。

❷ 要充分显露术野，看清动脉瘤周围血管及重要结构，注意保护延髓。

术后处理　　同第一节。

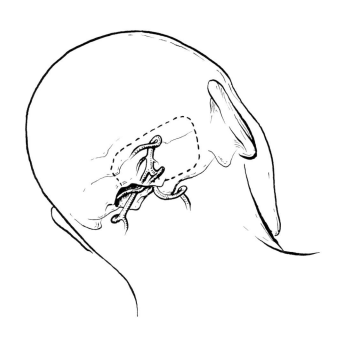

图4-9-1

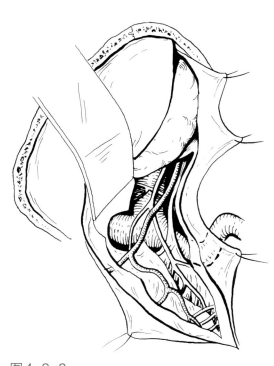

图4-9-2

135

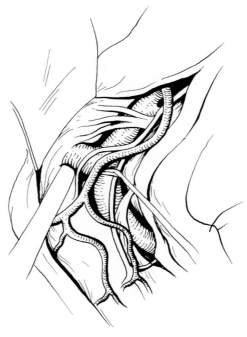

图4-9-3

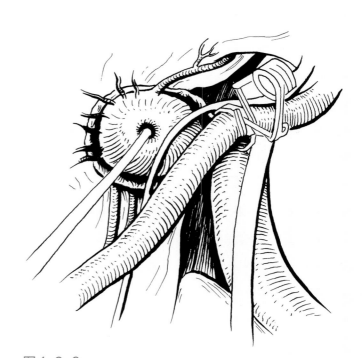

图4-9-4

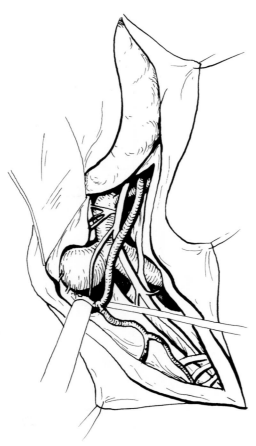

图4-9-5

图4-9-6

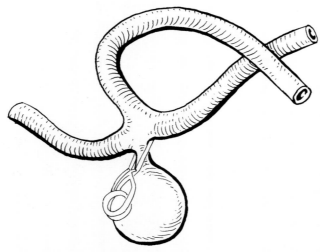

图4-9-7

136

第五章
脑血管畸形

第一节

额叶凸面动静脉畸形

↓

第二节

颞叶外侧裂动静脉畸形

↓

第三节

颞叶内侧动静脉畸形

↓

第四节

枕叶动静脉畸形

↓

第五节

胼胝体动静脉畸形

↓

第六节

脑室动静脉畸形

↓

第七节

小脑凸面动静脉畸形

↓

第八节

中脑动静脉畸形

↓

第九节

脑干海绵状血管畸形

扫描二维码,
观看本书所有
手术视频

额叶凸面动静脉畸形

适 应 证	❶ 畸形位于额叶凸面,有出血史或近期出血伴颅内血肿者。
	❷ 因病变逐渐扩大或盗血症状加剧,神经功能障碍逐渐加重者。
	❸ 对大型高流量的动静脉畸形,应预判"正常灌注压突破"的可能,可将手术分期进行,先行栓塞治疗,待1~2周后行切除术。
禁 忌 证	❶ 深度昏迷,GCS评分3分,双侧瞳孔散大固定、对光反射消失,脑死亡,生命体征极不平稳,需要呼吸机辅助呼吸及升压药物维持血压,濒死状态。
	❷ 高龄合并主要脏器严重功能障碍,难以耐受手术者。
术前准备	❶ 备头皮,备血(根据实际情况定);血常规、出凝血时间、肝肾功能、离子、血糖等常规化验及心电图等基本检查。
	❷ 除按一般开颅术前常规准备外,术前需明确病变与周围脑组织结构的关系,以及供血动脉和引流静脉情况,做出体位选择、手术入路等合适方案。
麻 醉	全身麻醉。
体 位	仰卧位。
手术步骤	❶ 对于额叶凸面中后部的动静脉畸形,可采用发际线内马蹄状切口。切口范围要大,保证有良好的视野,便于寻找供血动脉、分离病变和切断引流静脉(图5-1-1)。
	❷ 大脑中动脉分支供血额叶凸面动静脉畸形(图5-1-2)。
	❸ 对于前额部近中线位置的动静脉畸形,可采用冠状发际线内切口,骨瓣略过中线(图5-1-3)。
	❹ 沿畸形血管边缘寻找供血动脉,予以电凝切断,供血动脉完全阻断后,可见畸形血管颜色变暗(图5-1-4)。
	❺ 牵开畸形血管团,分离畸形血管团底面,电凝切断底面供血(图5-1-5)。
	❻ 电凝切断引流静脉后,将畸形血管团完整切除(图5-1-6)。
术中要点	❶ 分离动静脉畸形血管团时,不可过于偏向病变侧,贸然进入畸形血管团内,出血会难以控制,但也不能过于偏向正常脑组织侧,致术后神经功能障碍。
	❷ 在处理畸形血管团时,不能刚开始就把主要引流静脉切断,以免引流不畅,出现难以控制的出血,要先电凝切断主要供血动脉,降低畸形血管团的脑血流量。
	❸ 当引流静脉较多,阻挡手术视野时,可在保留静脉主干的前提下,将非主干静脉切断,以便于手术操作。

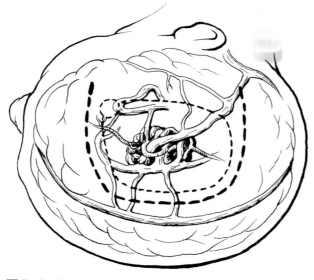

图 5-1-1

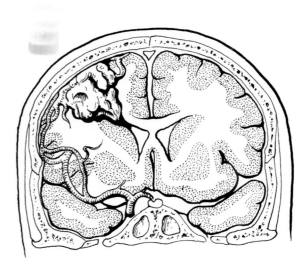

图 5-1-2

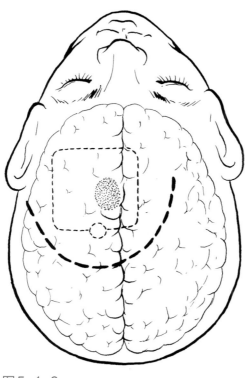

图 5-1-3

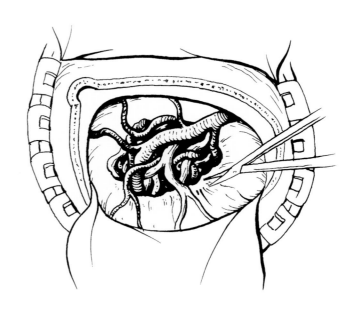

图 5-1-4

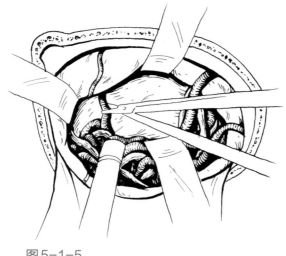

图 5-1-5

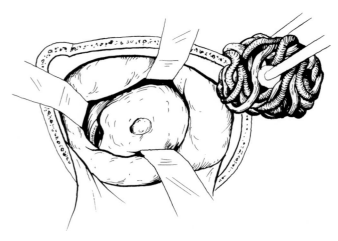

图 5-1-6

术后处理	❶ 监护血压、心率、血氧饱和度等生命体征，化验血常规、出凝血时间、血糖、离子及肝肾功能等。严密观察意识、瞳孔及肢体活动等情况。
	❷ 术后及时复查头部CT，病情变化随时复查头部CT，病情平稳定期复查头部CT。
	❸ 调控血压，预防"正常灌注压突破"，药物预防癫痫。
	❹ 术后脑肿胀明显者，可采用亚低温、冬眠等疗法，如术后有颅内血肿，且占位效应明显，应再次手术。
	❺ 观察引流管固定情况及引流液性质和引流量。头部及时消毒换药，观察切口愈合情况及是否有脑脊液漏，及时处置。

第二节　颞叶外侧裂动静脉畸形

适 应 证	❶ 以出血为发病症状者。
	❷ 已有偏瘫、失语等定位体征者。
	❸ 血管内栓塞治疗后未能根治者。
禁 忌 证	同第一节。
术前准备	同第一节。
麻　　醉	全身麻醉。
体　　位	仰卧位或侧卧位。
手术步骤	❶ 颞叶外侧裂区动静脉畸形的引流静脉丰富，多汇入侧裂静脉及下吻合静脉（图5-2-1）。
	❷ 颞叶外侧裂区动静脉畸形的供血动脉主要来源于大脑中动脉的颞支（图5-2-2）。
	❸ 对于颞叶外侧裂区动静脉畸形，根据位置可采用颞部马蹄形切口（图5-2-3），也可采用额颞部弧形切口（图5-2-4，图5-2-5）。
	❹ 打开外侧裂，显露畸形血管团时，需避免过度牵拉脑组织（图5-2-6）。
	❺ 仔细游离大脑中动脉主干及其分支，确定畸形血管团供血动脉及正常脑组织供血动脉后，在靠近病变处，电凝切断畸形血管团供血动脉（图5-2-7）。
	❻ 最后电凝切断畸形血管团引流静脉，将畸形血管团完整切除（图5-2-8）。
	❼ 探查蛛网膜下腔（图5-2-9）。

术中要点	❶ 显露外侧裂时，避免过度牵拉脑组织。
	❷ 先电凝切断主要供血动脉，降低畸形血管团的脑血流量，最后电凝切断畸形血管团引流静脉。
	❸ 在保留主干引流静脉的情况下，可以把横行于外侧裂内的小静脉游离出来，必要时电凝切断。
术后处理	同第一节。

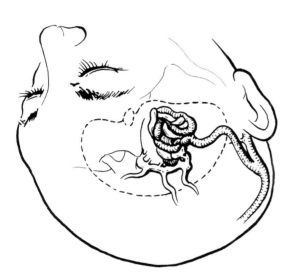

图 5-2-1

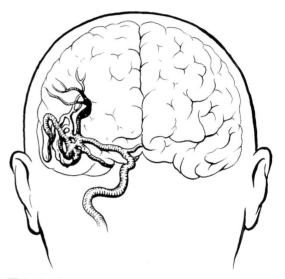

图 5-2-2

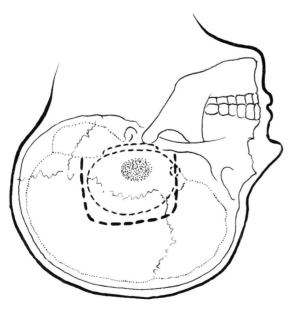

图 5-2-3

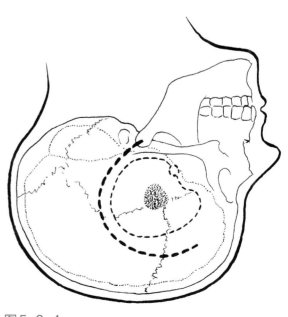

图 5-2-4

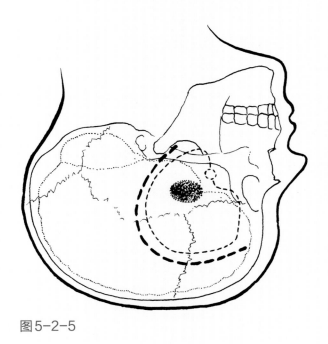

图5-2-5

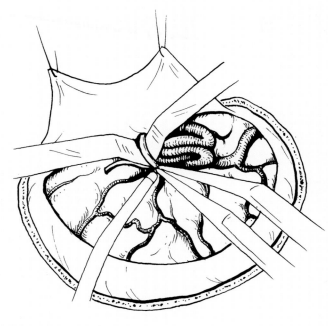

图5-2-6

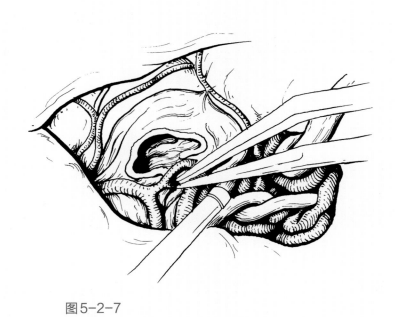

图5-2-7

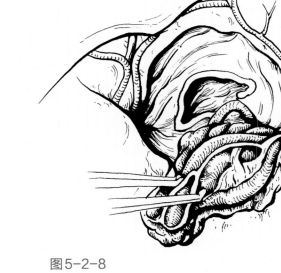

图5-2-8

图5-2-9

142

第三节　颞叶内侧动静脉畸形

适 应 证　　　　❶ 以出血为发病症状者。

❷ 已有偏瘫、失语等定位体征者。

❸ 血管内栓塞治疗后未能根治者。

禁 忌 证　　　　同第一节。

术前准备　　　　同第一节。

麻　　醉　　　　全身麻醉。

体　　位　　　　仰卧位或侧卧位。

手术步骤　　　　❶ 骨瓣显露额颞部（图5-3-1）。

❷ 可经侧裂及颞下入路手术（图5-3-2）。

❸ 常从畸形血管团前面进入，分离外侧裂前端（图5-3-3）。

❹ 寻找颈内动脉、后交通动脉、脉络膜前动脉及大脑中动脉内侧分支，认清畸形血管团动静脉的走行及供血，然后电凝切断主要供血动脉（图5-3-4）。

❺ 沿畸形血管团四周分离与脑组织的界面（图5-3-5）。

❻ 上抬颞叶，分离畸形血管团底面（图5-3-6）。

❼ 电凝切断表浅非主干引流静脉（图5-3-7）。

❽ 电凝切断深部非主干引流静脉（图5-3-8）。

❾ 畸形血管团完全游离后，在靠近病变处，电凝切断引流静脉，完整切除畸形血管团（图5-3-9）。

术中要点　　　　❶ 在显微镜下沿异常血管团的边缘寻找，常可找到供血动脉，将其电凝切断。供血动脉完全阻断后，即见病变变小、变软，静脉血从红色变成紫色。

❷ 勿过度牵拉脑组织，避免贸然进入畸形血管团内分离，以免出现难以控制的出血。

术后处理　　　　同第一节。

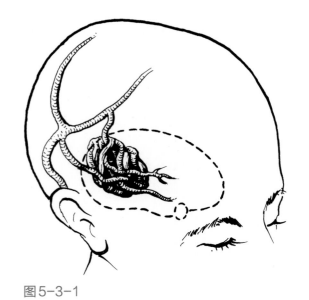

图 5-3-1

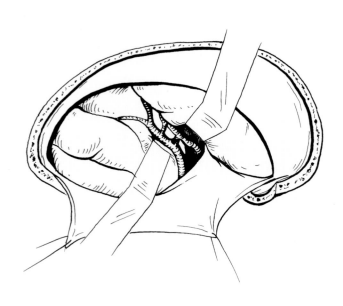

图 5-3-2

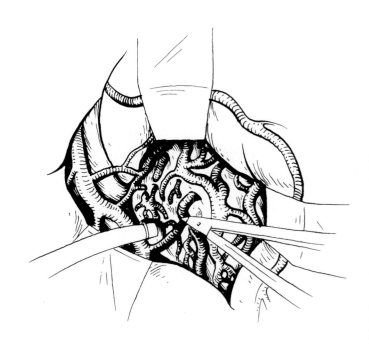

图 5-3-3

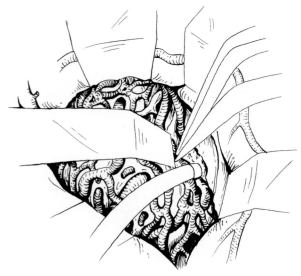

图 5-3-4

图 5-3-5

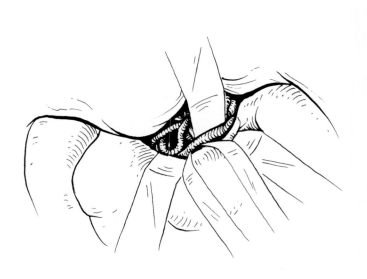

图 5-3-6

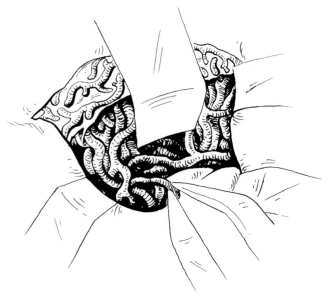

图 5-3-7

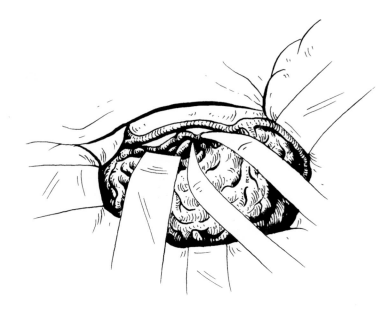

图 5-3-8

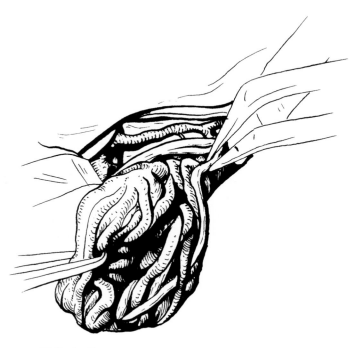

图 5-3-9

枕叶动静脉畸形

适 应 证	❶	以出血为发病症状者。
	❷	已有偏瘫、失语等定位体征者。
	❸	癫痫严重发作，药物治疗难以控制者。
	❹	血管内栓塞治疗后未能根治者。
禁 忌 证		同第一节。
术前准备		同第一节。
麻 醉		全身麻醉。
体 位		俯卧位或侧卧位。
手术步骤	❶	皮瓣和骨瓣要保证有效术野，畸形血管团引流静脉多汇入横窦及上矢状窦（图5-4-1）。
	❷	弧形剪开硬脑膜（图5-4-2）。
	❸	供血动脉位置较深，一般为大脑后动脉的第4、5段分支（图5-4-3）。
	❹	沿病变与正常脑组织界面分离（图5-4-4）。
	❺	畸形血管团的供血动脉来自大脑后动脉，用永久动脉瘤夹阻断，电凝切断近病变处供血动脉（图5-4-5）。
	❻	电凝切断引流静脉，完整切除畸形血管团（图5-4-6）。
术中要点	❶	先电凝切断畸形血管团主要供血动脉，降低畸形血管团的脑血流量，然后沿边界分离畸形血管团，不要进入畸形血管团内分离，以免畸形血管团出血难以控制，最后把主要引流静脉切断。
	❷	对于阻挡手术视野的非主干引流静脉，可以电凝切断。
术后处理		同第一节。

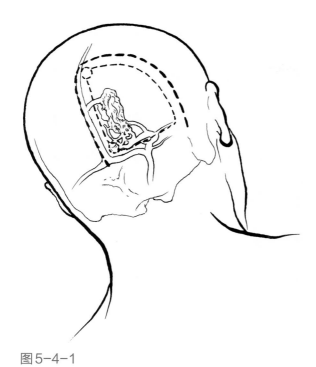

图 5-4-1

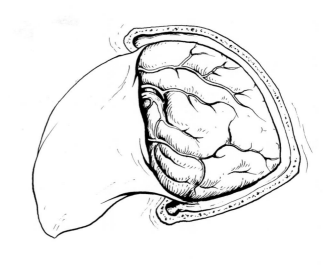

图 5-4-2

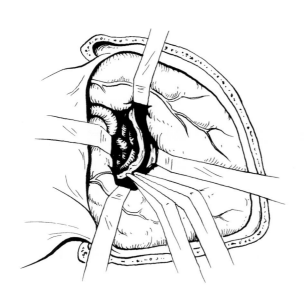

图 5-4-3

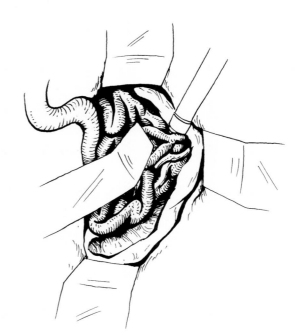

图 5-4-4

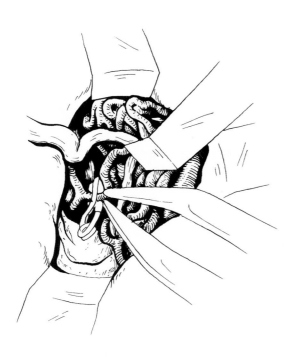

图 5-4-5

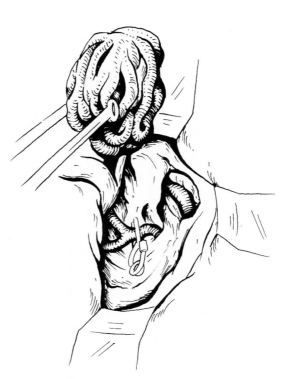

图 5-4-6

147

胼胝体动静脉畸形

适 应 证	❶ 以出血为发病症状者。
	❷ 已有偏瘫、失语等定位体征者。
	❸ 癫痫严重发作，药物治疗难以控制者。
	❹ 血管内栓塞治疗后未能根治者。
禁 忌 证	同第一节。
术前准备	同第一节。
麻　　醉	全身麻醉。
体　　位	仰卧位。
手术步骤	❶ 常采用额部马蹄形切口，骨瓣不必跨中线（图5-5-1）。
	❷ 胼胝体动静脉畸形可向上矢状窦、室管膜下静脉、透明隔静脉和大脑内静脉引流（图5-5-2）。
	❸ 也可采用弧形切口，骨瓣过中线，充分显露上矢状窦（图5-5-3）。
	❹ 在额叶内侧缘无桥静脉处向下分离，如果畸形血管团的引流静脉直接引流至上矢状窦，不可直接切断（图5-5-4）。
	❺ 显露畸形血管团后，识别病变侧供血的胼周动脉，不可损伤动脉主干，电凝切断畸形血管团供血分支（图5-5-5）。
	❻ 在胼胝体上方将畸形血管团向内侧或外侧分离（图5-5-6）。
	❼ 电凝切断引流静脉，完整切除畸形血管团（图5-5-7）。
术中要点	❶ 沿胼胝体周围薄层胶质性的稍黄色脑组织分离，可防止损伤周围正常脑组织。
	❷ 电凝畸形血管团的深部供血动脉时，调小双极电凝的功率，注意保护好丘脑纹状体静脉和大脑内静脉，以免影响脑重要功能部位的供血。
术后处理	同第一节。

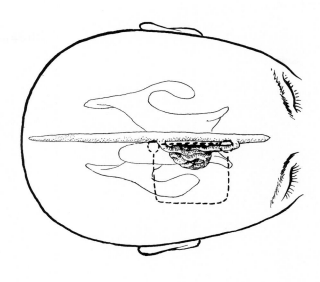

图 5-5-1

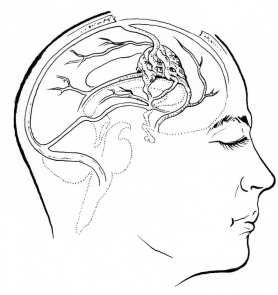

图 5-5-2

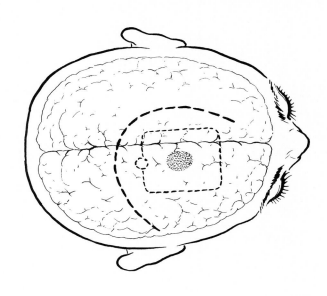

图 5-5-3

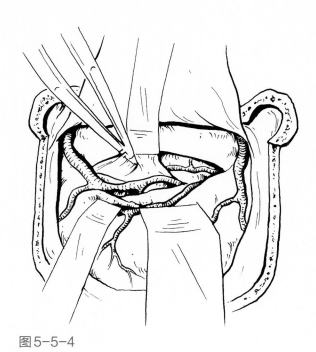

图 5-5-4

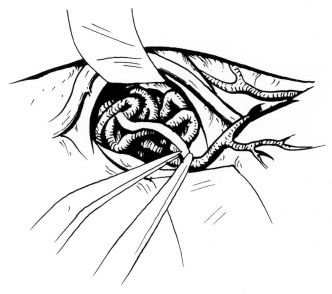

图 5-5-5

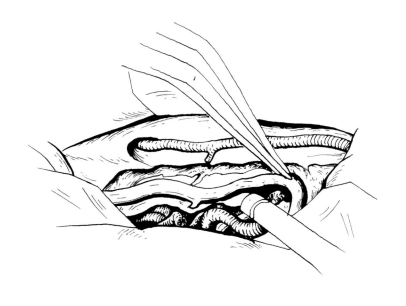

图 5-5-6

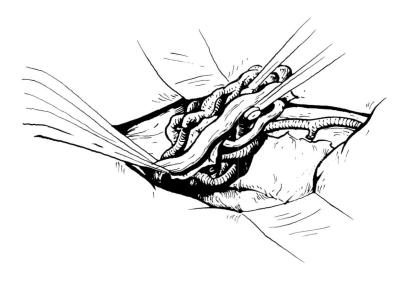

图 5-5-7

第六节　脑室动静脉畸形

适 应 证	❶ 以出血为发病症状者。
	❷ 已有偏瘫、失语等定位体征者。
	❸ 癫痫严重发作，药物治疗难以控制者。
	❹ 血管内栓塞治疗后未能根治者。

禁 忌 证　同第一节。

术前准备　同第一节。

麻 醉　全身麻醉。

体 位　侧卧位、仰卧位和俯卧位。

手术步骤
❶ 动静脉畸形位于脑室前角和体部，患者仰卧位，发际线内中线旁额皮瓣开颅，骨瓣靠中线（图5-6-1）。

❷ 在额中回皮层造瘘，进入侧脑室前角和体部（图5-6-2）。

❸ 将畸形血管团连同正常脑组织向外侧牵拉，在病变内侧寻找从脉络膜前动脉和脉络膜后动脉发出的供血动脉，电凝切断（图5-6-3）。

❹ 沿畸形血管团周围分离（图5-6-4）。

❺ 逐一电凝切断畸形血管团下方的供血动脉（图5-6-5）。

❻ 电凝切断引流静脉，完整切除畸形血管团（图5-6-6）。

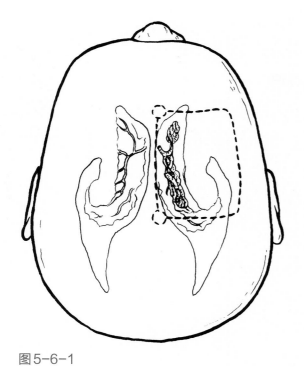

图5-6-1

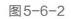

图5-6-2

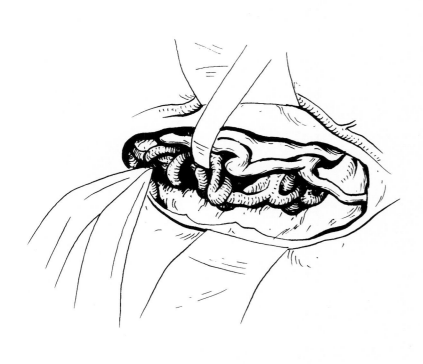

图5-6-3

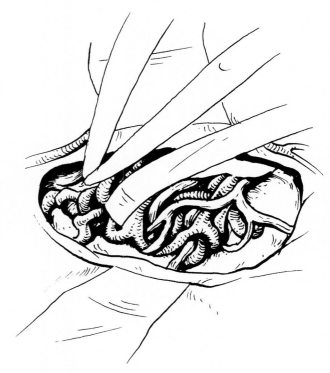

图5-6-4

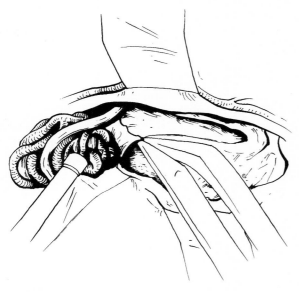

图5-6-5

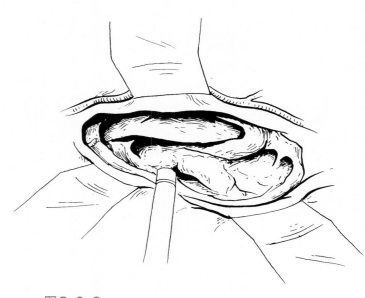

图5-6-6

151

术中要点	❶	脑室动静脉畸形的供血动脉，多为脉络膜前动脉和脉络膜后动脉，也有胼周动脉后部和大脑后动脉的穿支参与，引流静脉是大脑内静脉、基底静脉和大脑大静脉，术中注意辨别。
	❷	术中仔细观察脑室动静脉畸形的全貌，沿畸形血管团边界解剖分离，特别是位于畸形血管团底部和内侧的供血动脉，要逐一电凝切断，最后将畸形血管团完全切除。
术后处理		同第一节。

第七节　小脑凸面动静脉畸形

适应证	❶	以出血为发病症状者。
	❷	已有偏瘫、失语等定位体征者。
	❸	癫痫严重发作，药物治疗难以控制者。
	❹	血管内栓塞治疗后未能根治者。
禁忌证		同第一节。
术前准备		同第一节。
麻　醉		全身麻醉。
体　位		侧卧位或俯卧位。
手术步骤	❶	枕下入路（图5-7-1）。
	❷	可使用拐杖形切口，在横窦下方切开硬脑膜并悬吊（图5-7-2）。
	❸	畸形血管团的供血来自小脑上动脉、小脑下前动脉和小脑下后动脉分支，向同侧横窦引流（图5-7-3）。
	❹	横行切开小脑皮层，沿畸形血管团边界分离（图5-7-4）。
	❺	电凝切断畸形血管团浅表供血（图5-7-5）。
	❻	电凝切断畸形血管团基底部供血（图5-7-6）。
	❼	电凝切断引流静脉，完整切除畸形血管团（图5-7-7）。

ER 5-7-1
小脑海绵
状血管瘤
切除术

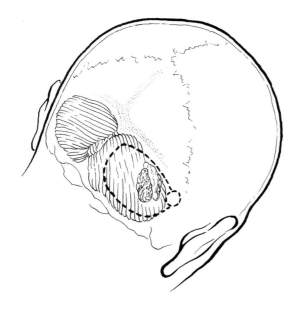

图5-7-1

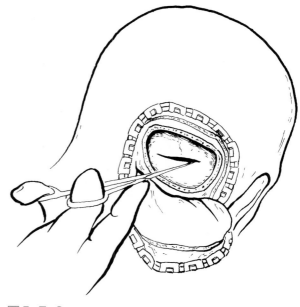

图5-7-2

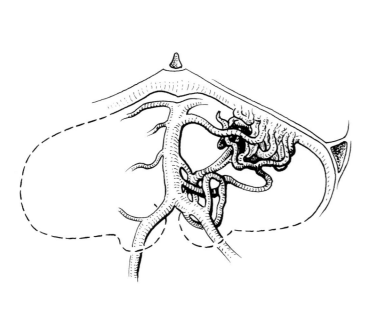

图5-7-3

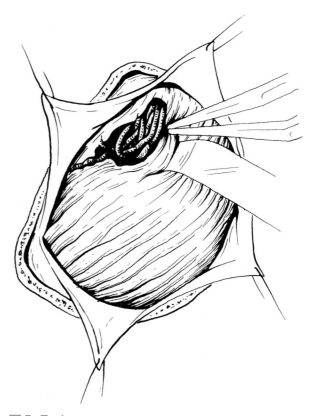

图5-7-4

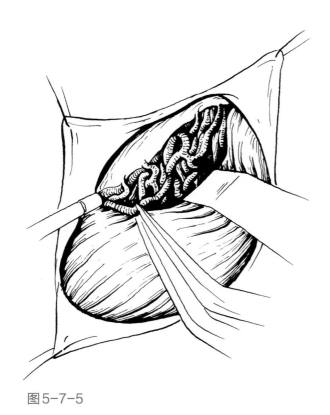

图5-7-5

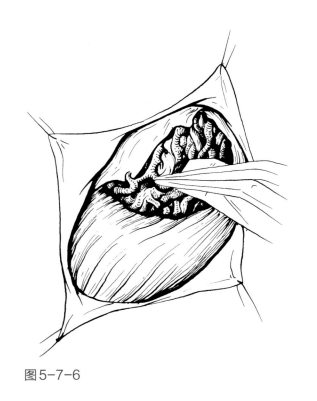

图 5-7-6

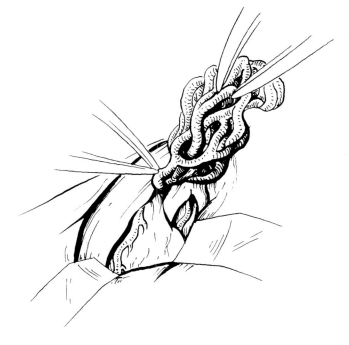

图 5-7-7

术中要点	❶	勿过度牵拉脑组织，避免贸然进入畸形血管团内分离，以免出现难以控制的出血。
	❷	位于小脑半球下部的动静脉畸形，其供血多来自小脑下后动脉，少数来自小脑下前动脉分支，注意区别。
术后处理		同第一节。

第八节　　中脑动静脉畸形

适 应 证	❶	以出血为发病症状者。
	❷	已有偏瘫、失语等定位体征者。
	❸	癫痫严重发作，药物治疗难以控制者。
	❹	血管内栓塞治疗后未能根治者。
禁 忌 证		同第一节。
术前准备		同第一节。
麻　　醉		全身麻醉。
体　　位		俯卧位。

手术步骤 | ❶ 枕下开颅，骨窗范围上达枕外隆凸，下至枕骨大孔，两侧充分显露小脑半球（图5-8-1）。

❷ 向上咬除枕外隆凸，避免其遮挡手术视野（图5-8-2）。

❸ 剪开硬脑膜（图5-8-3）。

❹ 纵行切开小脑蚓部（图5-8-4）。

❺ 牵开双侧小脑半球，显露中脑背侧（图5-8-5）。

❻ 从中脑表面分离畸形血管团（图5-8-6）。

❼ 电凝切断畸形血管团表浅供血动脉（图5-8-7）。

❽ 电凝切断畸形血管团引流静脉（图5-8-8）。

❾ 病变完全游离后，完整切除畸形血管团（图5-8-9）。

术中要点 | ❶ 如果动静脉畸形与脑干粘连紧密，或嵌入脑干时，不要勉强分离，可部分残留，强行剥离会加重损伤脑干重要功能。

❷ 勿过度牵拉脑组织，避免贸然进入畸形血管团内分离，以免出现难以控制的出血。

术后处理 | 同第一节。

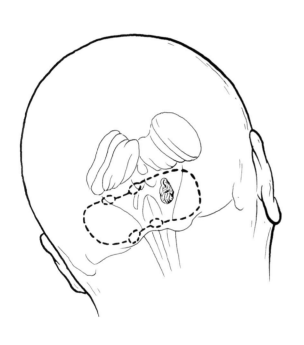

图5-8-1

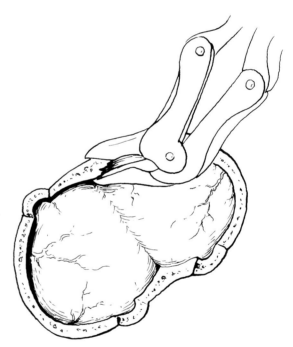

图5-8-2

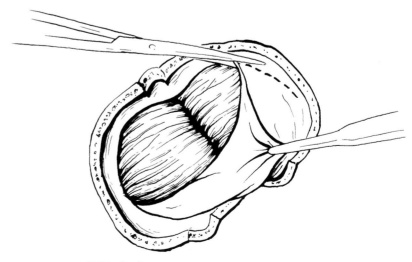

图5-8-3

155

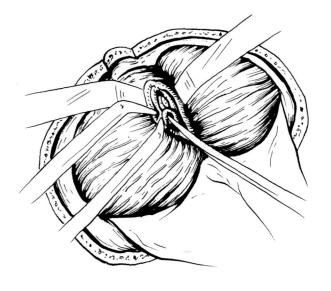

图 5-8-4

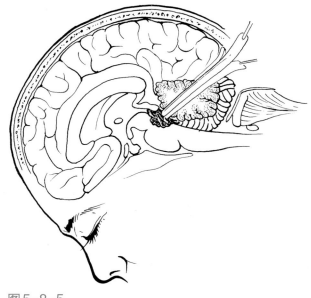

图 5-8-5

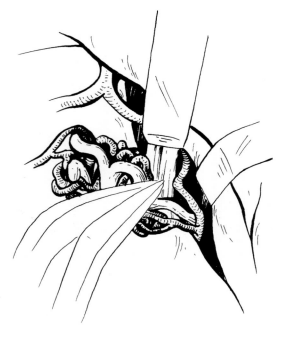

图 5-8-6

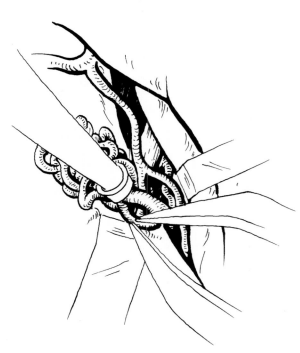

图 5-8-7

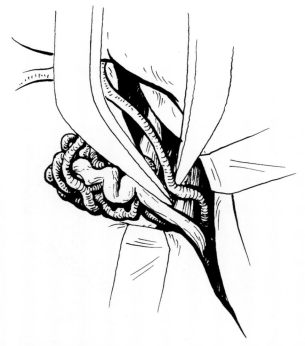

图 5-8-8

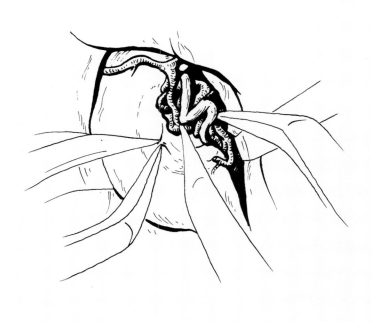

图 5-8-9

第九节　脑干海绵状血管畸形

适应证

❶ 以出血为发病症状者。

❷ 已有偏瘫、失语等定位体征者。

❸ 癫痫严重发作，药物治疗难以控制者。

❹ 血管内栓塞治疗后未能根治者。

禁忌证　同第一节。

术前准备　同第一节。

麻　醉　全身麻醉。

体　位　俯卧位。

手术步骤

❶ 枕骨钻孔，形成骨窗，上达枕外隆凸，下至枕骨大孔（图5-9-1）。

❷ 切开小脑蚓部及小脑扁桃体，向两侧牵开，充分显露菱形窝（图5-9-2）。

❸ 病变位于脑桥背侧（图5-9-3）。

❹ 病变位于第四脑室底部，菱形窝上半部，界沟上方（图5-9-4）。

❺ 纵行切开畸形血管团表面脑组织（图5-9-5）。

❻ 吸出海绵状血管畸形内陈旧血肿（图5-9-6）。

❼ 牵开脑组织，充分显露海绵状血管畸形（图5-9-7）。

❽ 分离海绵状血管畸形四周与基底部（图5-9-8）。

❾ 电凝切断供血血管，完整切除海绵状血管畸形（图5-9-9）。

ER 5-9-1
脑干占位
切除术

术中要点

❶ 术中可采用电生理监测，明确脑干神经核团的位置，使用弱电流切除海绵状血管畸形，切忌用力牵拉，避免损伤脑干重要神经功能。

❷ 设计好进入脑干病变的方向，精确定位脑干表面的切开位置，轻柔操作，不要误伤正常脑干组织。

术后处理　同第一节。

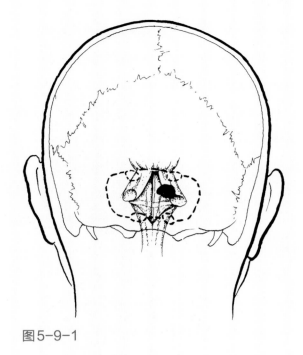

图 5-9-1

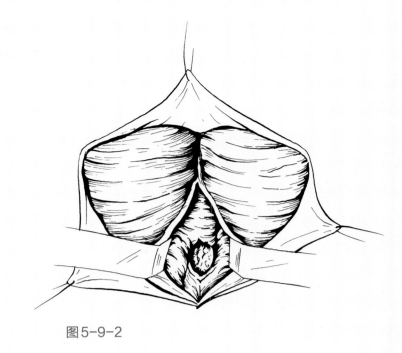

图 5-9-2

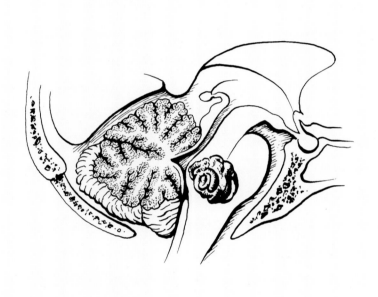

图 5-9-3

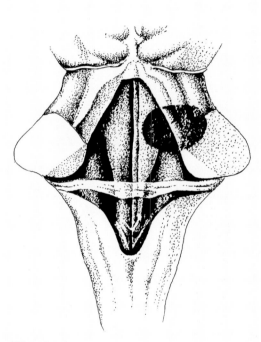

图 5-9-4

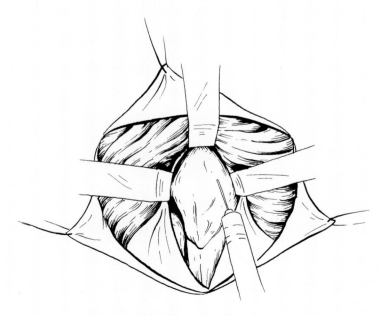

图 5-9-5

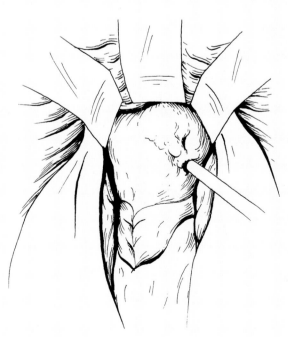

图 5-9-6

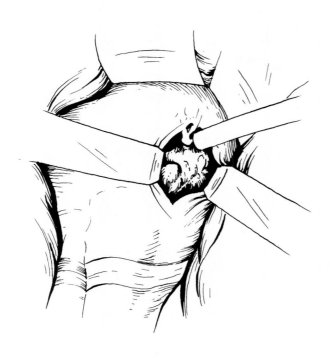

图 5-9-7

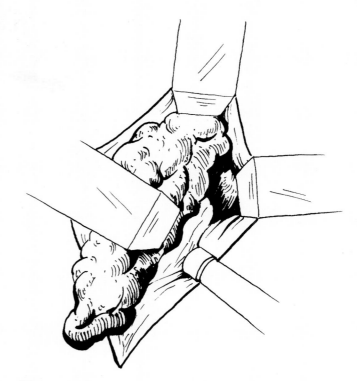

图 5-9-8

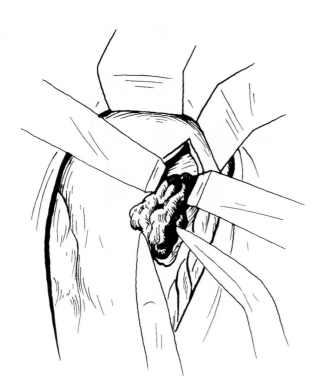

图 5-9-9

第六章
脑出血

第一节
幕上脑出血开颅

第二节
幕下脑出血开颅

第三节
脑出血定向穿刺

扫描二维码，
观看本书所有
手术视频

第一节　　幕上脑出血开颅

适 应 证　❶ 幕上脑出血，血肿量大于30ml，出现相应神经功能障碍。

　　　　　❷ 血肿量小于30ml，但局部占位效应明显，中线移位，神经功能障碍逐渐加重。

禁 忌 证　❶ 深度昏迷，GCS评分3分，双侧瞳孔散大固定、对光反射消失，脑死亡，生命体征极不平稳，需要呼吸机辅助呼吸及升压药物维持血压，濒死状态。

　　　　　❷ 高龄合并主要脏器严重功能障碍，难以耐受手术者。

术前准备　❶ 备头皮。

　　　　　❷ 备血（根据实际情况定）。

　　　　　❸ 血常规、出凝血时间、肝肾功能、离子、血糖等常规化验及心电图等基本检查。

麻　　醉　全身麻醉。

体　　位　仰卧位或侧卧位。

手术步骤　❶ 发际内弧形头皮切口，上端位于中线发际内，下端至颧弓上缘发际内（图6-1-1）。

　　　　　❷ 沿帽状腱膜翻开皮瓣，见颞部脂肪垫，深入其下分离，以保护面神经额支，分别切开上颞线内侧骨膜和外侧颞肌，沿上颞线留一条筋膜蒂骨膜瓣，备颞肌复位用（图6-1-2）。

　　　　　❸ 颅骨钻孔后铣刀切开骨瓣，蝶骨嵴处铣刀无法通过，需在关键孔处钻孔后咬除部分骨质（图6-1-3）。

　　　　　❹ 悬吊硬脑膜后弧形切开硬脑膜（图6-1-4）。

　　　　　❺ 电凝切开颞上回或颞中回脑皮层，逐渐深入血肿腔，先清除中心处脑血肿，再清除周边脑血肿，活动性出血的豆纹动脉分支予双极电凝止血（图6-1-5，图6-1-6）。

术中要点　❶ 显微镜下直视操作，控制吸引器力度，吸力不宜过大，勿粗暴操作，以免损伤正常脑组织。

　　　　　❷ 经侧裂入路时，注意保护侧裂静脉，进入岛叶时，注意保护大脑中动脉各主要分支。

　　　　　❸ 发现活动性出血，要用双极电凝妥善止血，不用海绵或止血材料姑息性压迫止血，以免术后再出血。

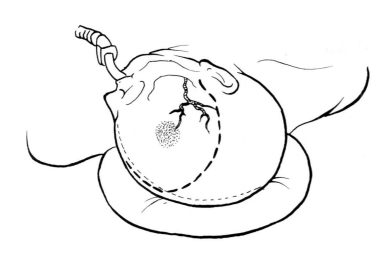

图6-1-1

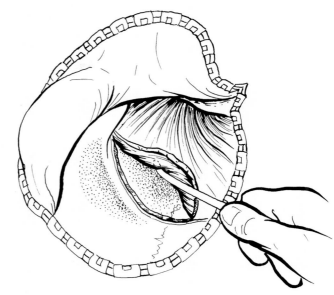

图6-1-2

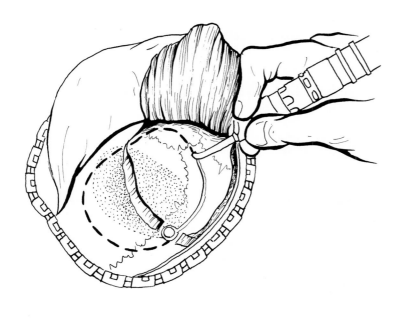

图6-1-3

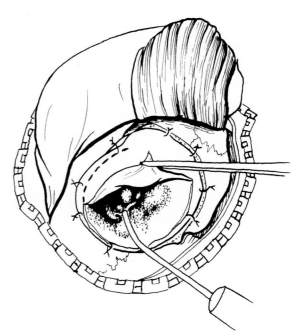

图6-1-4

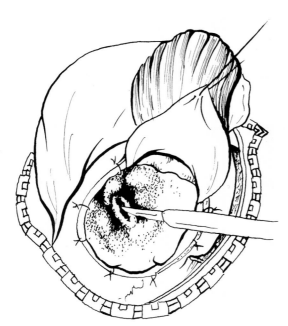

图6-1-5

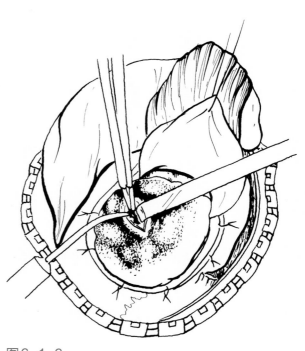

图6-1-6

163

术后处理	❶ 监护血压、心率、血氧饱和度等生命体征，化验血常规、出凝血时间、血糖、离子及肝肾功能等。严密观察意识、瞳孔及肢体活动等情况。
	❷ 术后及时复查头部CT，病情变化随时复查头部CT，病情平稳定期复查头部CT。
	❸ 术后脑肿胀明显者，可采用亚低温、冬眠等疗法，如术后仍有颅内血肿且占位效应明显，应立即再次手术。
	❹ 观察引流管固定情况及引流液性质和引流量。头部及时消毒换药，观察切口愈合情况及是否有脑脊液漏，及时处置。

第二节　幕下脑出血开颅

适 应 证	❶ 血肿量大于10ml，颅内高压和小脑症状明显，伴有意识障碍。
	❷ 血肿量小于10ml，但病情呈进行性加重。
禁 忌 证	同第一节。
术前准备	同第一节。
麻　　醉	全身麻醉。
体　　位	俯卧位或侧卧位。
手术步骤	❶ 多采取枕下正中直切口，上达枕外隆凸上2cm，下达第2和第3颈椎水平，头架固定（图6-2-1，图6-2-2）。
	❷ 沿中线项韧带切开头皮及皮下肌肉，以枕外隆凸及第2颈椎棘突为参照，寻找中线（图6-2-3）。
	❸ 磨钻磨薄颅后窝骨质，钻孔后用咬骨钳咬除枕骨，根据血肿量及小脑和延髓压迫情况，必要时可咬除寰椎后弓两侧各1.5cm，上界一般显露至横窦水平（图6-2-4，图6-2-5）。
	❹ "Y"形切开硬脑膜，结扎枕窦，横行切开血肿腔上方小脑皮层，逐渐深入至血肿腔内，清除脑血肿，当在靠近脑干处止血时，把双极电凝功率调低，以避免热传导损伤脑干（图6-2-6，图6-2-7）。

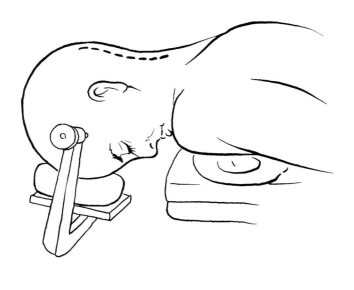

图6-2-1

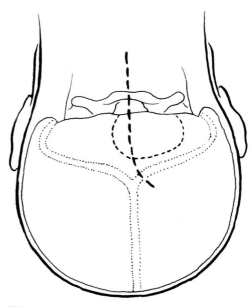

图6-2-2

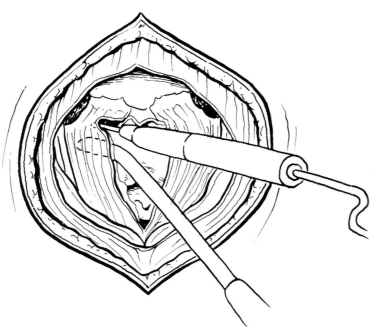

图6-2-3

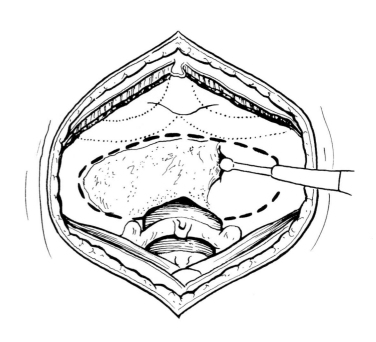

图6-2-4

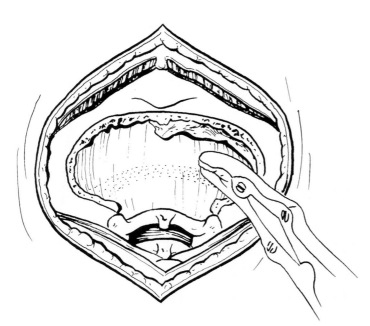

图6-2-5

165

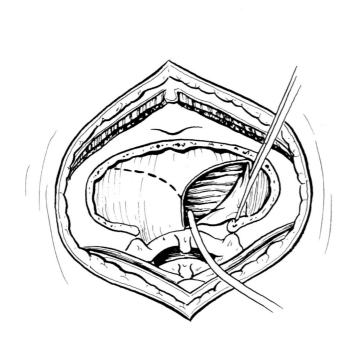

图6-2-6

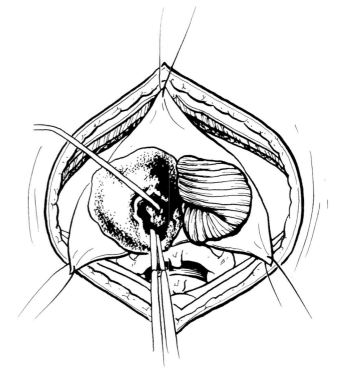

图6-2-7

术中要点	❶ 脑肿胀严重时，需打开枕骨大孔及寰椎后弓。
	❷ 枕大池内积血要清除彻底。
	❸ 肌肉层缝合严密，枕外隆凸处预留肌肉筋膜，利于严密缝合。
术后处理	同第一节。

第三节　　脑出血定向穿刺

适 应 证	❶ 大脑半球内各部位的脑血肿，小脑和脑干内血肿。
	❷ 有脑内血肿的高龄患者和心肺复苏稳定后的病危患者。
	❸ 脑疝晚期，需要迅速清除血肿急救。
禁 忌 证	同第一节。
术前准备	同第一节。
麻　　醉	局部麻醉或全身麻醉。
体　　位	仰卧位。

手术步骤	❶ 标记头皮，固定头架，术前头部CT定位扫描（图6-3-1，图6-3-2）。
	❷ 根据血肿位置调整头架（图6-3-3，图6-3-4）。
	❸ 计算穿刺角度及深度，颅骨钻孔，穿刺血肿，留置引流管（图6-3-5~图6-3-7）。
术中要点	❶ 制定脑血肿穿刺路径时，要避开脑重要血管及功能区。
	❷ 抽吸血肿时，负压不要过大，以免再出血。
术后处理	同第一节。

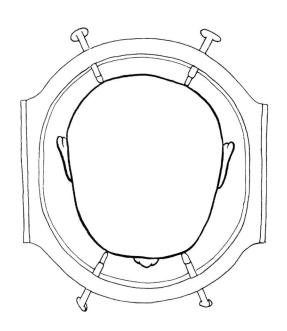

图6-3-1

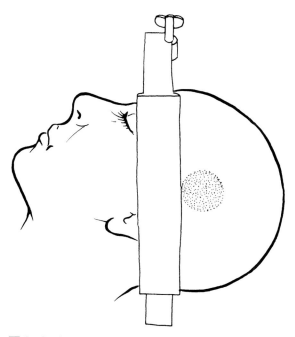

图6-3-2

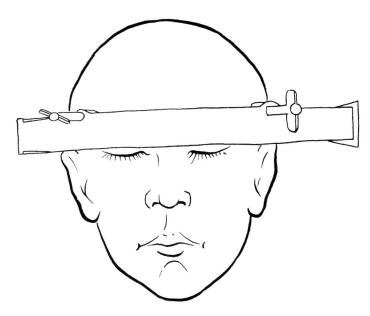

图6-3-3

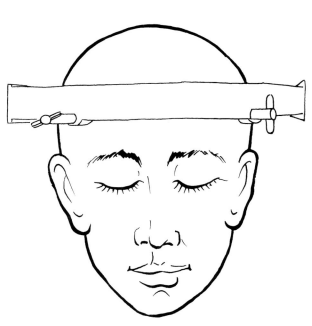

图6-3-4

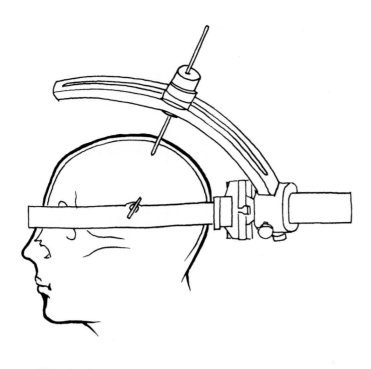

图6-3-5

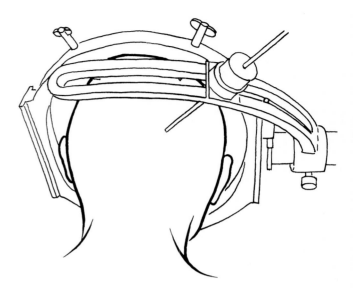

图6-3-6

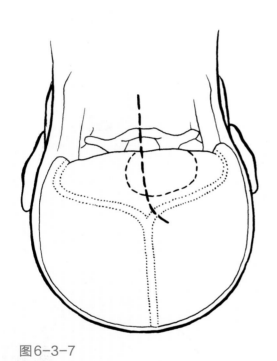

图6-3-7

第七章
脑血运重建

第一节

颈动脉内膜剥脱

↓

第二节

椎动脉重建

↓

第三节

大脑前动脉－大脑前动脉搭桥

↓

第四节

颞浅动脉－大脑中动脉搭桥

↓

第五节

颞浅动脉－大脑中动脉贴敷

↓

第六节

大脑中动脉－大脑中动脉搭桥

↓

第七节

脑膜中动脉－大脑中动脉搭桥

↓

第八节

长桥血管搭桥

↓

第九节

颈动脉颈段－大脑中动脉搭桥

↓

第十节

颈动脉颈段－颌内动脉搭桥

↓

第十一节

颈内动脉岩骨段搭桥

↓

第十二节

颈内动脉颈段桥血管重建

↓

第十三节

颞浅动脉－大脑后动脉搭桥

↓

第十四节

颞浅动脉－小脑上动脉搭桥

↓

第十五节

枕动脉－大脑后动脉搭桥

↓

第十六节

小脑后下动脉－
小脑后下动脉搭桥

↓

第十七节

面动脉－椎动脉搭桥

扫描二维码，
观看本书所有
手术视频

适应证	❶ 颈动脉狭窄率≥70%。
	❷ 颈动脉狭窄率在50%和70%之间，有相应的临床症状。

禁忌证
❶ 全身状态不适宜行开放手术者，包括不能控制的血液系统疾病、心律失常及冠心病等。
❷ 手术切口局部有溃疡、感染病灶者。
❸ 各种病因的脑梗死或脑出血急性期者。
❹ 患者本人或家属抵触开放手术者。

术前准备
❶ 完善常规化验检查，包括行心脏彩超、冠脉CT检查。
❷ 术前一周停服阿司匹林和/或氯吡格雷。
❸ 术前禁食水、局部备皮。
❹ 准备好手术器械、血管补片及转流管等术中用品。

麻　醉　全身麻醉或局部麻醉。

体　位　仰卧位，头偏向健侧，颈部伸展。

手术步骤

ER 7-1-1
颈动脉内膜
剥脱术

❶ 标记颈动脉狭窄的体表位置，采用沿胸锁乳突肌前缘直切口，或沿颈纹切口，切开皮肤、皮下及颈阔肌，遇有横跨切口的浅静脉，予以结扎离断（图7-1-1）。

❷ 沿胸锁乳突肌前缘游离，见到颈内静脉后，在颈内静脉前缘打开颈动脉鞘，牵开颈内静脉即可见到颈动脉，颈动脉靠后者，也可经颈内静脉后方显露（图7-1-2）。

❸ 游离颈总动脉、甲状腺上动脉、颈外动脉及颈内动脉，并用止血带环绕牵起（图7-1-3）。

❹ 血压升高30mmHg，依次阻断甲状腺上动脉、颈外动脉、颈总动脉及颈内动脉（图7-1-4）。

❺ 切开颈总动脉，然后用鸟嘴剪向颈内动脉方向剪开血管壁，沿中膜层剥除脂质斑块及增生内膜（图7-1-5，图7-1-6）。

❻ 如有游离漂浮的颈内动脉内膜片，可在4点、8点方向予以钉合（图7-1-7）。

❼ 用6-0无损伤血管线连续缝合动脉壁（图7-1-8，图7-1-9）。

❽ 降低血压至正常水平，然后依次解除甲状腺上动脉、颈外动脉、颈总动脉及颈内动脉血管阻断夹。可间断缝合动脉鞘。妥善止血后，根据实际情况，决定是否放置引流管，缝合颈阔肌、皮下及皮肤各层。

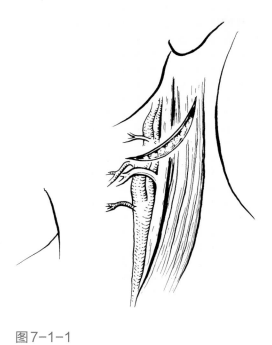

图 7-1-1

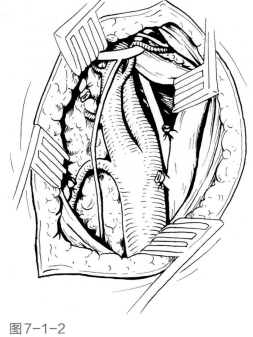

图 7-1-2

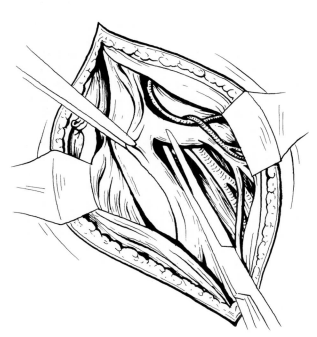

图 7-1-4

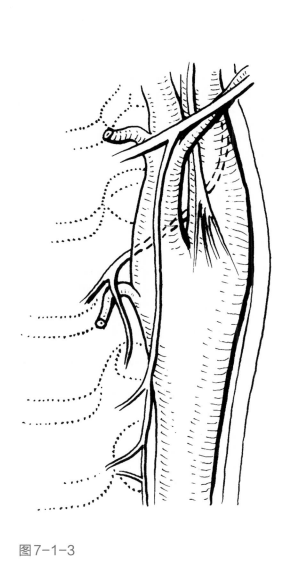

图 7-1-3

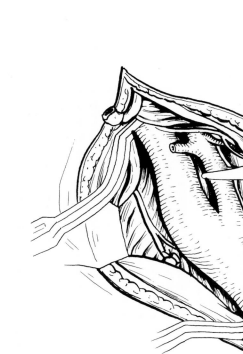

图 7-1-5

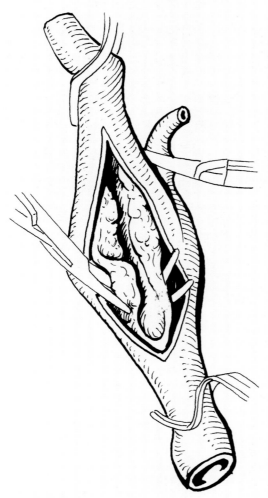

图7-1-6

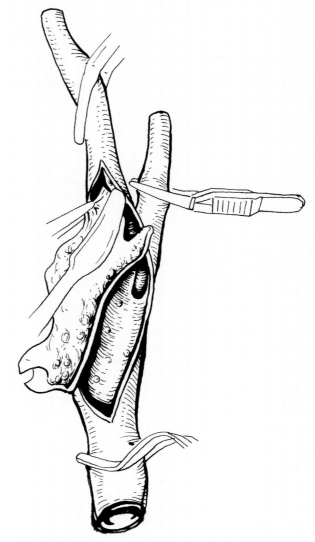

图7-1-7

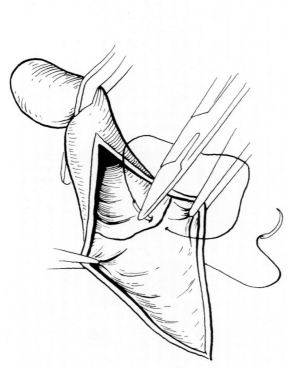

图7-1-8

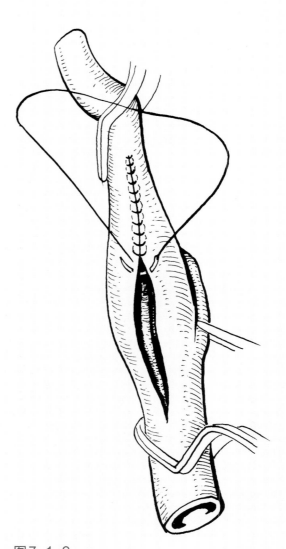

图7-1-9

术中要点	❶ 术中注意根据基础血压，监控并实时调整血压，不要过高和过低。
	❷ 阻断血管前，静脉注射5 000单位肝素。
	❸ 术中要把内膜及脂质斑块碎屑完全清除，保证内膜面光滑。
	❹ 注意保护迷走神经及舌下神经主干，左侧手术时，注意保护胸导管。
术后处理	❶ 监护血压、心率、血氧饱和度等生命体征，化验血常规、出凝血时间、血糖、离子及肝肾功能等。严密观察意识、瞳孔及肢体活动等情况，观察伸舌是否居中。
	❷ 术后及时复查头部CT，病情变化随时复查头部CT，病情平稳复查头颈部CTA(CT血管成像)，或行全脑血管DSA(数字减影血管造影)检查。
	❸ 观察引流管固定情况及引流液性质和引流量。颈部及时消毒换药，观察切口愈合情况、颈部有无肿胀、气管是否受压、呼吸是否通畅。

第二节　椎动脉重建

适 应 证	❶ 椎动脉狭窄程度≥70%，供血区脑灌注不足。
	❷ 药物治疗无效，介入治疗难以完成。
禁 忌 证	同第一节。
术前准备	同第一节。
麻　　醉	全身麻醉。
体　　位	仰卧位，头居中，术侧上肢向下牵引。
手术步骤	❶ 椎动脉近段手术

（1）对于近段椎动脉狭窄，采用锁骨上入路，内侧起自胸骨上切迹，平行于锁骨上2cm，向外延伸7~8cm。牵开颈阔肌，切断胸锁乳突肌锁骨头及肩胛舌骨肌，向外牵开颈外静脉，向内侧找到颈动脉鞘并打开，鞘内可见颈总动脉、迷走神经及颈内静脉（图7-2-1）。

（2）向内侧牵开颈总动脉，向外侧牵开颈内静脉及迷走神经，打开深部筋膜可见锁骨下动脉及椎动脉起始部，左侧可见胸导管横跨（图7-2-2）。

（3）游离近段椎动脉及颈总动脉，注意保护椎动脉前方交感干、星状神经节及中间神经节（图7-2-3）。

173

（4）静脉注射肝素，在第6颈椎水平阻断椎动脉，近端结扎并切断，游离椎动脉并靠向颈总动脉，椎动脉松弛不够时，可切除第6颈椎横突（图7-2-4）。

（5）将椎动脉残端修剪成鱼嘴样，与颈总动脉端侧吻合（图7-2-5）。

（6）也可将椎动脉远端与甲状颈干端端吻合（图7-2-6）。

（7）解除所有阻断，吻合口如有渗血，可先用可吸收止血纱（速即纱）或明胶海绵压迫。止血后将胸锁乳突肌及肩胛舌骨肌对位缝合，最后逐层缝合切口。

❷ 椎动脉远段手术

（1）根据血管重建方式，可采用前侧方入路或后方入路。

（2）沿胸锁乳突肌前缘游离，将腮腺牵向前方，进入颈动脉鞘，仔细辨认颈内静脉并牵向中线，牵开二腹肌，从寰椎结节上剥离肩胛提肌和颈夹肌，显露第2颈神经前支和椎动脉（图7-2-7~图7-2-12）。

（3）可将颈外动脉主干或枕动脉移位，与椎动脉远端行端侧吻合，也可用静脉或人造血管移植，将椎动脉远段与颈动脉连接，治疗椎动脉缺血（图7-2-13~图7-2-19）。

术中要点　❶ 术中注意控制血压。

❷ 术中注意保护胸导管。

❸ 术中注意保护迷走神经、椎动脉前方交感干、星状神经节及中间神经节。

术后处理　同第一节。

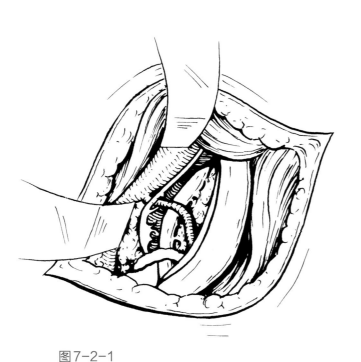

图7-2-1　　　　　　　　　　　　　图7-2-2

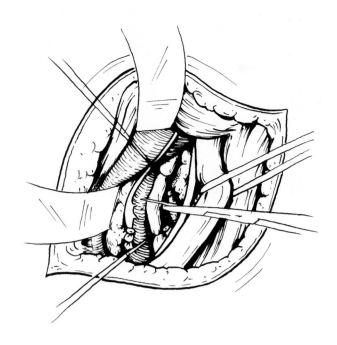

图 7-2-3

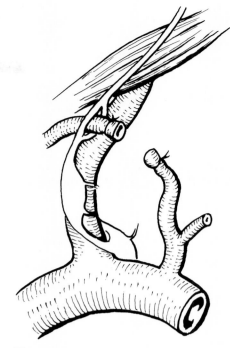

图 7-2-4

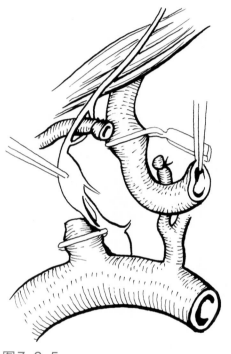

图 7-2-5

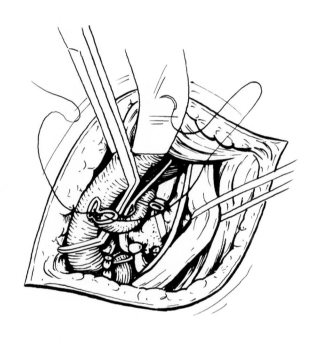

图 7-2-6

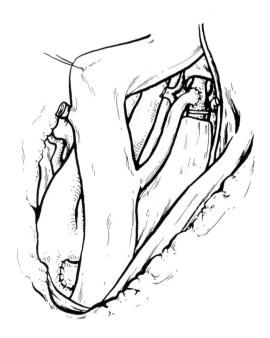

图 7-2-7

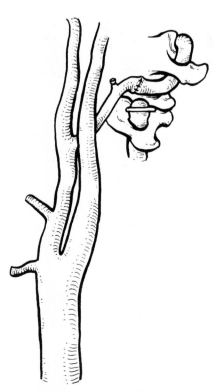

图 7-2-8

175

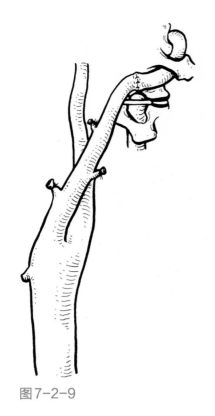

图7-2-9

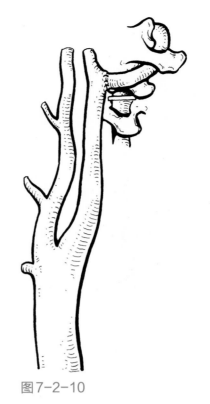

图7-2-10

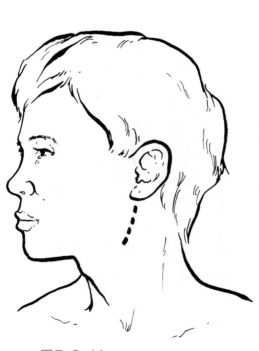

图7-2-11

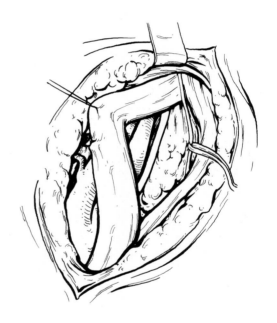

图7-2-12

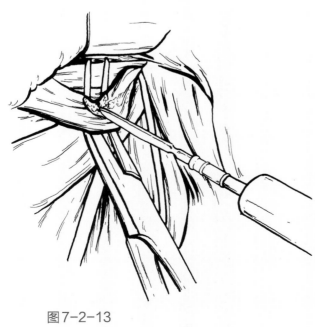

图7-2-13

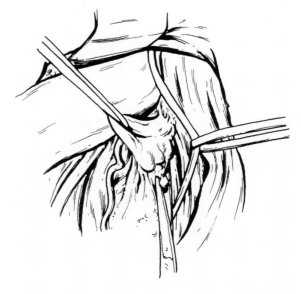

图7-2-14

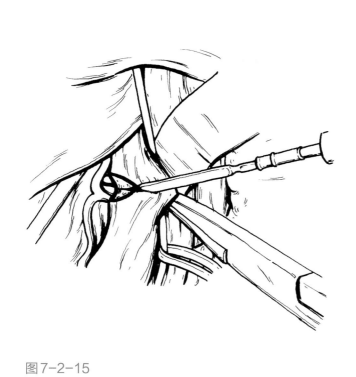

图 7-2-15

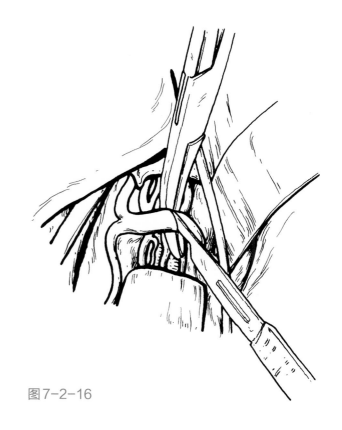

图 7-2-16

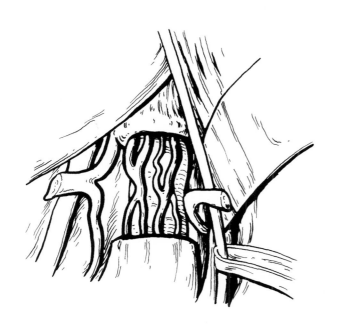

图 7-2-17

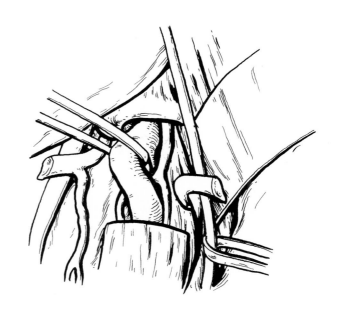

图 7-2-18

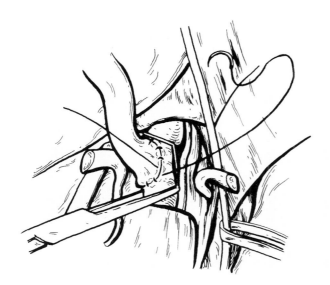

图 7-2-19

177

大脑前动脉－大脑前动脉搭桥

适 应 证	单侧前交通动脉以远大脑前动脉病变，其他术式难以解决。
禁 忌 证	同第一节。
术前准备	同第一节。
麻 醉	全身麻醉。
体 位	仰卧位。

手术步骤

❶ 以手术部位为中心，经纵裂入路，头皮采用冠状切口或跨中线"U"形切口，切开头皮、皮下、额颞肌及帽状腱膜，骨窗跨上矢状窦（图7-3-1，图7-3-2）。

❷ "U"形切开硬脑膜，并翻向上矢状窦侧，沿大脑镰牵开脑组织，分离纵裂，切开下矢状窦及部分大脑镰，显露病变远端双侧大脑前动脉（图7-3-3，图7-3-4）。

❸ 游离双侧大脑前动脉及其分支，使其可以合并在一起（图7-3-5~图7-3-7）。

❹ 在双侧大脑前动脉A2段下垫衬无菌橡胶皮片（图7-3-8）。

❺ 阻断双侧大脑前动脉两端，将内侧壁纵行切开约5mm（图7-3-9~图7-3-11）。

❻ 使用10-0无损伤线，先缝合后壁，再缝合前壁（图7-3-12~图7-3-15）。

❼ 解除吻合口两端阻断，吻合口用可吸收止血纱（速即纱）或明胶海绵止血（图7-3-16）。

❽ 孤立病变血管，彻底止血，逐层关颅（图7-3-17，图7-3-18）。

术中要点

❶ 精确定位，选取毗邻的正常血管进行吻合。

❷ 充分松解吻合段血管，必要时可牺牲部分分支。

❸ 尽量缩短血管阻断时间。

❹ 术中吻合口处用肝素盐水持续冲洗。

术后处理	同第一节。

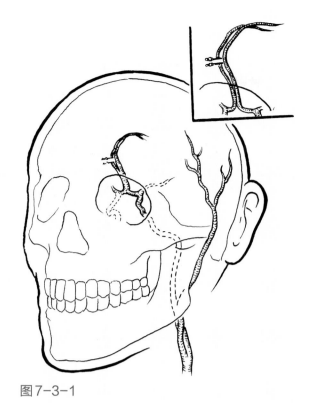

图7-3-1

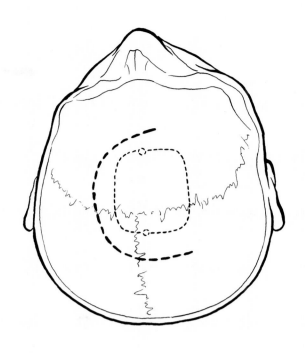

图7-3-2

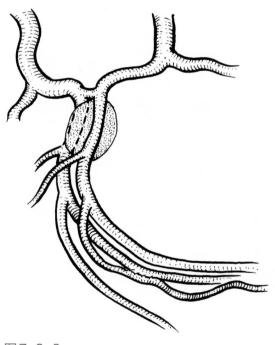

图7-3-3

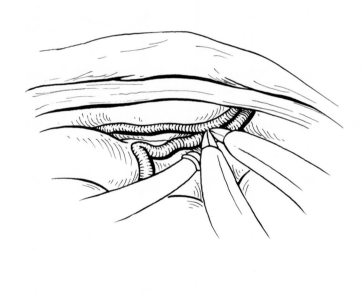

图7-3-4

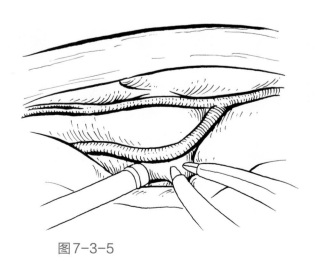

图7-3-5

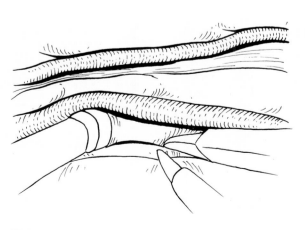

图7-3-6

179

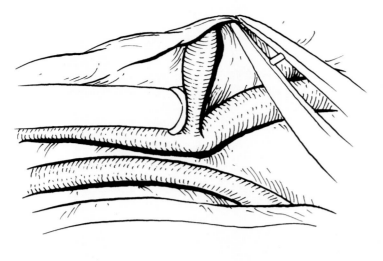

图7-3-7

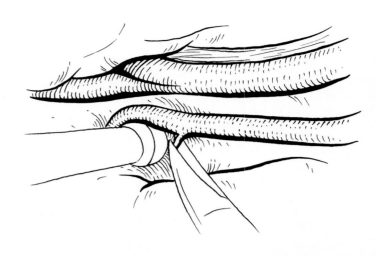

图7-3-8

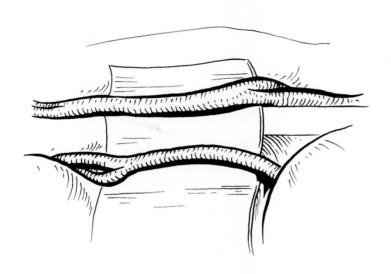

图7-3-9

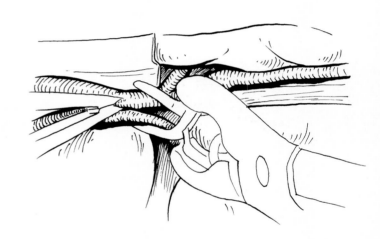

图7-3-10

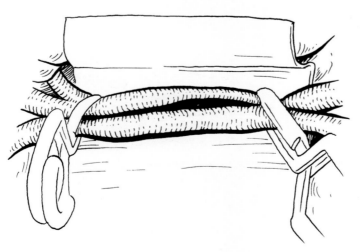

图7-3-11

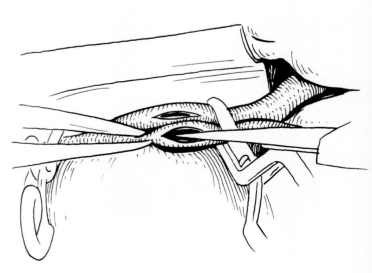

图7-3-12

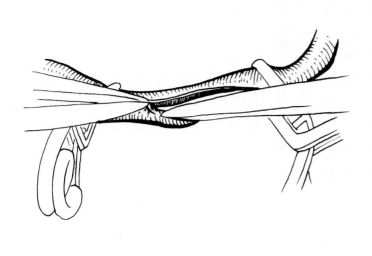

图7-3-13

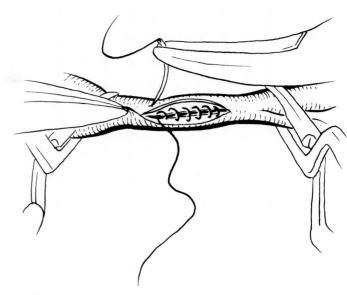

图7-3-14

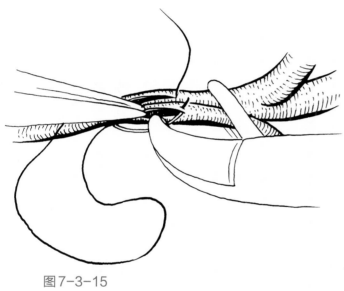

图7-3-15

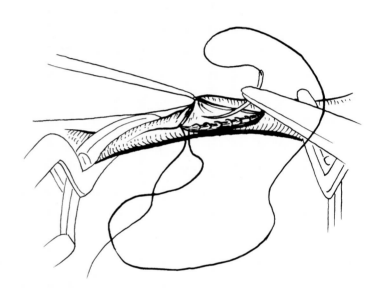

图7-3-16

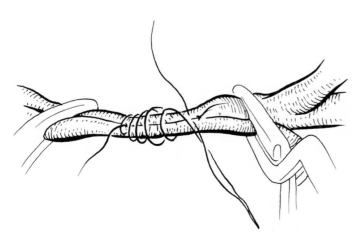

图7-3-17

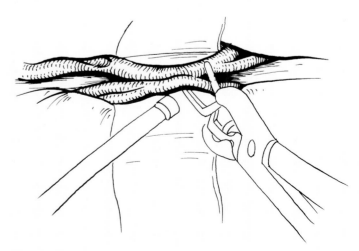

图7-3-18

第四节　颞浅动脉－大脑中动脉搭桥

适 应 证	❶ 大脑中动脉M1段大/巨大动脉瘤或夹层动脉瘤。
	❷ 烟雾病且脑灌注不足。
	❸ 大脑中动脉闭塞且脑灌注不足。
禁 忌 证	同第一节。
术前准备	同第一节。
麻　　醉	全身麻醉。
体　　位	仰卧位，头偏向健侧。

手术步骤

ER 7-4-1
颞浅动脉 –
大脑中动脉
搭桥术

❶ 标记颞浅动脉顶支，采用颞浅动脉表面弧形切口，切开头皮，皮下找到并游离颞浅动脉，切开颞肌及帽状腱膜，剥离骨膜，颅骨开窗，切开硬脑膜（图7-4-1~图7-4-4）。

❷ 打开蛛网膜，显露受体血管，选择无分支处作为吻合口（图7-4-5~图7-4-8）。

❸ 游离大脑中动脉，显露10mm以上，离断颞浅动脉远端或粗大分支，将供体血管断端修剪成鱼嘴样，并剔除血管周围组织，肝素盐水冲洗管腔，夹闭受体血管吻合口两端，纵行切开血管壁3mm左右，肝素盐水冲洗管腔（图7-4-9~图7-4-12）。

❹ 用10-0无损伤线，将颞浅动脉与大脑中动脉行端侧吻合，间断缝合6 ~ 8针，或两端定位缝合后连续缝合（图7-4-13，图7-4-14）。

❺ 解除吻合口两端阻断，吻合口用可吸收止血纱（速即纱）或明胶海绵止血（图7-4-15，图7-4-16）。

❻ 孤立动脉瘤，彻底止血，翻转硬脑膜，缝合颞肌与硬膜缘，悬浮固定颅骨，逐层关颅（图7-4-17~图7-4-19）。

术中要点

❶ 选取直径大于1mm的受体血管进行吻合。

❷ 保持吻合口内膜完整性，不用缝合过密。

❸ 尽量缩短血管阻断时间。

❹ 术中吻合口处用肝素盐水持续冲洗。

术后处理　　　同第一节。

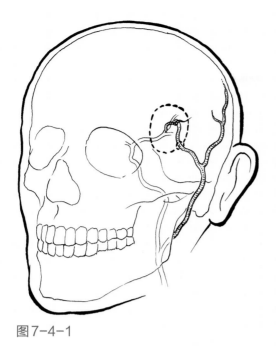

图7-4-1

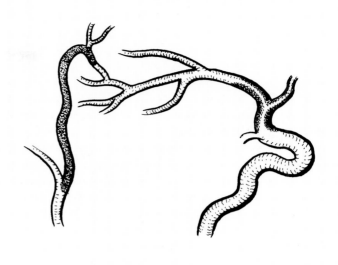

图7-4-2

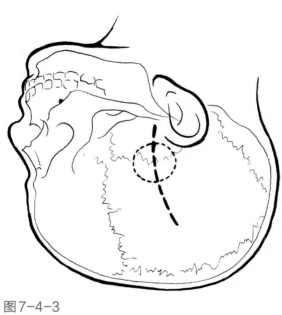

图7-4-3

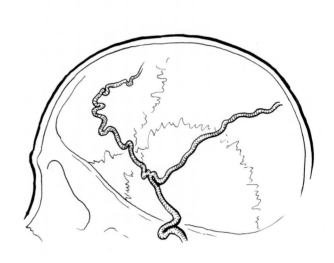

图7-4-4

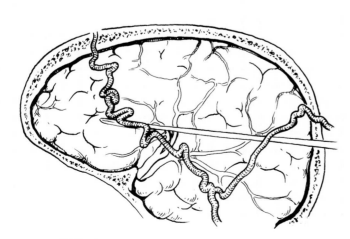

图7-4-5

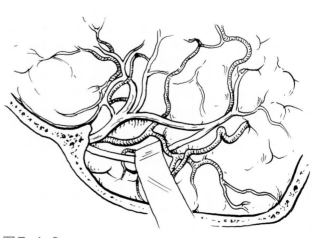

图7-4-6

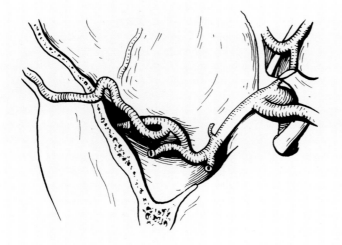

图7-4-7

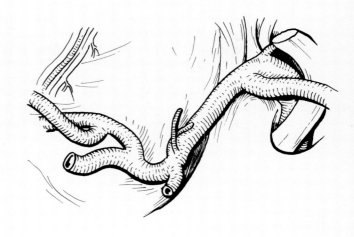

图7-4-8

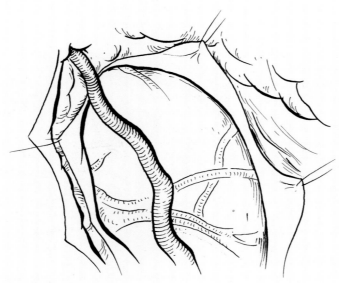

图7-4-9

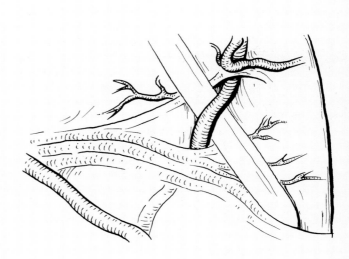

图7-4-10

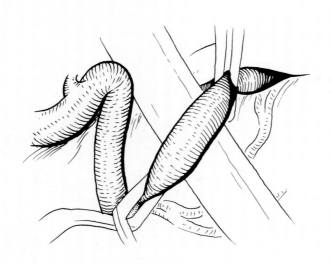

图7-4-11

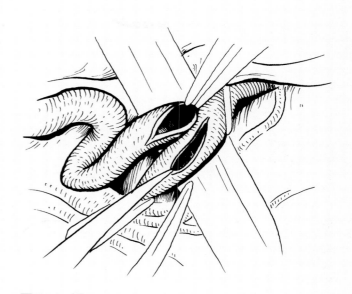

图7-4-12

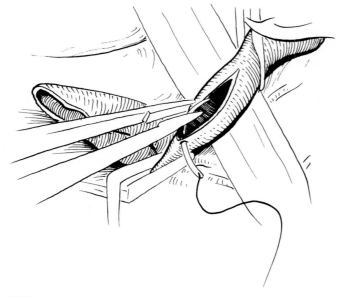

图7-4-13

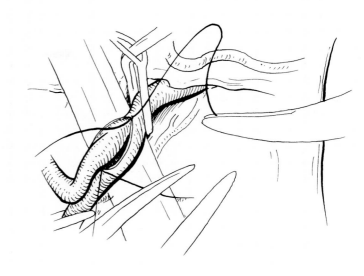

图7-4-14

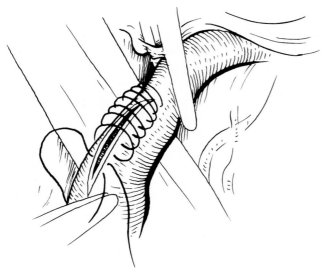

图7-4-15

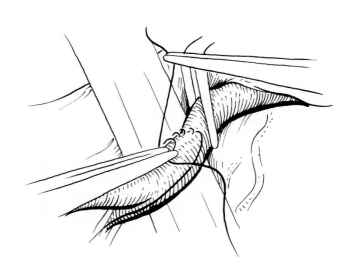

图7-4-16

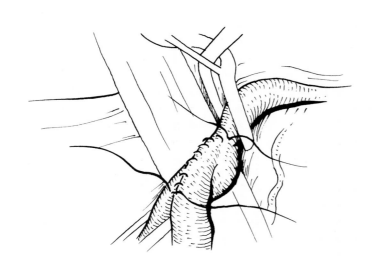

图7-4-17

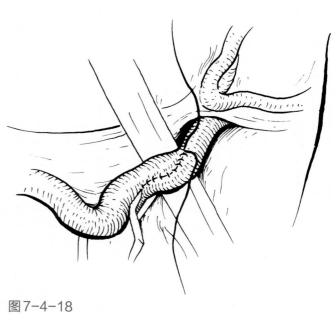

图7-4-18

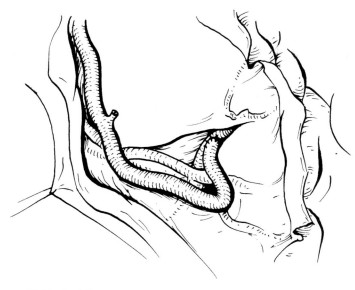

图7-4-19

第五节　　颞浅动脉－大脑中动脉贴敷

适 应 证	❶ 烟雾病并脑灌注不足。
	❷ 大脑中动脉闭塞并脑灌注不足。
禁 忌 证	同第一节。
术前准备	同第一节。
麻　　醉	全身麻醉。
体　　位	仰卧位，头偏向健侧。
手术步骤	❶ 标记颞浅动脉头皮位置，设计颞浅动脉表面弧形切口，切开头皮，在皮下层找到并游离颞浅动脉，切开颞肌及帽状腱膜，剥离骨膜，颅骨开窗（图7-5-1~图7-5-4）。
	❷ 在无脑膜中动脉处切开硬脑膜，打开蛛网膜，显露受体血管（图7-5-5，图7-5-6）。
	❸ 将颞浅动脉松解，自然垂落于蛛网膜切开处，用8-0无损伤线缝合固定于蛛网膜上，使之与大脑中动脉相贴（图7-5-7~图7-5-9）。
	❹ 硬脑膜彻底止血并翻转，颞肌与硬膜缘缝合，骨瓣悬浮固定，逐层关颅（图7-5-10~图7-5-12）。
术中要点	❶ 游离颞浅动脉时，注意保护，避免损伤。
	❷ 充分松解颞浅动脉，其分支血管可予以离断并彻底止血。
	❸ 注意还纳的骨瓣勿卡压颞肌及颞浅动脉。
术后处理	同第一节。

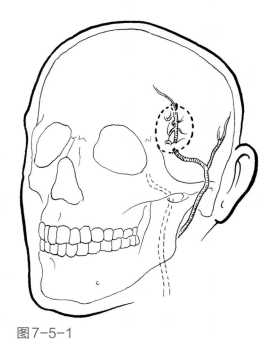

图7-5-1

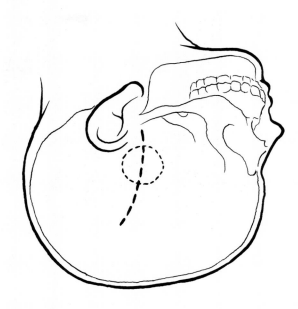

图7-5-2

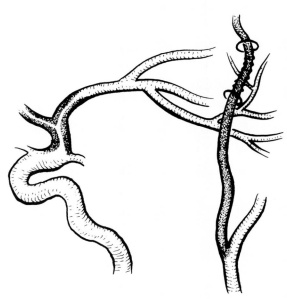

图7-5-3

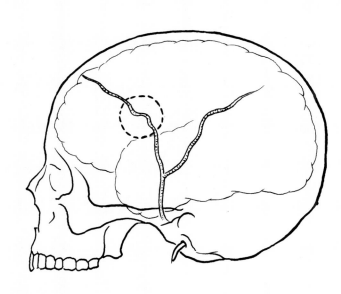

图7-5-4

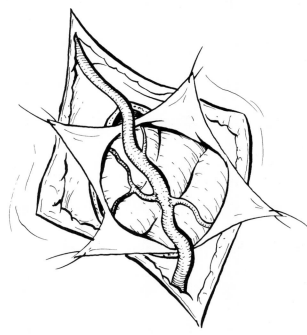

图7-5-5

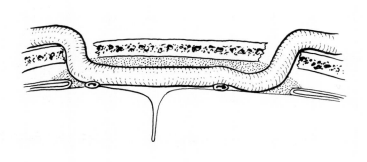

图7-5-6

187

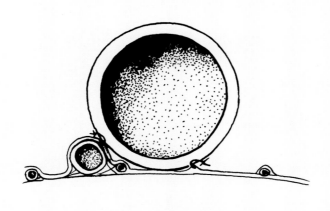

图 7-5-7

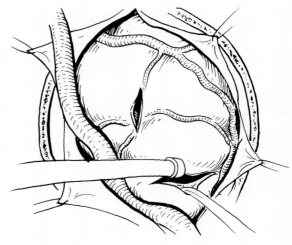

图 7-5-8

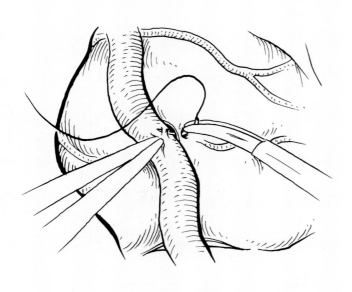

图 7-5-9

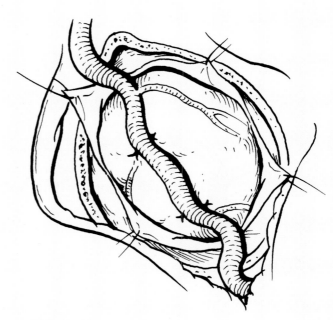

图 7-5-10

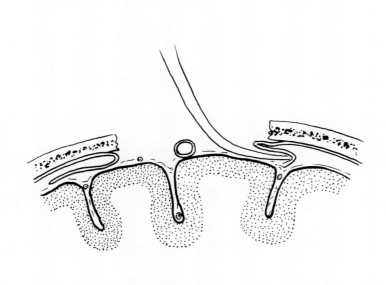

图 7-5-11

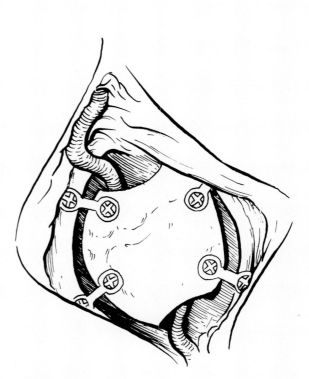

图 7-5-12

大脑中动脉－大脑中动脉搭桥

适 应 证	❶	大脑中动脉 M2 段大/巨大动脉瘤。
	❷	大脑中动脉 M2 段夹层动脉瘤。
禁 忌 证		同第一节。
术前准备		同第一节。
麻 醉		全身麻醉。
体 位		仰卧位，头偏向健侧。
手术步骤	❶	术侧翼点或扩大翼点入路（图7-6-1~图7-6-4）。
	❷	分离侧裂，牵开额颞叶脑组织，显露动脉瘤及载瘤动脉，临时动脉瘤夹夹闭载瘤动脉两端（图7-6-5，图7-6-6）。
	❸	切开动脉瘤壁，清除其内血栓及斑块，体积缩小后将动脉瘤切除（图7-6-7，图7-6-8）。
	❹	游离松解两端的大脑中动脉，使之靠近能够吻合，将血管断端修剪成鱼嘴样，管腔内用肝素盐水冲洗，用10-0无损伤线行端端吻合，前后壁共6针（图7-6-9）。
	❺	病变较大、无法行端端吻合者，可将病变远端血管与邻近分支血管行侧侧吻合（图7-6-10~图7-6-16）。
术中要点	❶	术中计划好血管游离后的长度能否进行端端吻合。
	❷	保持吻合口内膜完整性，不用缝合过密。
	❸	尽量缩短血管阻断时间。
	❹	术中吻合口处用肝素盐水持续冲洗。
术后处理		同第一节。

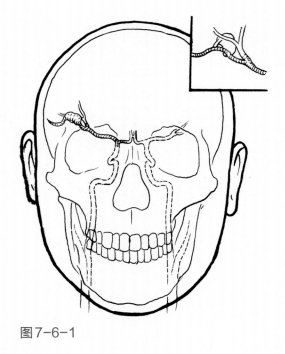

图7-6-1

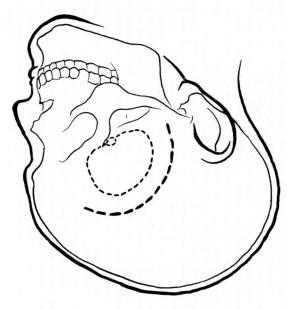

图7-6-2

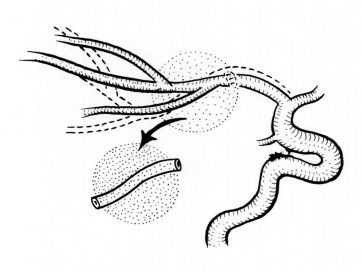

图7-6-3

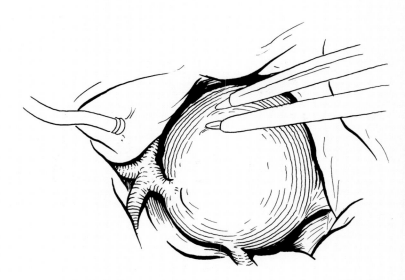

图7-6-4

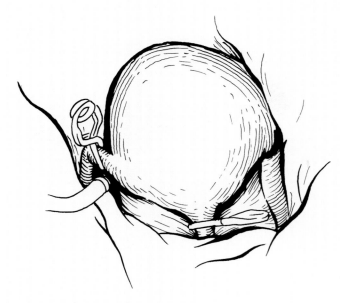

图7-6-5

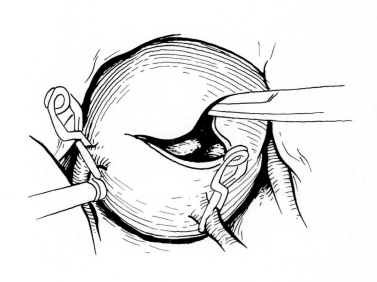

图7-6-6

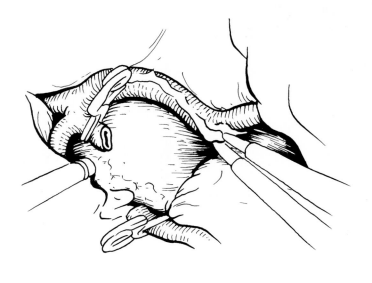

图 7-6-7

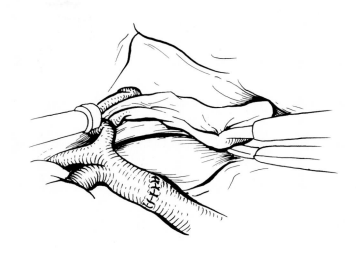

图 7-6-8

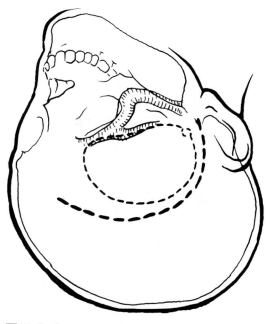

图 7-6-9

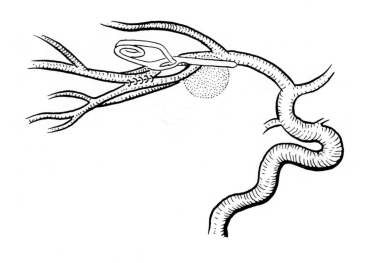

图 7-6-10

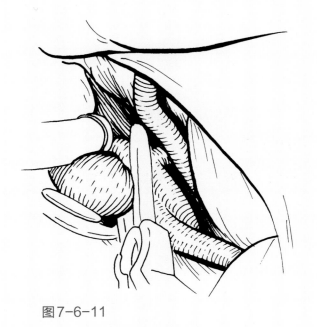

图7-6-11

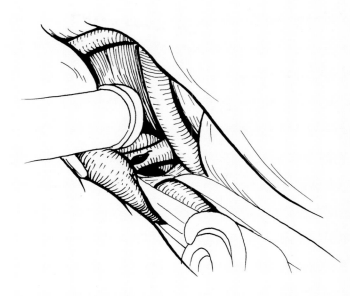

图7-6-12

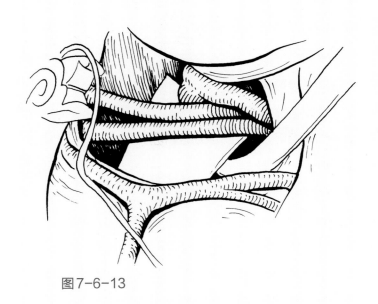

图7-6-13

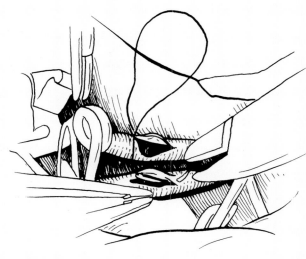

图7-6-14

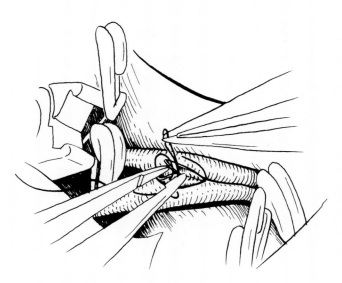

图7-6-15

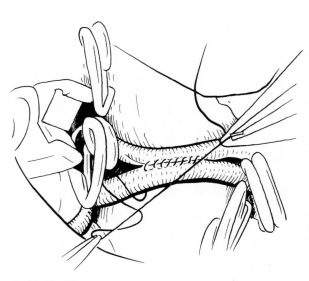

图7-6-16

第七节　　脑膜中动脉－大脑中动脉搭桥

适 应 证	❶ 大脑中动脉 M1 段和 M2 段动脉瘤。
	❷ 烟雾病、大脑中动脉闭塞脑灌注不足、颞浅动脉纤细或病变者。
禁 忌 证	同第一节。
术前准备	同第一节。
麻 醉	全身麻醉。
体 位	仰卧位，头偏向健侧。
手术步骤	❶ 标记脑膜中动脉体表投影，直形切开头皮、颞肌及帽状腱膜，剥离骨膜，颅骨开窗（图7-7-1~图7-7-4）。
	❷ 游离脑膜中动脉，远端修剪成鱼嘴样，并剔除结缔组织，切开硬脑膜，打开蛛网膜，显露受体血管（图7-7-5）。
	❸ 用10-0无损伤线吻合脑膜中动脉与大脑中动脉（图7-7-6）。
	❹ 硬脑膜彻底止血并翻转。取颞肌瓣与硬膜缘缝合，骨瓣悬浮固定，缝合头皮。
术中要点	❶ 取出骨瓣时，注意保护好脑膜中动脉。
	❷ 要充分松解脑膜中动脉，其分支血管可离断并彻底止血。
	❸ 还纳骨瓣时，勿卡压颞肌。
术后处理	同第一节。

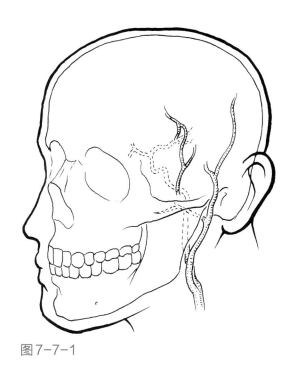

图 7-7-1

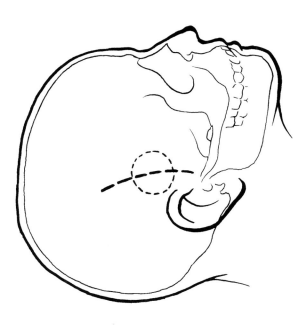

图 7-7-2

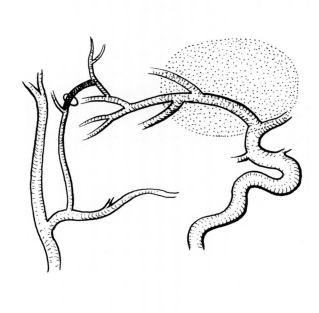

图7-7-3

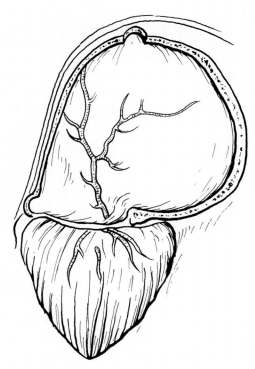

图7-7-4

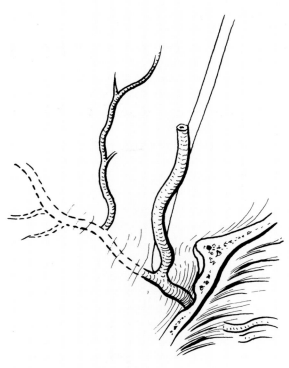

图7-7-5

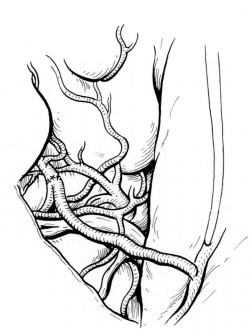

图7-7-6

第八节　长桥血管搭桥

适 应 证	❶ 患侧颈总动脉及分叉部病变，而同侧颈外动脉不能作为供体血管。
	❷ 患侧颈内动脉及其分支病变，而同侧颈动脉不能作为供体血管。
禁 忌 证	同第一节。
术前准备	同第一节。
麻 　 醉	全身麻醉。
体 　 位	仰卧位，头偏向健侧。
手术步骤	❶ 以颈总动脉病变为中心，做胸锁乳突肌前缘直切口，显露颈总动脉病变。翼点入路，显露同侧大脑中动脉M1段待用（图7-8-1，图7-8-2）。
	❷ 游离桡动脉或大隐静脉作为移植血管（图7-8-3，图7-8-4）。
	❸ 显露对侧颞浅动脉或颈外动脉，用10-0无损伤线将移植血管与颞浅动脉行端端吻合，或与颈外动脉行端侧吻合（图7-8-5~图7-8-7）。
	❹ 横贯额部，两切口之间帽状腱膜外打一皮下隧道，将移植血管经隧道引至患侧（图7-8-8，图7-8-9）。
	❺ 移植血管远端与患侧大脑中动脉行端侧吻合，固定骨瓣，缝合头皮及各切口（图7-8-10~图7-8-12）。
术中要点	❶ 先行搭桥手术，成功后再处理病变。
	❷ 移植血管要足够长，吻合口大小要适中。
	❸ 还纳骨瓣时，勿卡压移植血管。
术后处理	同第一节。

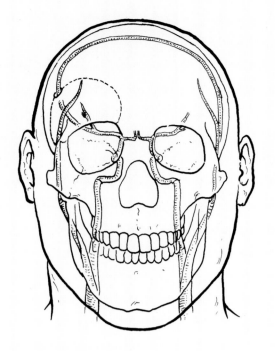

图7-8-1

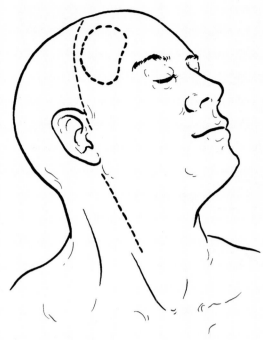

图7-8-2

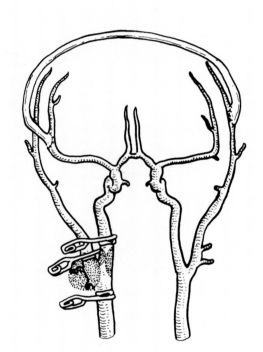

图7-8-3

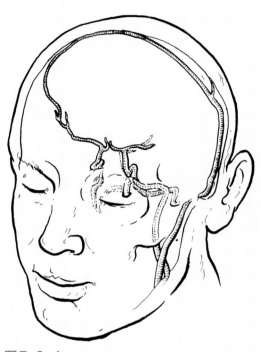

图7-8-4

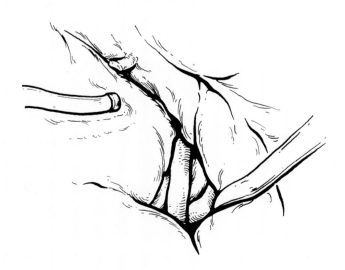

图7-8-5

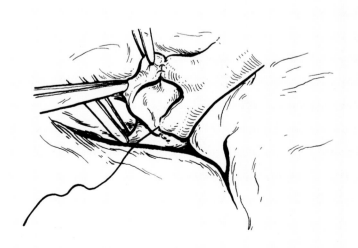

图7-8-6

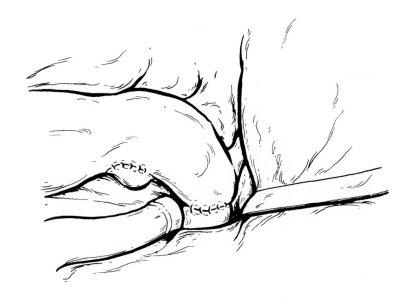

图 7-8-7

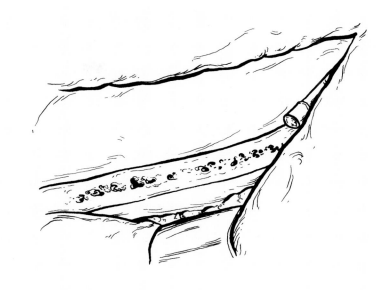

图 7-8-8

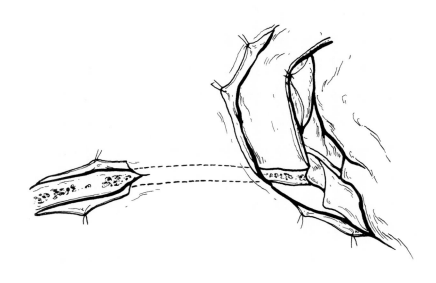

图 7-8-9

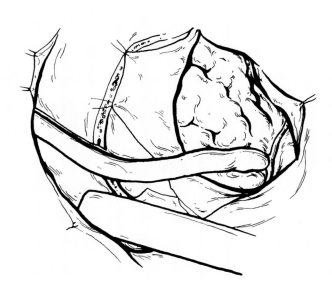

图 7-8-10

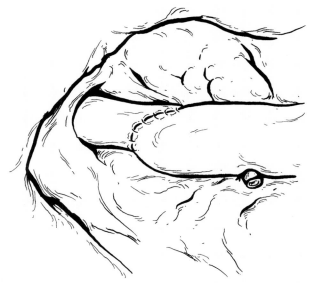

图 7-8-11

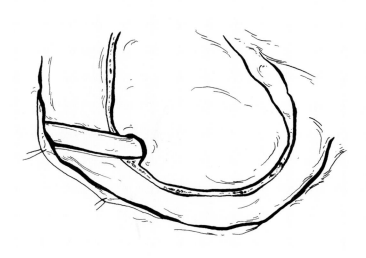

图 7-8-12

第九节　颈动脉颈段－大脑中动脉搭桥

适 应 证	颈内动脉病变，需行中高流量搭桥。
禁 忌 证	同第一节。
术前准备	同第一节。
麻　　醉	全身麻醉。
体　　位	仰卧位，头偏向健侧。

术前步骤
❶ 患侧翼点入路开颅（图7-9-1，图7-9-2）。
❷ 游离桡动脉或大隐静脉作为移植血管（图7-9-3~图7-9-7）。
❸ 解剖外侧裂，显露大脑中动脉M1段，移植血管远端与M1段行端侧吻合（图7-9-8~图7-9-14）。

术中要点
❶ 先行搭桥手术，成功后再阻断颈内动脉。
❷ 移植血管要足够长，吻合口大小要适中。
❸ 还纳骨瓣时，勿卡压移植血管。

术后处理　　同第一节。

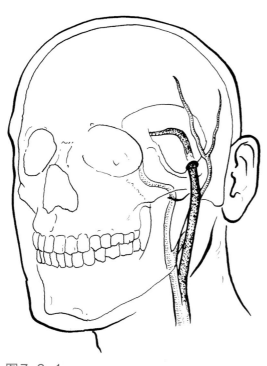

图7-9-1

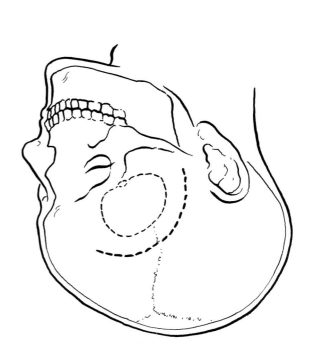

图7-9-2

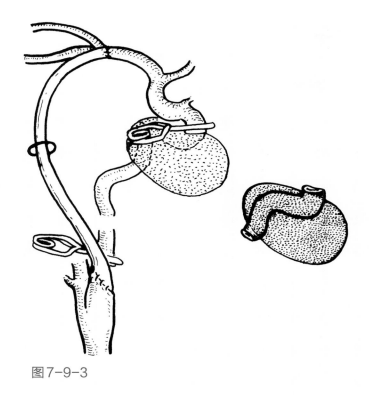

图 7-9-3

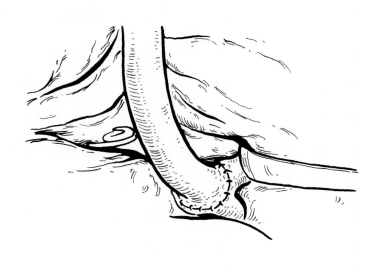

图 7-9-4

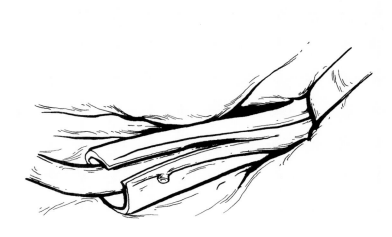

图 7-9-5

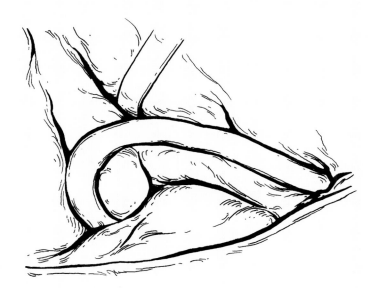

图 7-9-6

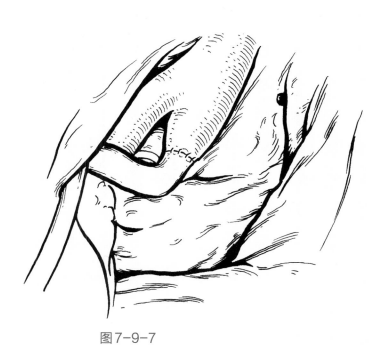

图 7-9-7

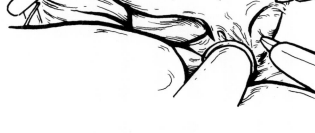

图 7-9-8

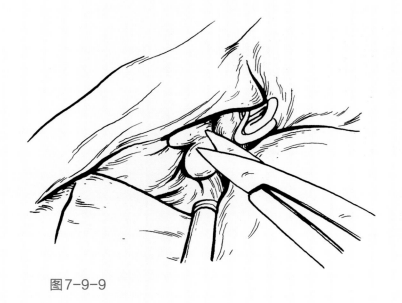

图7-9-9

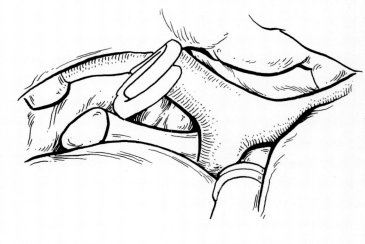

图7-9-10

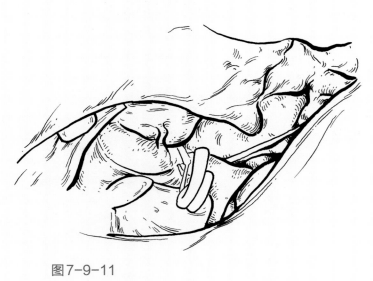

图7-9-11

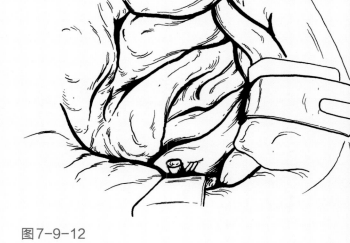

图7-9-12

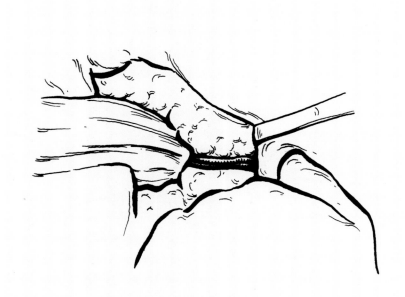

图7-9-13

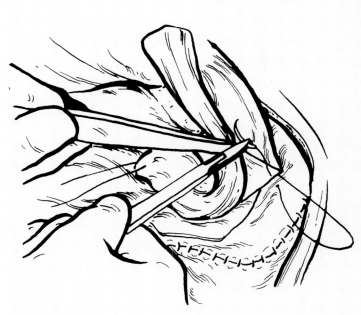

图7-9-14

第十节　　颈动脉颈段－颌内动脉搭桥

适 应 证　　　颈内动脉起始部病变，需行局部切除。

禁 忌 证　　　同第一节。

术前准备　　　同第一节。

麻　　醉　　　全身麻醉。

体　　位　　　仰卧位，头偏向健侧。

手术步骤　　❶ 取胸锁乳突肌前缘切口，显露颈总动脉、颈内动脉及颈外动脉分支至下颌动脉远端（图7-10-1~图7-10-4）。

　　　　　　❷ 阻断各血管，切除病变段血管，截断颌内动脉并用肝素盐水冲洗管腔，行颌内动脉－颈内动脉远端的端端吻合（图7-10-5~图7-10-8）。

　　　　　　❸ 完全切除病变，缝合颈内动脉残端，解除临时阻断，逐层关闭切口（图7-10-9，图7-10-10）。

术中要点　　❶ 要游离出足够长的颌内动脉。

　　　　　　❷ 肝素盐水充分冲洗血管腔，防止血栓进入颅内。

术后处理　　　同第一节。

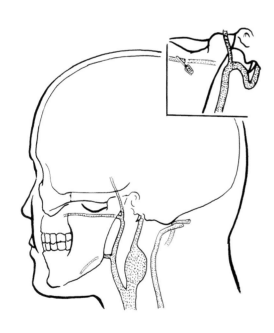

图7-10-1

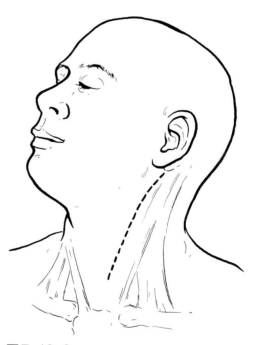

图7-10-2

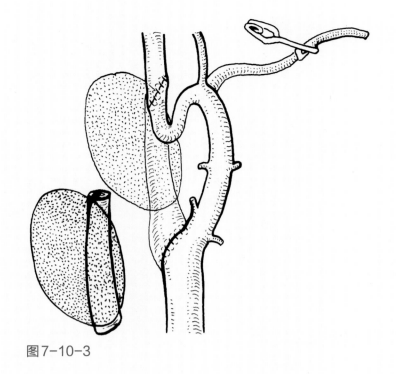

图 7-10-3

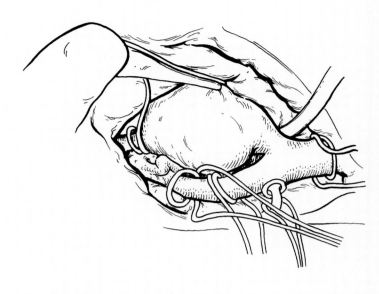

图 7-10-4

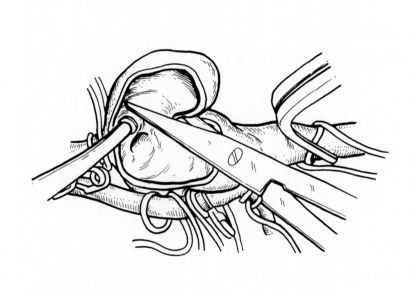

图 7-10-5

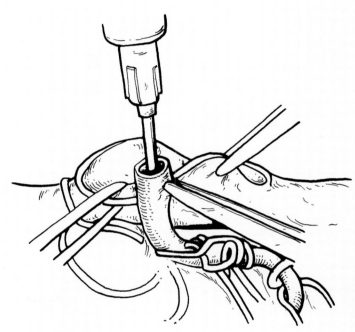

图 7-10-6

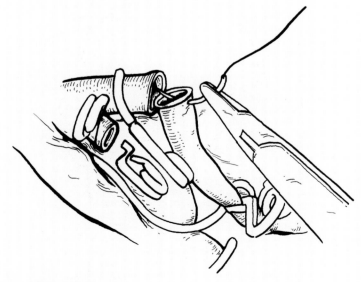

图 7-10-7

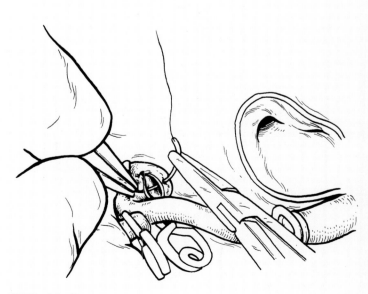

图 7-10-8

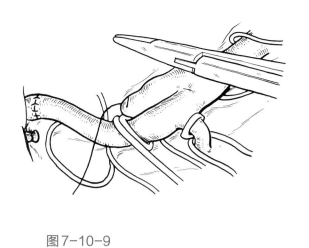

图 7-10-9

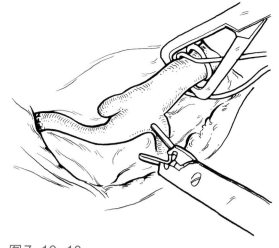

图 7-10-10

第十一节　颈内动脉岩骨段搭桥

适 应 证	颈内动脉岩骨段夹层动脉瘤或假性动脉瘤病变，介入手术难以完成。
禁 忌 证	同第一节。
术 前 准 备	同第一节。
麻　　醉	全身麻醉。
体　　位	仰卧位，头偏向健侧。
手 术 步 骤	❶ 取大隐静脉搭桥治疗颈内动脉岩骨段动脉瘤（图7-11-1）。
	❷ 桥血管可以搭到颈总动脉或颈内动脉近端（图7-11-2，图7-11-3）。
	❸ Glasscock三角显示颈内动脉、卵圆孔、脑膜中动脉以及弓状隆起之间的相互关系（图7-11-4）。

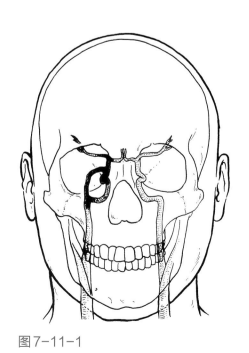

图 7-11-1

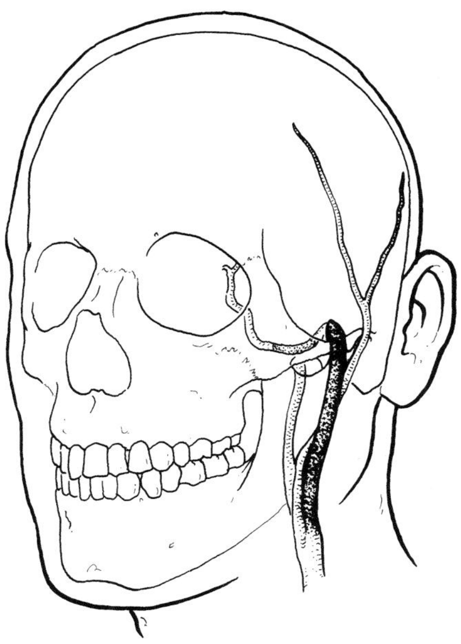

图 7-11-2

④ 显露颅中窝底，磨开颈动脉管（图7-11-5）。

⑤ 孤立颈内动脉岩骨段并将其剖开（图7-11-6）。

⑥ 完成大隐静脉与颈内动脉端吻合（图7-11-7）。

⑦ 大隐静脉桥血管自颞部引出，与颈段颈内动脉吻合（图7-11-8）。

⑧ 翼点开颅，形成额颞部骨瓣（图7-11-9）。

⑨ 永久动脉瘤夹孤立动脉瘤两端颈内动脉（图7-11-10）。

⑩ 翼点开颅，尽量向颞侧扩大，硬膜内入路抵达颞窝（图7-11-11）。

⑪ 磨除Glasscock三角的骨质，直至显露颈内动脉岩骨段（图7-11-12）。

⑫ 磨除岩骨，显露颈内动脉岩骨段（图7-11-13）。

⑬ 可使用球囊导管阻断近端颈内动脉（图7-11-14）。

⑭ 充盈球囊，阻断近端颈内动脉血流，动脉瘤夹阻断远端颈内动脉（图7-11-15）。

⑮ 大隐静脉桥血管与颈内动脉岩骨段吻合（图7-11-16）。

⑯ 磨除前床突，大隐静脉桥血管远端与颈内动脉床突上段吻合。另一动脉瘤夹置于颈内动脉眼动脉段近端，孤立颈内动脉海绵窦段动脉瘤（图7-11-17）。

术中要点

❶ 通过抬高颅中窝底的硬脑膜，进入Glasscock三角，来显露颈内动脉岩骨段。

❷ 岩骨磨除的范围包括咽鼓管外侧和耳蜗后侧，不要随意扩大磨骨范围，否则可导致听力丧失。

❸ 如果术中乳突气房开放，关颅前需要用肌肉、脂肪以及纤维胶等封闭。

术后处理   同第一节。

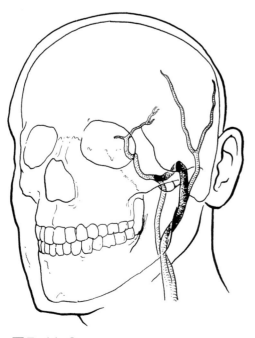

图7-11-3

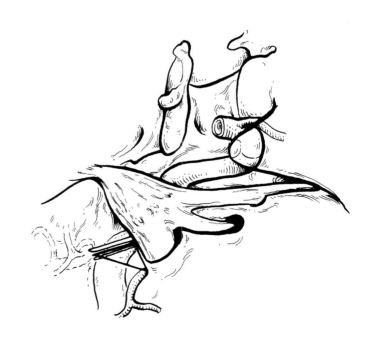

图7-11-4

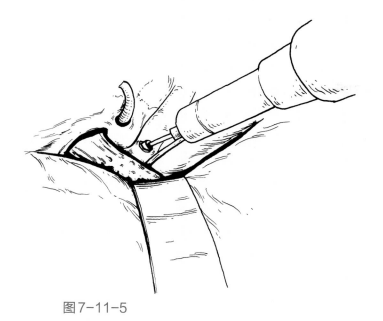

图 7-11-5

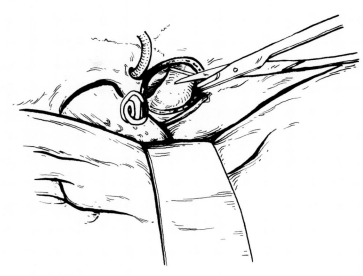

图 7-11-6

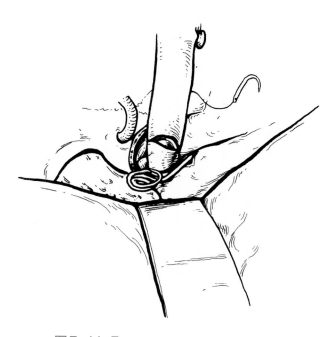

图 7-11-7

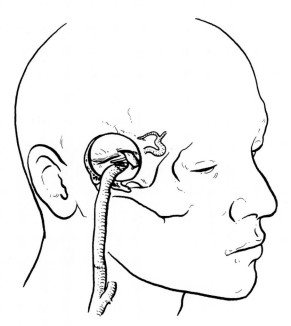

图 7-11-8

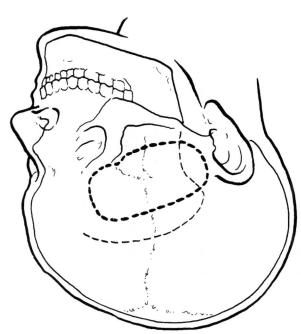

图 7-11-9

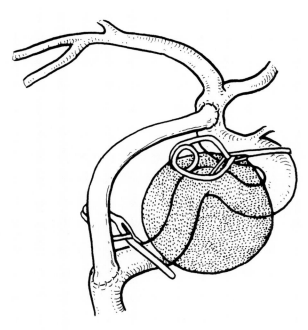

图 7-11-10

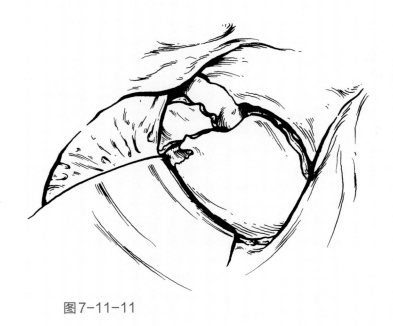

图7-11-11

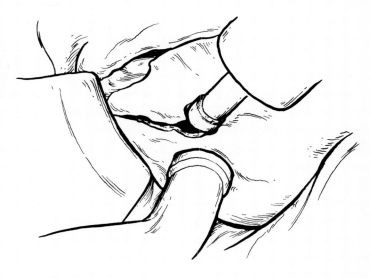

图7-11-12

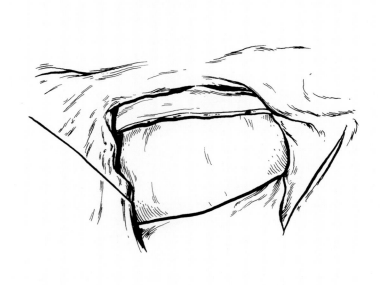

图7-11-13

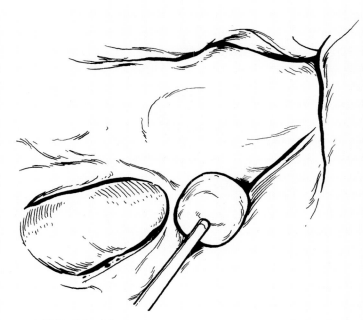

图7-11-14

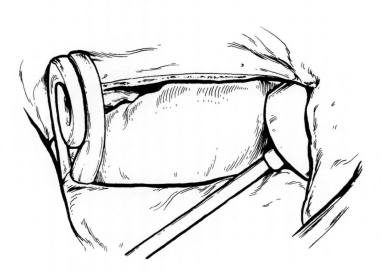

图7-11-15

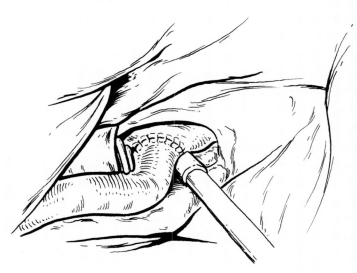

图7-11-16

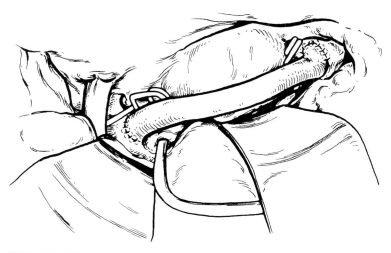

图7-11-17

第十二节　颈内动脉颈段桥血管重建

适 应 证　　　　颈内动脉颈段夹层动脉瘤或假性动脉瘤。

禁 忌 证　　　　同第一节。

术前准备　　　　同第一节。

麻 　 醉　　　　全身麻醉。

体 　 位　　　　仰卧位，头偏向健侧。

手术步骤　　❶ 颈内动脉颈段夹层动脉瘤或假性动脉瘤病变（图7-12-1）。

　　　　　　❷ 如颈内动脉冗长，动脉瘤可直接切除（图7-12-2）。

　　　　　　❸ 颈内动脉断端直接吻合（图7-12-3）。

　　　　　　❹ 另一种方法是接入桥血管来重建颈内动脉（图7-12-4）。

　　　　　　❺ 舌下神经从动脉瘤上方穿过（图7-12-5）。

　　　　　　❻ 左侧颈前入路（图7-12-6）。

　　　　　　❼ 动脉瘤近端的颈内动脉迂曲冗长（图7-12-7）。

　　　　　　❽ 颈前外侧入路显露颈动脉分叉（图7-12-8）。

　　　　　　❾ 显露动脉瘤基底部（图7-12-9）。

　　　　　　❿ 向上分离动脉瘤（图7-12-10）。

　　　　　　⓫ 显露动脉瘤顶部（图7-12-11）。

　　　　　　⓬ 临时动脉瘤夹孤立动脉瘤（图7-12-12）。

　　　　　　⓭ 切开动脉瘤壁，观察瘤腔（图7-12-13）。

　　　　　　⓮ 牵拉动脉瘤体，从动脉瘤远近两端切断颈内动脉（图7-12-14）。

　　　　　　⓯ 拉近颈内动脉两断端，实施无张力吻合（图7-12-15）。

　　　　　　⓰ 颈内动脉两断端直接行端端吻合（图7-12-16）。

　　　　　　⓱ 完成颈内动脉重建（图7-12-17）。

术中要点	❶ 根据颈内动脉长度，计划好是颈内动脉直接端端吻合，还是需要桥血管移植。
	❷ 保持吻合口内膜完整性。
	❸ 尽量缩短血管阻断时间。
	❹ 术中吻合口处用肝素盐水持续冲洗。
术后处理	同第一节。

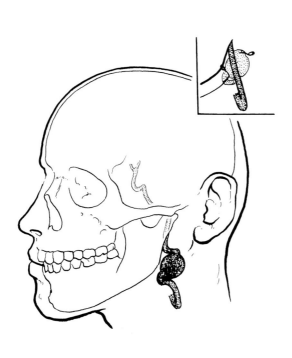

图7-12-1

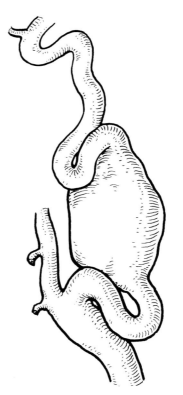

图7-12-2

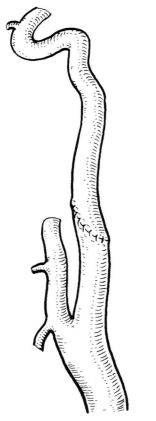

图7-12-3

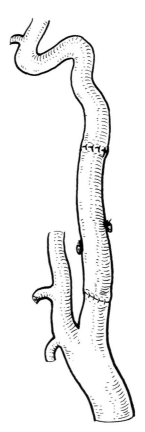

图7-12-4

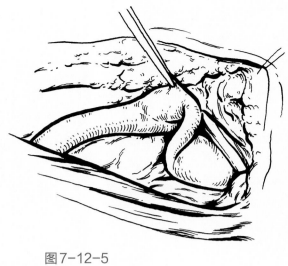

图7-12-5

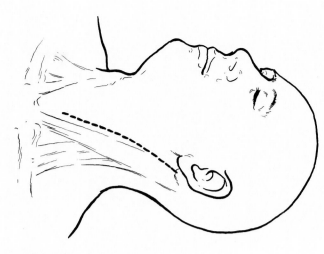

图7-12-6

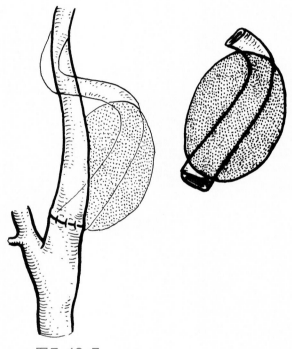

图7-12-7

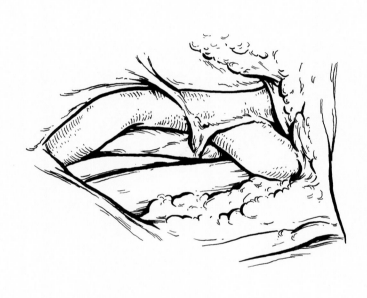

图7-12-8

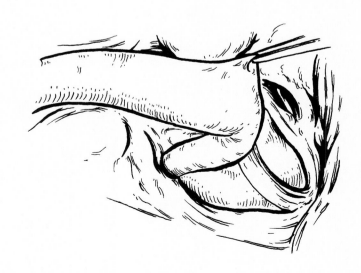

图7-12-9

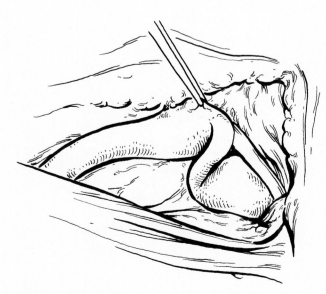

图7-12-10

209

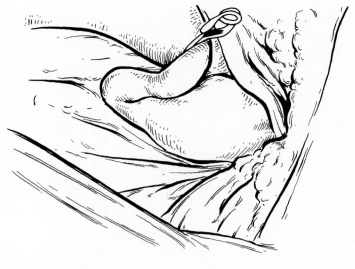

图 7-12-11

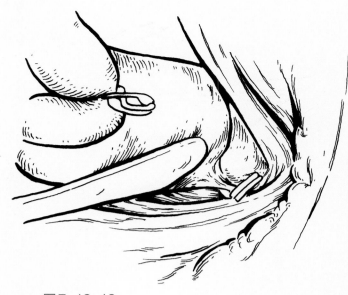

图 7-12-12

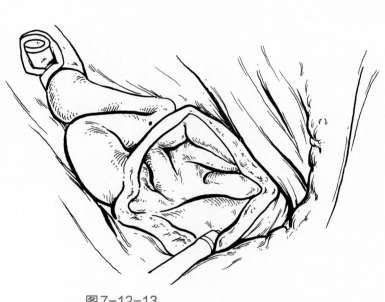

图 7-12-13

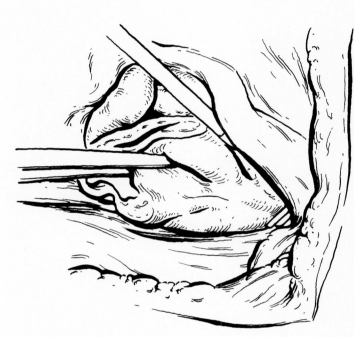

图 7-12-14

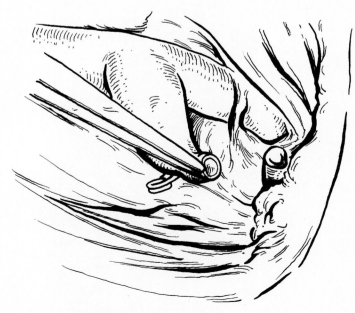

图 7-12-15

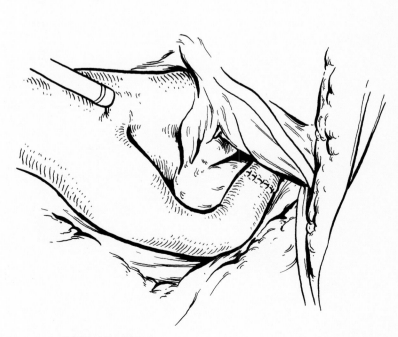

图 7-12-16

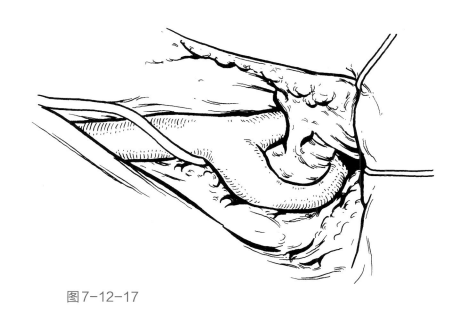

图7-12-17

第十三节　颞浅动脉–大脑后动脉搭桥

适 应 证	椎动脉闭塞，椎动脉重度狭窄伴后交通动脉发育不良，影像学表现为后循环脑灌注不足，有相应的临床症状，介入手术难以完成。
禁 忌 证	同第一节。
术前准备	同第一节。
麻 醉	全身麻醉。
体 位	侧卧位，患侧在上。
手术步骤	❶ 颞浅动脉–大脑后动脉搭桥（图7-13-1）。
	❷ 显露颞底，牵拉额叶显露大脑后动脉（图7-13-2）。
	❸ 翼点入路，尽量显露颞下部（图7-13-3）。
	❹ 椎动脉闭塞，颞浅动脉与大脑后动脉吻合（图7-13-4）。
	❺ 在小脑幕缘可见大脑后动脉及小脑上动脉，已显露滑车神经（图7-13-5）。
	❻ 已完成颞浅动脉与大脑后动脉吻合（图7-13-6）。
	❼ 高倍视野显示颞浅动脉–大脑后动脉搭桥（图7-13-7）。
	❽ 环池内可见大脑后动脉与小脑上动脉（图7-13-8）。
	❾ 完成颞浅动脉–大脑后动脉搭桥（图7-13-9）。
术中要点	❶ 行眶弓入路开颅时，向前牵拉颞肌，可为血管吻合提供更大空间。
	❷ 保持吻合口内膜完整性，血管缝合时，肝素盐水持续冲洗吻合口，尽量缩短血管阻断时间。
术后处理	同第一节。

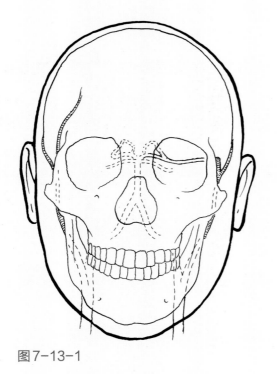

图 7-13-1

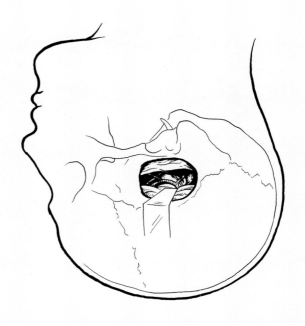

图 7-13-2

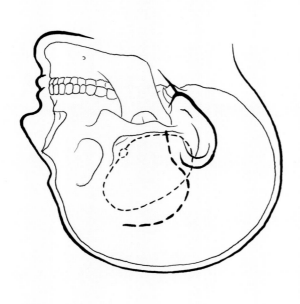

图 7-13-3

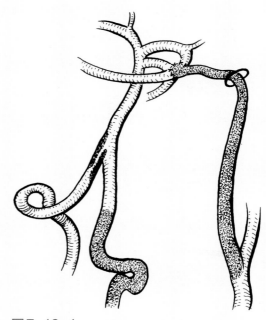

图 7-13-4

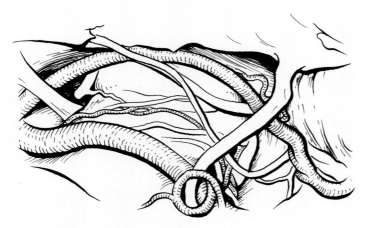

图 7-13-5

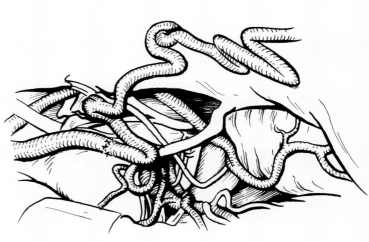

图 7-13-6

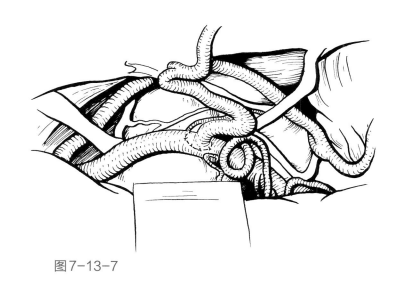

图 7-13-7

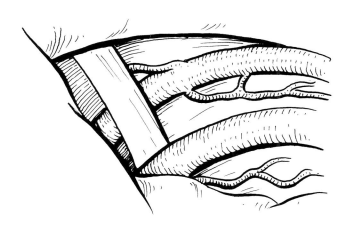

图 7-13-8

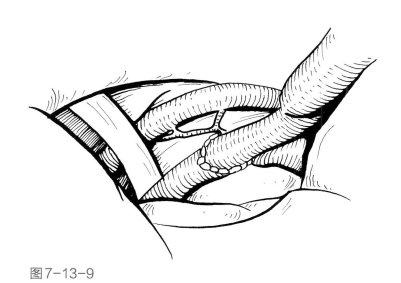

图 7-13-9

第十四节 颞浅动脉－小脑上动脉搭桥

适 应 证	椎动脉闭塞，椎动脉重度狭窄伴后交通动脉发育不良，影像学表现为后循环脑灌注不足，有相应的临床症状，介入手术难以完成。
禁 忌 证	同第一节。
术前准备	同第一节。
麻 醉	全身麻醉。
体 位	侧卧位，患侧在上。
手术步骤	❶ 颞浅动脉－小脑上动脉搭桥（图 7-14-1）。
	❷ 右侧颞下入路（图 7-14-2）。
	❸ 基底动脉中段症状性狭窄（图 7-14-3）。
	❹ 牵开小脑幕缘，显示环池内小脑上动脉走行（图 7-14-4）。
	❺ 显微镜下显示滑车神经及小脑上动脉（图 7-14-5）。

❻ 完成颞浅动脉-小脑上动脉搭桥（图7-14-6）。

❼ 右侧颞下入路显露小脑上动脉。切开小脑幕缘，乳胶垫片置于血管下方（图7-14-7）。

❽ 用两枚临时动脉瘤夹孤立一小段小脑上动脉。在两个位点上，将颞浅动脉远端缝合至小脑上动脉，为端侧吻合做准备（图7-14-8）。

❾ 用10-0缝线松弛连续缝合侧壁，以利于术者看清吻合口内部的血管各壁，等缝合完毕后拉紧缝线（图7-14-9）。

❿ 完成吻合并检查止血情况（图7-14-10）。

⓫ 低倍图像显示搭桥完成（图7-14-11）。

⓬ 显示小脑上动脉行经颅中窝底（图7-14-12）。

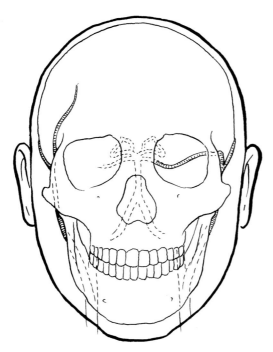

图7-14-1

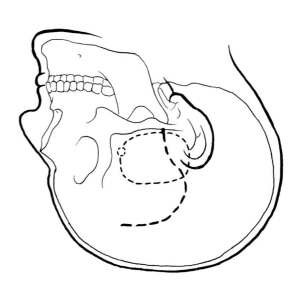

图7-14-2

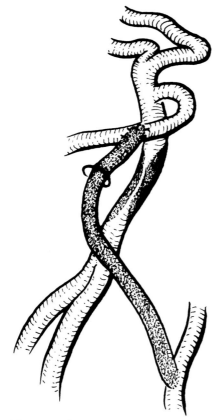

图7-14-3

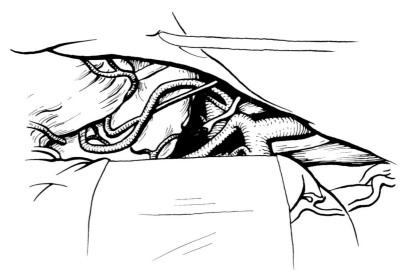

图7-14-4

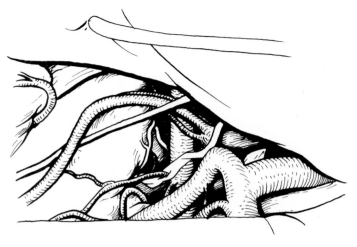

图7-14-5

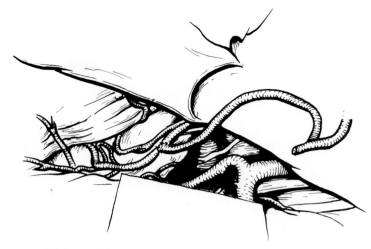

图7-14-6

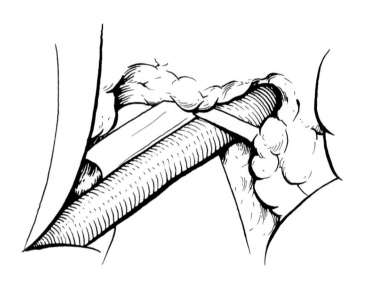

图7-14-7

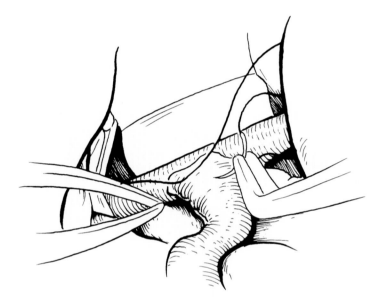

图7-14-8

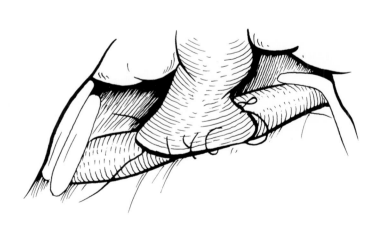

图7-14-9

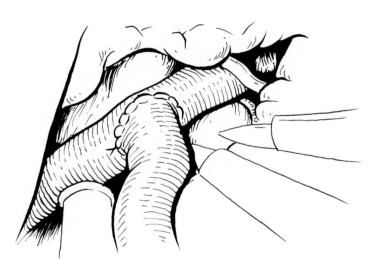

图7-14-10

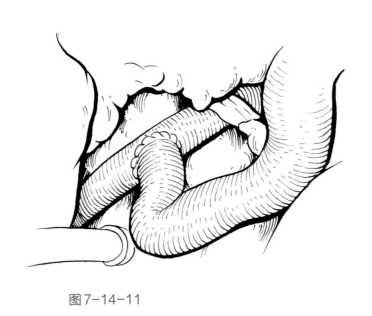

图 7-14-11

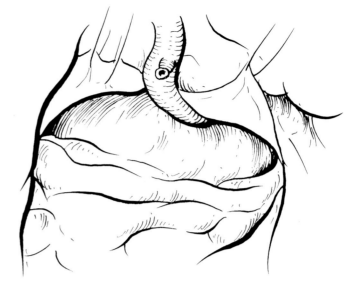

图 7-14-12

术中要点	❶ 需要把颞浅动脉游离出足够长，以便在吻合时能翻转移动，也能无张力地置于颅中窝底，适应正常位置的颞叶。
	❷ 要保持小脑上动脉足够松弛，以便在移除牵开器，颞叶恢复其原来位置后，桥血管不被拉伸。
	❸ 为了最大程度显露颞下部分，同时最小程度牵拉脑组织，要把颅中窝的侧壁磨除至颅中窝底。
术后处理	同第一节。

第十五节　枕动脉－大脑后动脉搭桥

适 应 证	大脑后动脉 P2 段或 P3 段的巨大动脉瘤、梭形动脉瘤或夹层动脉瘤等，介入手术难以完成。
禁 忌 证	同第一节。
术前准备	同第一节。
麻　　醉	全身麻醉。
体　　位	俯卧位。
手术步骤	❶ 枕动脉－大脑后动脉搭桥（图 7-15-1）。
	❷ 游离枕动脉（图 7-15-2）。
	❸ 枕动脉－小脑前下动脉搭桥（图 7-15-3）。
	❹ 枕动脉－大脑后下动脉搭桥（图 7-15-4）。
	❺ 双侧枕部开颅（图 7-15-5）。

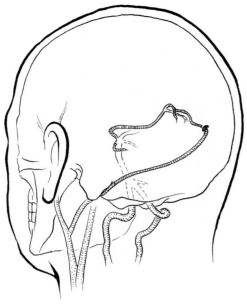

图7-15-1

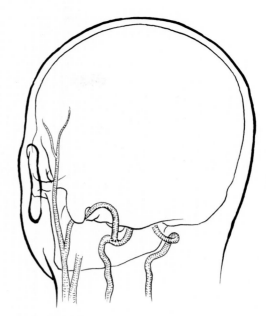

图7-15-2

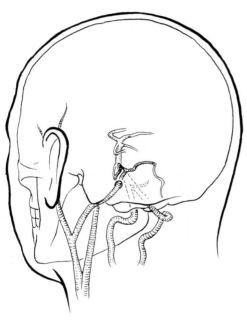

图7-15-3

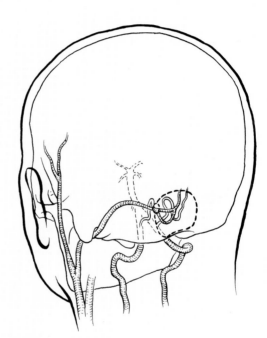

图7-15-4

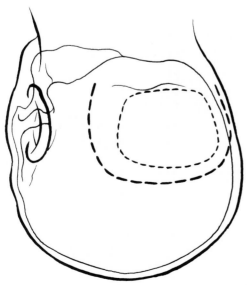

图7-15-5

217

⑥ 病变位于小脑上动脉近端，动脉瘤夹夹闭小脑上动脉，远端搭桥（图7-15-6）。

⑦ 颅后窝大"U"形皮瓣，显露窦汇、上矢状窦及横窦（图7-15-7）。

⑧ 游离左侧大脑后动脉的皮层分支，枕动脉–大脑后动脉搭桥血管缝合（图7-15-8）。

⑨ 探查动脉瘤后，在动脉瘤近端夹闭大脑后动脉（图7-15-9）。

术中要点

❶ 枕动脉较难分离出来，可用多普勒探头确定其走行，枕动脉与周围肌肉组织粘连紧密，需使用剪刀钝性和锐性分离，电凝切断其肌肉分支，枕动脉远端与枕部神经走行于同一个筋膜鞘内，尽量避免过度损伤枕部神经。

❷ 保持吻合口内膜完整性，血管缝合时，肝素盐水持续冲洗吻合口，尽量缩短血管阻断时间。

术后处理 同第一节。

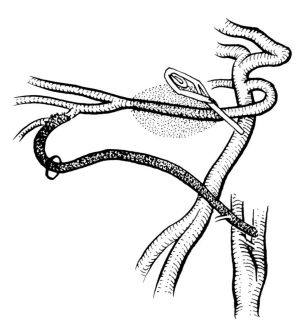

图7-15-6

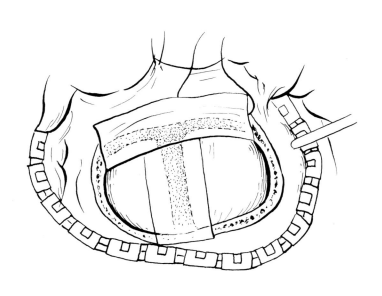

图7-15-7

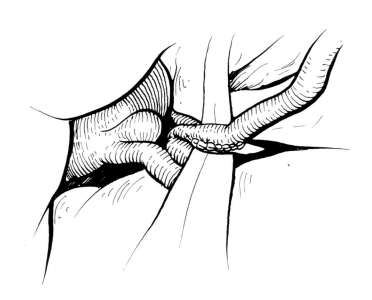

图7-15-8

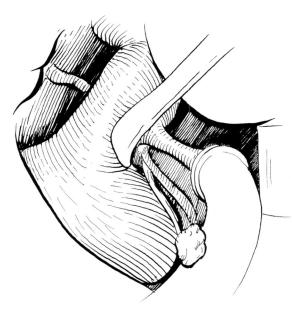

图7-15-9

第十六节 小脑后下动脉-小脑后下动脉搭桥

适 应 证	小脑后下动脉巨大动脉瘤、梭形动脉瘤或夹层动脉瘤等，介入手术难以完成。
禁 忌 证	同第一节。
术前准备	同第一节。
麻 醉	全身麻醉。
体 位	侧卧位或俯卧位。
手术步骤	❶ 小脑后下动脉-椎动脉直接搭桥（图7-16-1）。
	❷ 小脑后下动脉-小脑后下动脉直接端端吻合搭桥（图7-16-2）。
	❸ 小脑后下动脉-小脑后下动脉侧侧吻合搭桥（图7-16-3）。
	❹ 右侧远外侧入路（图7-16-4）。
	❺ 小脑后下动脉夹层动脉瘤样改变（图7-16-5）。
	❻ 远外侧入路显露椎动脉（图7-16-6）。
	❼ 显露小脑后下动脉近端部分（图7-16-7）。
	❽ 显露小脑后下动脉复杂夹层动脉瘤（图7-16-8）。
	❾ 临时动脉瘤夹阻断血管的近端和远端（图7-16-9）。
	❿ 在动脉瘤远端切断小脑后下动脉（图7-16-10）。
	⓫ 在动脉瘤近端切断小脑后下动脉（图7-16-11）。
	⓬ 小脑后下动脉断端直接端端吻合（图7-16-12）。
	⓭ 吻合小脑后下动脉断端（图7-16-13）。
	⓮ 解除临时阻断（图7-16-14）。
术中要点	❶ 小脑后下动脉绕过扁桃体内侧面的两个血管袢距离最近，这个位置最常用来行小脑后下动脉-小脑后下动脉搭桥。
	❷ 先缝合吻合口后壁，再缝合吻合口前壁。
	❸ 保持吻合口内膜完整性，血管缝合时，肝素盐水持续冲洗吻合口，尽量缩短血管阻断时间。
术后处理	同第一节。

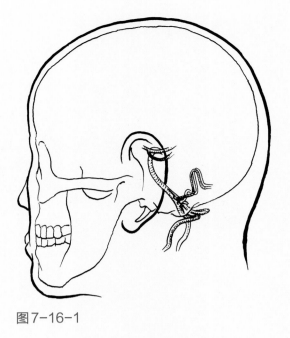

图7-16-1

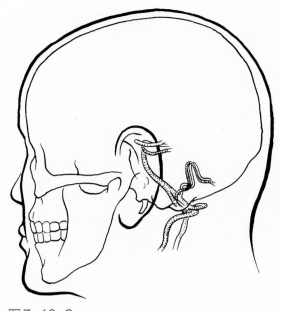

图7-16-2

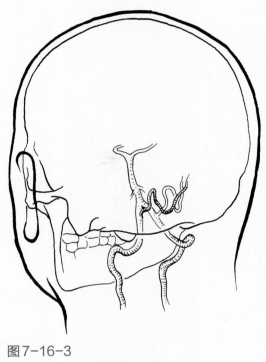

图7-16-3

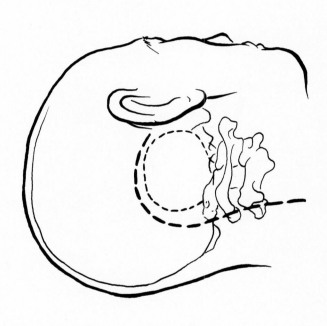

图7-16-4

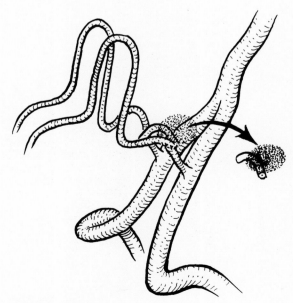

图7-16-5

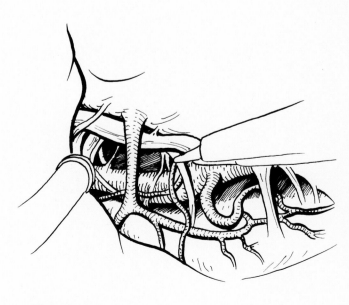

图7-16-6

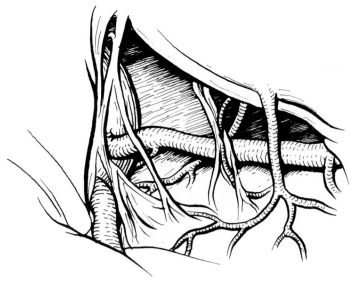

图7-16-7

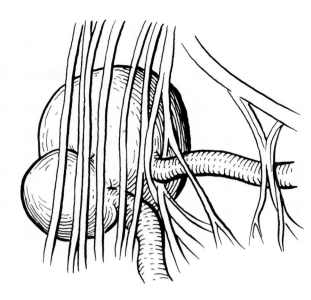

图7-16-8

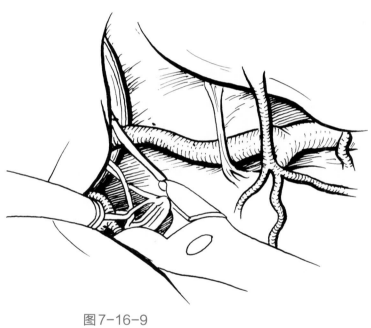

图7-16-9

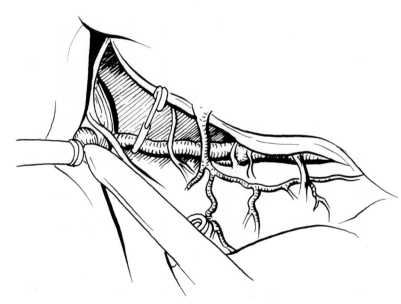

图7-16-10

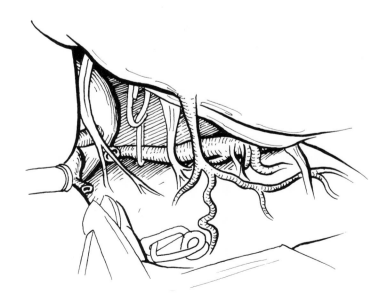

图7-16-11

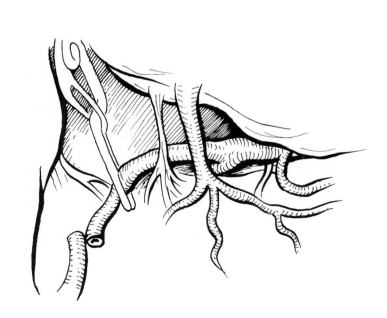

图7-16-12

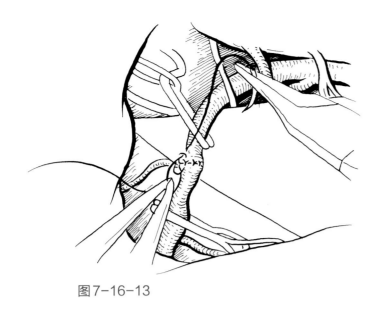

图7-16-13

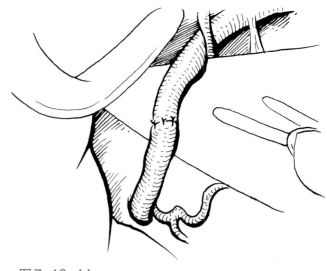

图7-16-14

第十七节　面动脉-椎动脉搭桥

适 应 证	椎动脉近端闭塞，椎基底动脉系统供血不足，有后循环低灌注影像学表现及相应临床症状，介入手术难以完成。
禁 忌 证	同第一节。
术前准备	同第一节。
麻　　醉	全身麻醉。
体　　位	仰卧位，头偏向对侧。

手术步骤

❶ 面动脉-椎动脉搭桥（图7-17-1）。

❷ 左侧颈前入路（图7-17-2）。

❸ 阻断椎动脉近端，远端行面动脉-椎动脉吻合（图7-17-3）。

❹ 在第3和第4颈椎横突孔处显露左侧椎动脉（图7-17-4）。

❺ 扩大显露椎动脉，在显露的椎动脉上段放置临时动脉瘤夹（图7-17-5）。

❻ 切断椎动脉，显露椎动脉下端（图7-17-6）。

❼ 提起椎动脉，可见椎动脉内斑块（图7-17-7）。

❽ 椎动脉内膜剥脱（图7-17-8）。

❾ 椎动脉内膜剥脱后，椎动脉断端反流血通畅（图7-17-9）。

❿ 确定面动脉在颈外动脉的起点，夹闭面动脉远端并切断，面动脉断端直接与椎动脉的远端吻合（图7-17-10）。

⓫ 完成血管吻合（图7-17-11）。

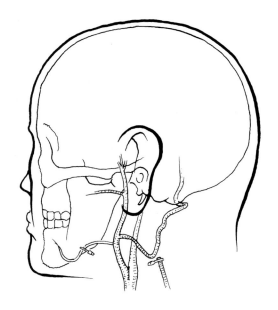

图 7-17-1

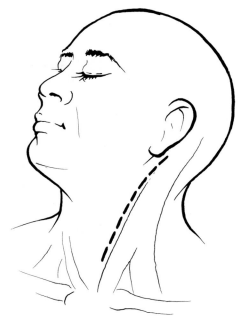

图 7-17-2

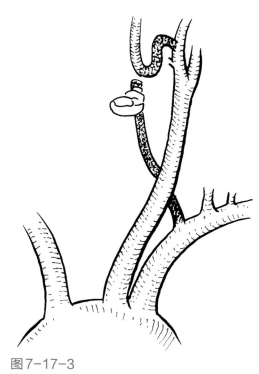

图 7-17-3

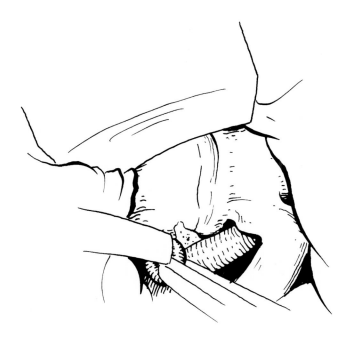

图 7-17-4

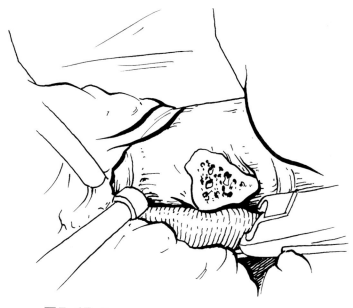

图 7-17-5

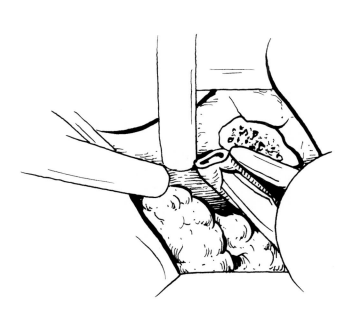

图 7-17-6

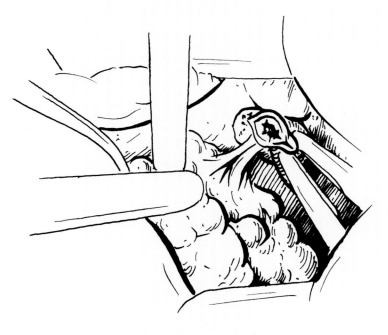

图 7-17-7

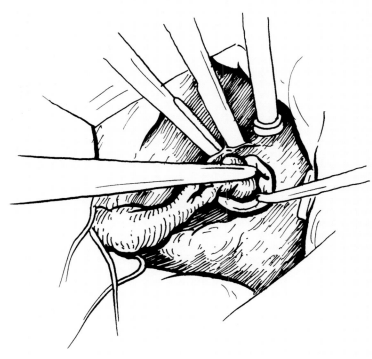

图 7-17-8

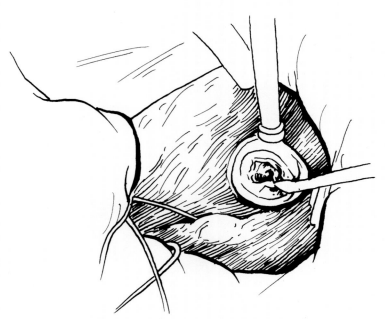

图 7-17-9

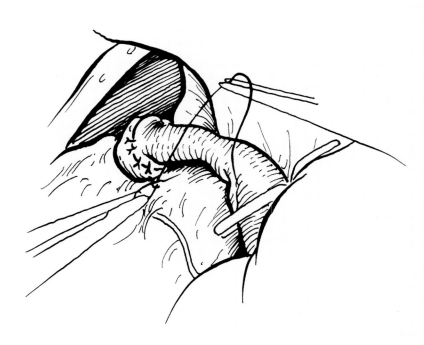

图 7-17-10

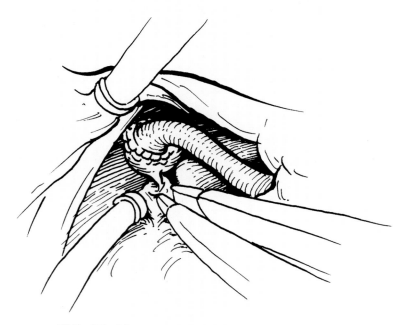

图 7-17-11

术中要点	❶ 术中注意保护舌下神经及迷走神经。
	❷ 磨除横突孔时，注意避免损伤椎动脉主干。
	❸ 保持吻合口内膜完整性，血管缝合时，肝素盐水持续冲洗吻合口，尽量缩短血管阻断时间。
术后处理	同第一节。

第八章

脑膜瘤

第一节

矢状窦旁脑膜瘤

第二节

小脑幕脑膜瘤

第三节

嗅沟脑膜瘤

第四节

鞍上脑膜瘤

第五节

蝶骨嵴脑膜瘤

第六节

海绵窦脑膜瘤

第七节

岩斜区脑膜瘤

扫描二维码，
观看本书所有
手术视频

矢状窦旁脑膜瘤

适 应 证	❶ 临床和影像学诊断明确者，原则上均应手术治疗。
	❷ 对于骨化、钙化并且无水肿、无临床症状者，可以定期随访，如不增大，可不必手术治疗。
禁 忌 证	❶ 高龄合并主要脏器严重功能障碍，难以耐受手术者。
	❷ 肿瘤体积小、静止性生长、无占位效应、无临床症状、患者拒绝手术。
术前准备	❶ 备头皮，备血（根据实际情况定），血常规、出凝血时间、肝肾功能、离子、血糖等常规化验及心电图等基本检查。
	❷ 影像学检查确定肿瘤大小和位置，确定其与重要脑功能区、引流静脉及静脉窦等毗邻关系，为精准选择手术入路提供依据。
麻 醉	全身麻醉。
体 位	侧卧位或仰卧位。
手术步骤	❶ 脑膜瘤位于上矢状窦中后1/3（图8-1-1）。
	❷ 马蹄形切口以肿瘤为中心，跨越上矢状窦，翻向侧方（图8-1-2）。
	❸ 额骨瓣跨过中线，为保护上矢状窦，可在上矢状窦两旁安全区域钻孔，神经剥离子充分游离上矢状窦与骨瓣，再切开上矢状窦表面颅骨（图8-1-3）。
	❹ 沿骨孔的边缘剪开硬脑膜（图8-1-4，图8-1-5）。
	❺ 先电凝切断肿瘤基底部的供血分支，然后瘤内分块切除（图8-1-6）。
	❻ 探查肿瘤周围的大脑镰，尽量切除被肿瘤累及的大脑镰，上矢状窦前1/3被肿瘤侵袭闭塞时，可以结扎切除。对于上矢状窦完全闭塞的，可采用大隐静脉或人工血管修复上矢状窦（图8-1-7~图8-1-9）。
术中要点	❶ 翻开骨瓣时，备好明胶海绵、棉片及骨蜡等材料快速止血。
	❷ 硬脑膜瓣基底要朝向上矢状窦，避免损伤引流至上矢状窦的桥静脉，以免发生严重的静脉性脑水肿和脑出血。
	❸ 术中可用电生理监测确定重要脑功能区域，避免损伤。
	❹ 对于供血丰富的脑肿瘤，要先找到并离断其主要供血动脉，肿瘤体积巨大时，可采用瘤内分块切除，减小肿瘤体积，再行肿瘤全切。

ER 8-1-1

ER 8-1-1
右侧顶枕叶
占位切除术

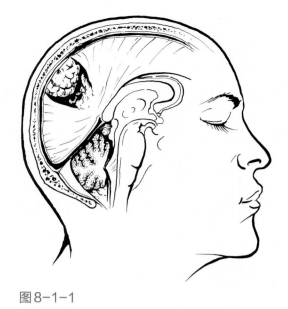

图 8-1-1

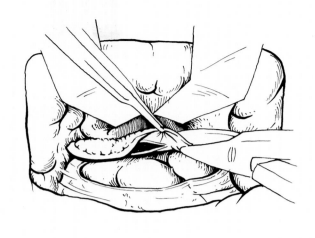

图 8-1-2

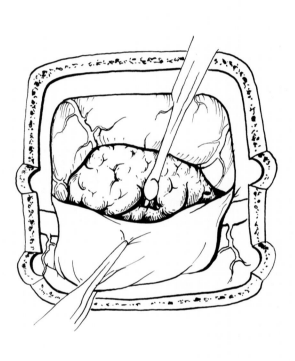

图 8-1-3

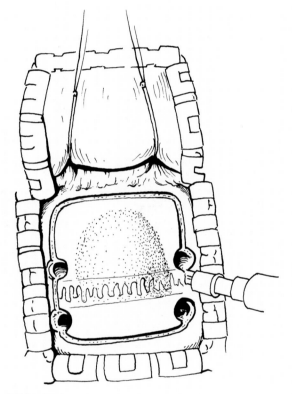

图 8-1-4

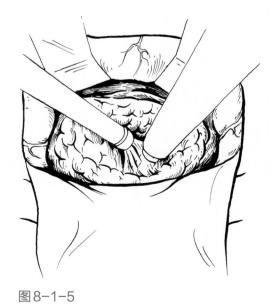

图 8-1-5

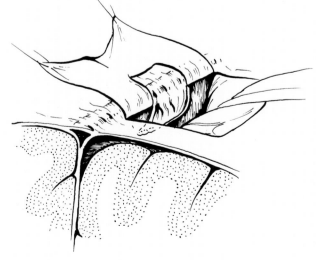

图 8-1-6

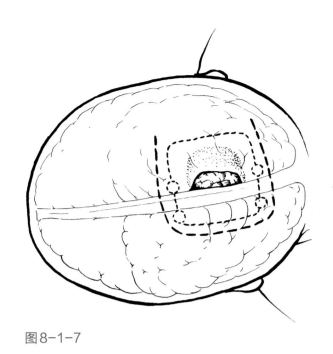

图8-1-7

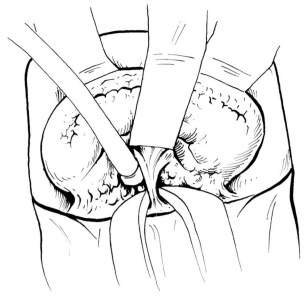

图8-1-8

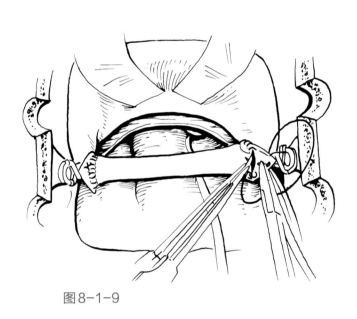

图8-1-9

术后处理

❶ 监护血压、心率、血氧饱和度等生命体征，化验血常规、出凝血时间、血糖、离子及肝肾功能等，严密观察意识、瞳孔及肢体活动等情况。

❷ 术后及时复查头部CT，病情变化随时复查头部CT，病情平稳定期复查头部CT。

❸ 如术后出现颅内血肿且占位效应明显，有神经功能障碍，应再次手术。

❹ 观察引流管固定情况及引流液性质和引流量。头部及时消毒换药，观察切口愈合情况及是否有脑脊液漏，及时处置。

第二节　小脑幕脑膜瘤

适 应 证　❶ 影像学诊断明确，肿瘤呈渐进性生长，有颅内占位效应及相应的临床症状。

❷ 对于骨化、钙化并且无临床症状者，定期随访，如无变化，可不必手术治疗。

禁 忌 证　同第一节。

术前准备　同第一节。

麻　　醉　全身麻醉。

体　　位　侧斜卧位。

手术步骤　❶ 手术采取侧俯卧位，患侧在下，枕叶在重力作用下与大脑镰及小脑幕分离，以减少对脑组织的牵拉（图8-2-1）。

ER 8-2-1
右侧横窦脑
膜瘤切除术

❷ 头皮设计枕部马蹄形切口，过中线约1.0cm（图8-2-2）。

❸ 显露横窦、矢状窦及窦汇。剪开硬脑膜，充分显露纵裂间隙、枕下幕上间隙（图8-2-3）。

❹ 牵开枕叶，显露肿瘤（图8-2-4）。

❺ 电凝肿瘤基底部，切除同侧肿瘤（图8-2-5）。

❻ 靠肿瘤侧切开小脑幕，注意避开小脑幕窦，沿肿瘤与大脑镰的交界剪开大脑镰，切除对侧肿瘤组织（图8-2-6~图8-2-8）。

❼ 切除肿瘤侵袭的小脑幕（图8-2-9）。

❽ 沿蛛网膜间隙仔细分离肿瘤与前方静脉粘连，勿损伤引流向窦汇的桥静脉（图8-2-10~图8-2-12）。

术中要点　❶ 充分利用脑自然间隙，减少对脑组织的过分牵拉。

❷ 分离和切除小脑幕肿瘤深部时，注意避免损伤大脑深静脉。

术后处理　同第一节。

231

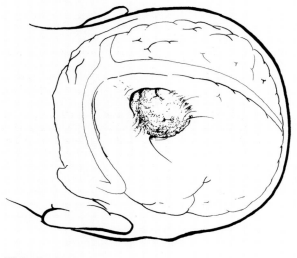

图 8-2-1

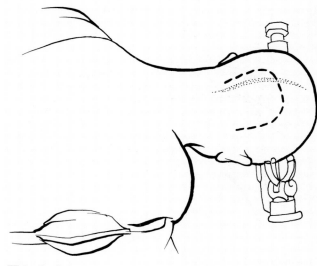

图 8-2-2

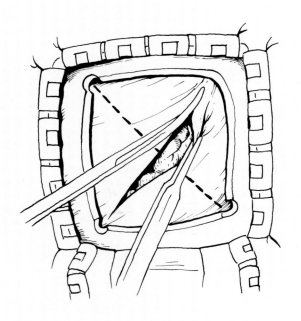

图 8-2-3

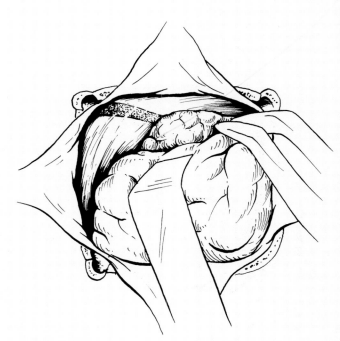

图 8-2-4

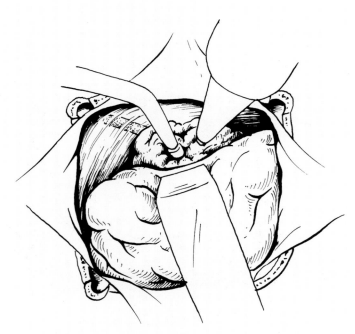

图 8-2-5

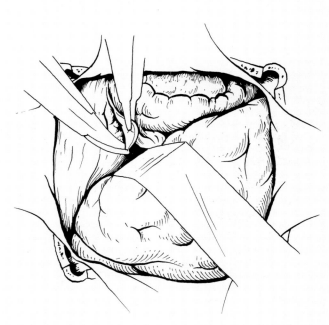

图 8-2-6

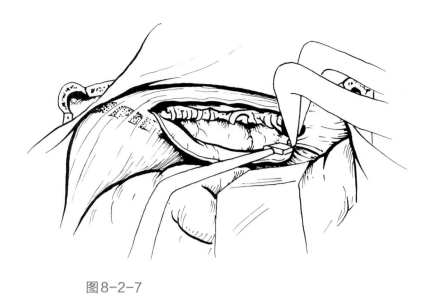

图 8-2-7

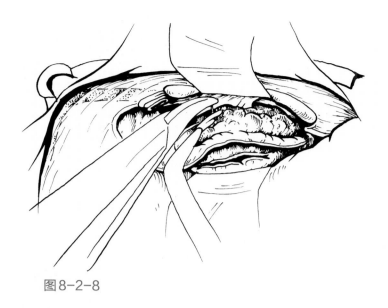

图 8-2-8

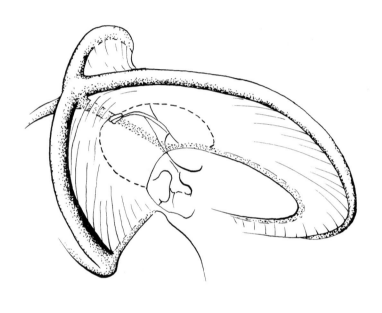

图 8-2-9

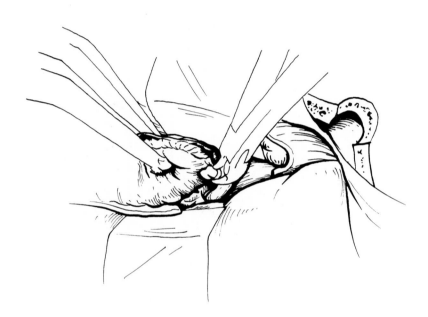

图 8-2-10

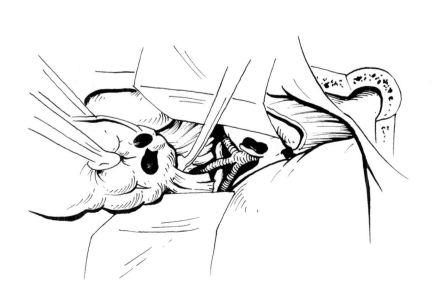

图 8-2-11

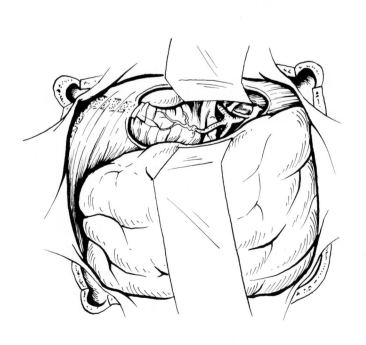

图 8-2-12

第三节　嗅沟脑膜瘤

适 应 证	❶ 影像学诊断明确，肿瘤呈渐进性生长，有颅内占位效应及相应的临床症状。
	❷ 对于骨化、钙化并且无临床症状者，定期随访，如无变化，可不必手术治疗。
禁 忌 证	同第一节。
术前准备	同第一节。
麻　　醉	全身麻醉。
体　　位	仰卧位，头略后仰。
手术步骤	❶ 采用双额冠状瓣头皮切口（图8-3-1）。
	❷ 沿骨窗前缘横行切开硬脑膜，直达上矢状窦边缘，电凝切断桥静脉，结扎并剪断上矢状窦，向下剪开大脑镰（图8-3-2）。
	❸ 分离肿瘤基底部，做瘤内切除，电凝切断肿瘤的血供（图8-3-3，图8-3-4）。
	❹ 分离瘤壁与脑组织（图8-3-5，图8-3-6）。
	❺ 注意保护大脑前动脉及其分支血管，避免损伤视神经和视交叉（图8-3-7，图8-3-8）。
	❻ 电凝嗅沟处硬脑膜，磨除受累的骨质，取带蒂骨膜修复颅前窝底（图8-3-9）。
术中要点	❶ 骨瓣前缘尽可能平颅前窝底，完整剥离骨膜，以备修复额窦。额窦开放后，应切除额窦黏膜。用含有庆大霉素生理盐水的海绵填塞，用骨蜡封闭，翻转骨膜覆盖并与硬膜缝合封闭额窦腔。
	❷ 病变较大时，先从一侧额底切除肿瘤，待肿瘤体积缩小，颅内压力降低后，再逐步深入切除。
	❸ 避免损伤双侧额叶，造成智力和性格等改变。
术后处理	同第一节。

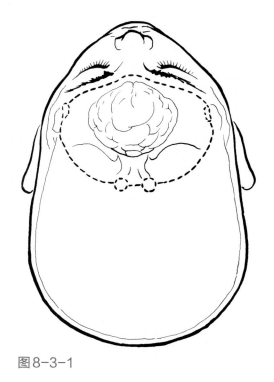

图 8-3-1

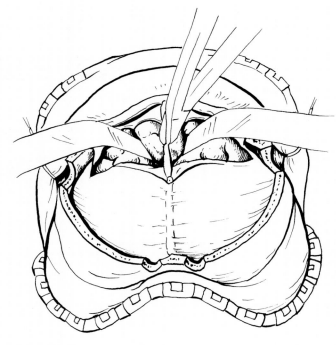

图 8-3-2

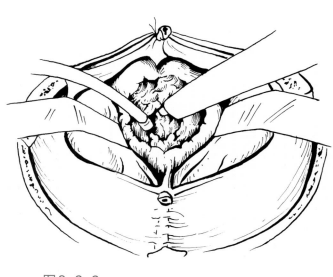

图 8-3-3

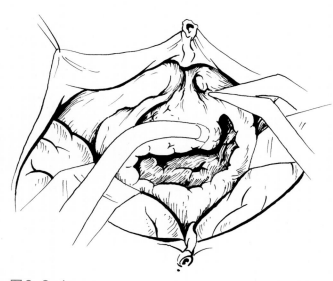

图 8-3-4

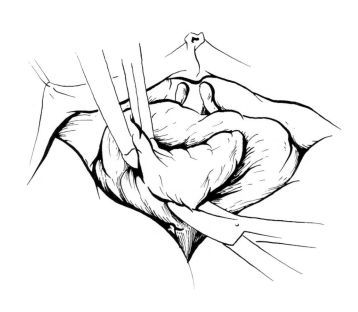

图 8-3-5

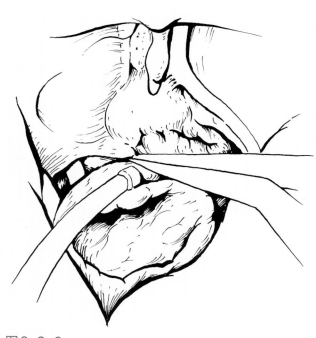

图 8-3-6

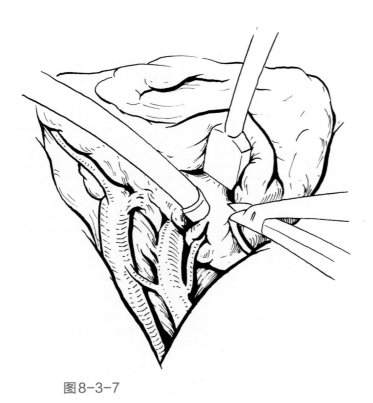

图8-3-7

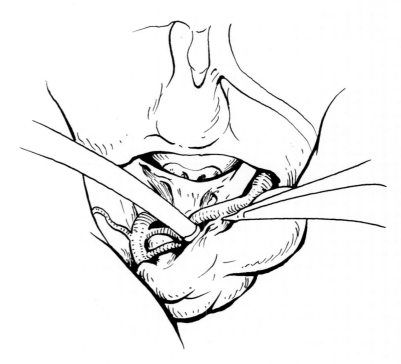

图8-3-8

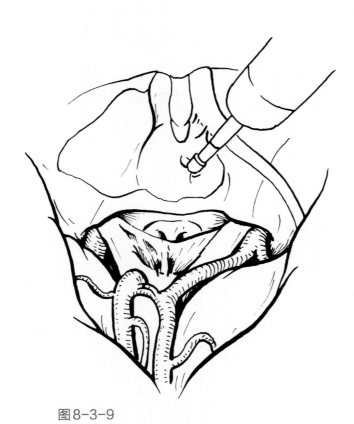

图8-3-9

第四节　　鞍上脑膜瘤

适 应 证　　❶ 影像学诊断明确，肿瘤呈渐进性生长，有颅内占位效应及相应的临床症状。

　　　　　　❷ 对于骨化、钙化并且无临床症状者，定期随访，如无变化，可不必手术治疗。

禁 忌 证　　同第一节。

术前准备　　同第一节。

麻　　醉　　全身麻醉。

体　　位　　仰卧位，头转向健侧。

手术步骤　　❶ 改良翼点入路（图8-4-1）。

　　　　　　❷ 剪开肿瘤外侧的蛛网膜，进一步抬起额叶（图8-4-2）。

　　　　　　❸ 显露肿瘤后，囊内切除肿瘤，缩小肿瘤体积，从鞍结节分离肿瘤基底部（图8-4-3）。

　　　　　　❹ 电凝分离肿瘤基底部，显露右侧视神经，肿瘤体积巨大时，可瘤内分块切除（图8-4-4）。

　　　　　　❺ 自第二间隙分离肿瘤边缘，注意保护视神经及颈内动脉（图8-4-5，图8-4-6）。

　　　　　　❻ 肿瘤累及前床突下方时，需要在硬膜外磨除前床突（图8-4-7，图8-4-8）。

　　　　　　❼ 向外侧牵拉视神经，自其内侧切除残余肿瘤（图8-4-9）。

　　　　　　❽ 肿瘤基底部彻底止血（图8-4-10）。

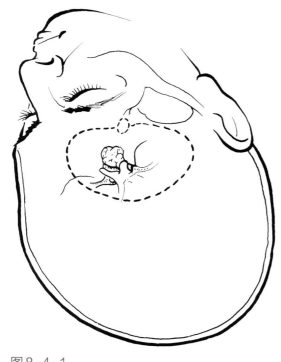

图8-4-1

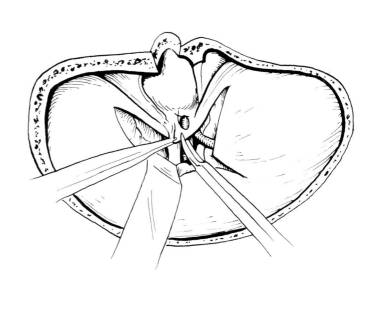

图8-4-2

237

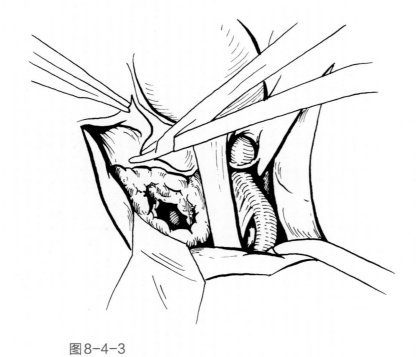

图8-4-3

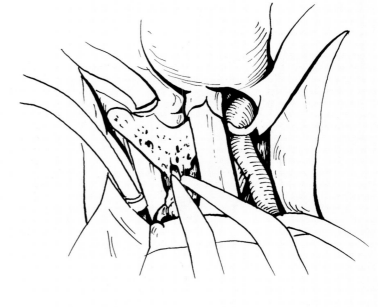

图8-4-4

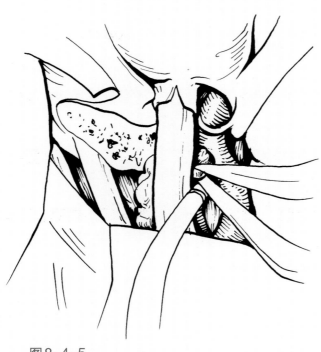

图8-4-5

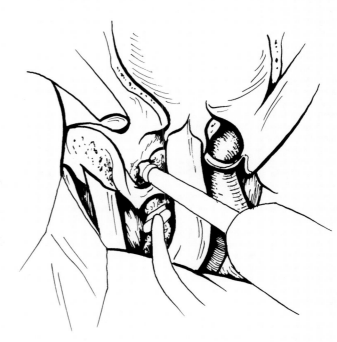

图8-4-6

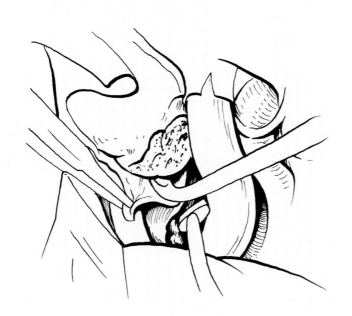

图8-4-7

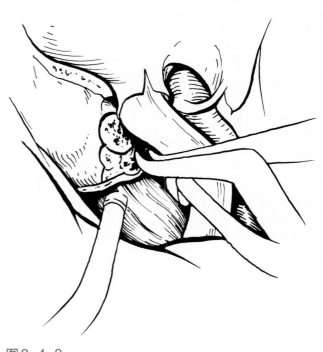

图8-4-8

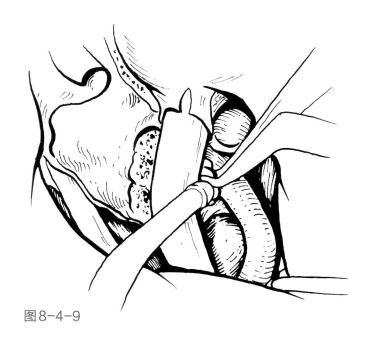

图8-4-9

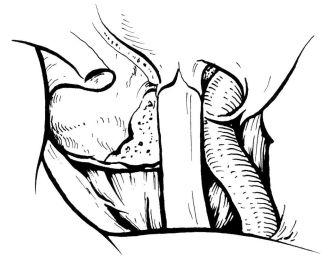

图8-4-10

术中要点	❶ 肿瘤与大脑前动脉和前交通动脉之间往往存在一层蛛网膜间隙，从此处分离较为方便。
	❷ 磨除前床突时，为避免视神经的热损伤，要保留部分骨质薄片，最后可使用刮匙清除残余前床突。
	❸ 肿瘤包绕前交通动脉及其分支时，完全切除肿瘤风险较高，不可为全切肿瘤而牺牲重要脑血管。
术后处理	同第一节。

第五节　　蝶骨嵴脑膜瘤

适 应 证	❶ 影像学诊断明确，肿瘤呈渐进性生长，有颅内占位效应及相应的临床症状。
	❷ 对于骨化、钙化并且无临床症状者，定期随访，如无变化，可不必手术治疗。
禁 忌 证	同第一节。
术前准备	同第一节。
麻　　醉	全身麻醉。
体　　位	仰卧位，头转向健侧。

手术步骤

ER 8-5-1
右侧视神
经管减压
复发脑膜
瘤切除术

❶ 翼点入路，必要时可结合眶额切开入路（图8-5-1）。

❷ 在硬膜外磨除蝶骨嵴及病变骨质（图8-5-2）。

❸ 电凝肿瘤基底处硬脑膜，切断血供（图8-5-3）。

❹ 沿肿瘤边缘切开硬脑膜，探查脑膜尾征，切开范围包括所有病变区域（图8-5-4）。

❺ 自蛛网膜间隙分离肿瘤与脑皮质，电凝切断来自脑皮质的血供（图8-5-5）。

❻ 囊内切除肿瘤，缩小肿瘤体积，可利用超声外科吸引器等切除肿瘤内容物（图8-5-6）。

❼ 仔细分离肿瘤组织与海绵窦、大脑中动脉颞叶分支的粘连。术区彻底止血，注意保护其周围的神经和血管（图8-5-7，图8-5-8）。

❽ 人工硬膜修补缺损的硬脑膜层，关颅（图8-5-9）。

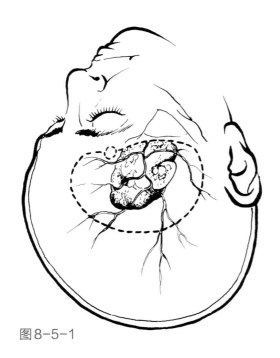

图8-5-1

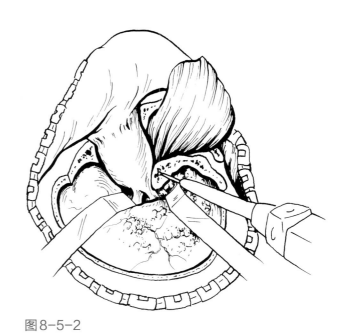

图8-5-2

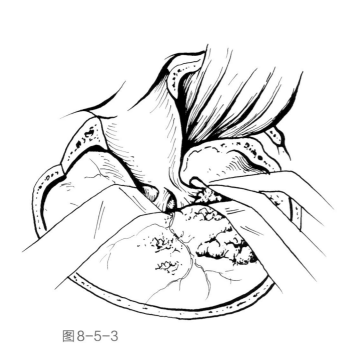

图8-5-3

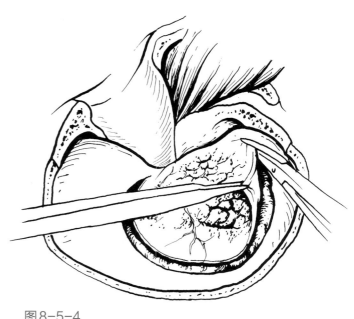

图8-5-4

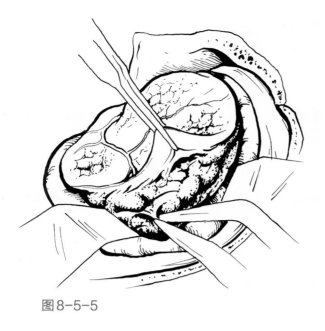

图 8-5-5

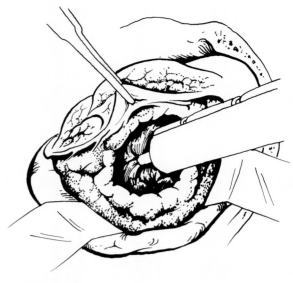

图 8-5-6

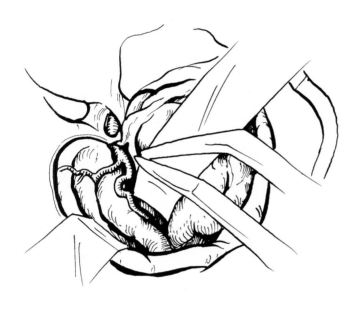

图 8-5-7

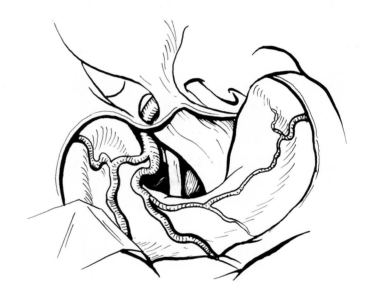

图 8-5-8

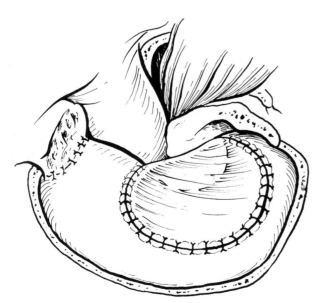

图 8-5-9

术中要点	❶ 肿瘤与大脑中动脉、颈内动脉和视神经之间有蛛网膜层，此处容易分离。
	❷ 进入肿瘤的较小血管可以电凝切断，较大血管尽量游离，部分肿瘤粘连紧密，不必强求全切，待术后放射治疗。
术后处理	同第一节。

第六节　　海绵窦脑膜瘤

适 应 证	❶ 影像学诊断明确，肿瘤呈渐进性生长，有颅内占位效应及相应的临床症状。
	❷ 神经症状进展快，术前已有重度神经功能障碍，影像学发现肿瘤直径明显增大，颈内动脉明显受压。
	❸ 对于骨化、钙化并且无临床症状者，定期随访，如无变化，可不必手术治疗。
禁 忌 证	同第一节。
术前准备	同第一节。
麻　　醉	全身麻醉。
体　　位	仰卧位，头转向对侧。
手术步骤	❶ 翼点入路，必要时可结合眶额切开入路（图8-6-1）。
	❷ 在硬膜外磨除蝶骨嵴及病变骨质。电凝肿瘤基底处硬膜，切断肿瘤血供（图8-6-2）。
	❸ 沿肿瘤边缘切开硬膜，显露肿瘤边界（图8-6-3）。
	❹ 切开海绵窦外侧壁，自囊内分块切除肿瘤（图8-6-4）。
	❺ 沿动眼神经剪开海绵窦外侧壁，电凝切断来自脑膜垂体干的血供（图8-6-5）。
	❻ 切开海绵窦外侧壁，分开眶上裂硬脑膜处颞叶（图8-6-6）。
	❼ 沿动眼神经切开海绵窦外侧壁，将它与鞍膈和鞍背处硬膜分开（图8-6-7）。
	❽ 电凝切断肿瘤底部的血供，完整切除病变（图8-6-8）。
	❾ 打开位于海绵窦外侧壁的三叉神经下颌支鞘膜（图8-6-9）。
	❿ 术区彻底止血，关颅（图8-6-10）。
术中要点	❶ 海绵窦三角常被肿瘤占据，显示不清，术中注意仔细辨别。
	❷ 海绵窦区重要神经和血管多，对难以分离和切除的肿瘤，不可勉强全切，以免损伤重要结构。
术后处理	同第一节。

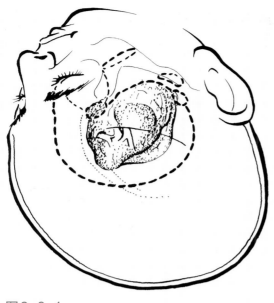

图8-6-1

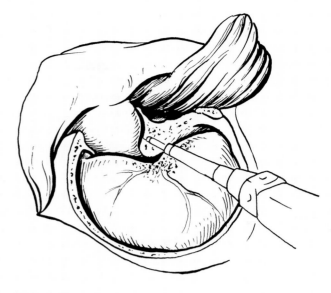

图8-6-2

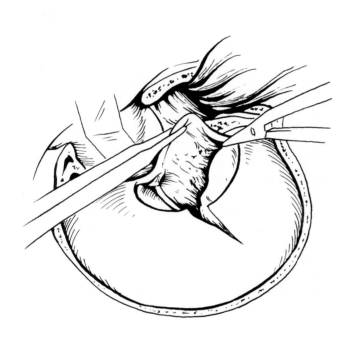

图8-6-3

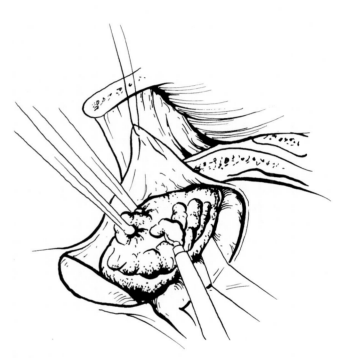

图8-6-4

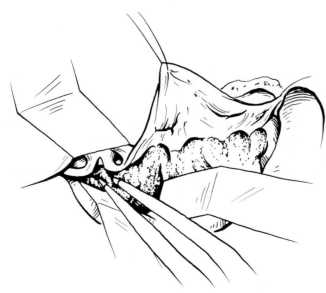

图8-6-5

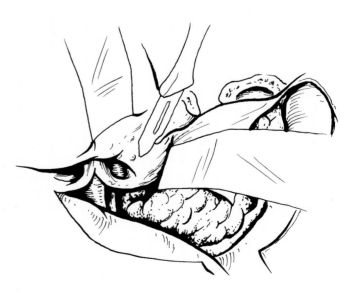

图8-6-6

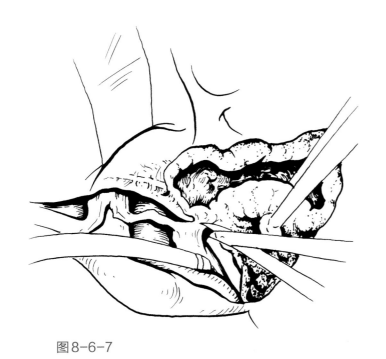

图 8-6-7

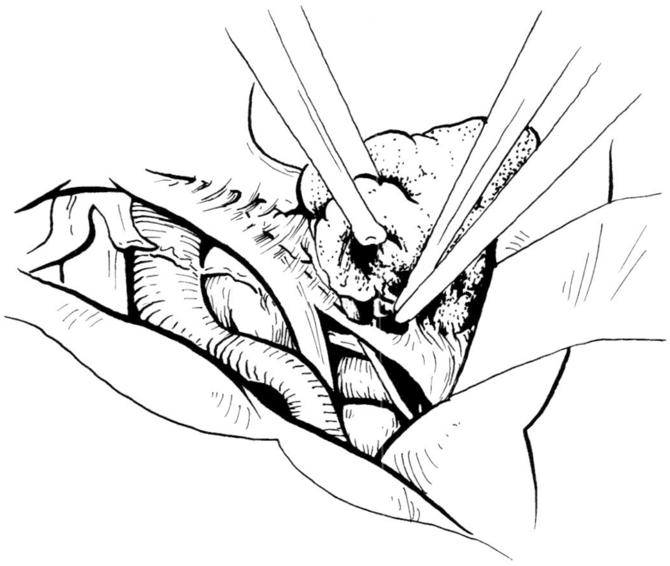

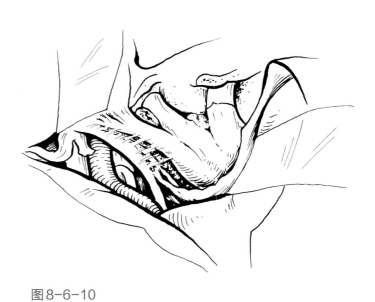

图 8-6-8

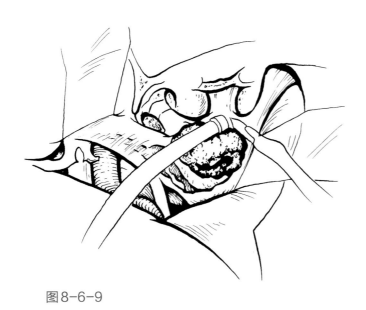

图 8-6-9

图 8-6-10

第七节　　岩斜区脑膜瘤

适 应 证　　❶ 影像学诊断明确，肿瘤呈渐进性生长，有颅内占位效应及相应的临床症状。

❷ 神经症状进展快，术前已有重度神经功能障碍，影像学发现肿瘤直径明显增大，颈内动脉明显受压。

❸ 对于骨化、钙化并且无临床症状者，定期随访，如无变化，可不必手术治疗。

禁 忌 证　　同第一节。

术前准备	同第一节。
麻　醉	全身麻醉。
体　位	仰卧位，患侧肩下垫起，头转向对侧。

术前准备　同第一节。

麻　醉　全身麻醉。

体　位　仰卧位，患侧肩下垫起，头转向对侧。

手术步骤
❶ 采用幕上幕下联合经岩骨入路（图8-7-1）。
❷ 去除颞部骨质，平颅中窝底，牵拉颞部硬膜，沿颞叶下缘切开硬脑膜（图8-7-2）。
❸ 向内剪开小脑幕至肿瘤表面，向后剪开小脑幕至滑车神经，向前剪开小脑幕，打开Meckel囊（图8-7-3）。
❹ 分离肿瘤后方，辨认受压的三叉神经根（图8-7-4）。
❺ 将肿瘤与三叉神经及其分支分离（图8-7-5）。
❻ 自Meckel囊锐性分离肿瘤与三叉神经（图8-7-6）。
❼ 切除肿瘤后，可见三叉神经受压拉长，移位明显（图8-7-7）。

术中要点
❶ 注意保护小脑幕缘周围的神经和血管。
❷ 进入肿瘤的较小血管可以电凝离断，较大血管尽量游离，部分肿瘤粘连紧密，不必强求全切，待术后放射治疗。

术后处理　同第一节。

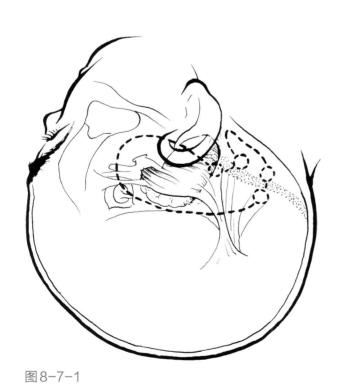

图8-7-1

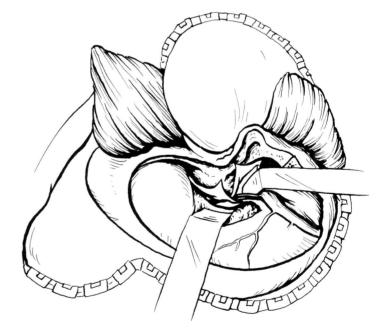

图8-7-2

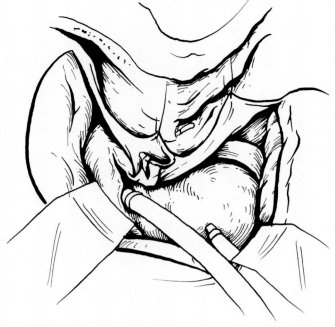

图8-7-3

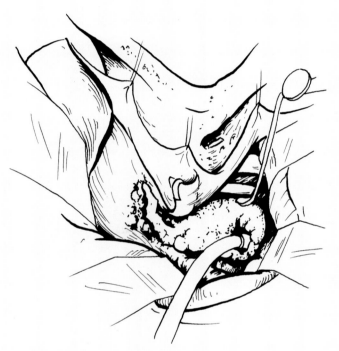

图8-7-4

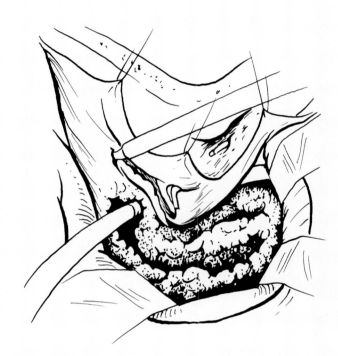

图8-7-5

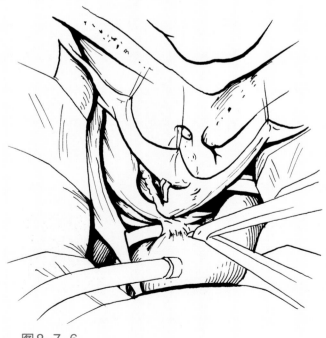

图8-7-6

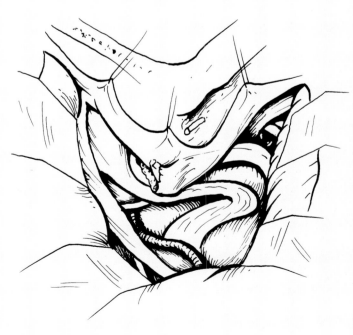

图8-7-7

第九章

脑神经鞘瘤

第一节

三叉神经鞘瘤

第二节

面神经鞘瘤

扫描二维码，
观看本书所有
手术视频

第一节　三叉神经鞘瘤

适 应 证	❶ 影像学诊断明确，肿瘤呈渐进性生长，有颅内占位效应及相应的临床症状。
	❷ 肿瘤体积小、无占位效应、无临床症状、静止性生长、随访无变化、可不必手术治疗。
禁 忌 证	❶ 年迈体弱或重要脏器功能障碍，难以承受手术者。
	❷ 晚期三叉神经鞘瘤已有严重脑干损害，周身情况衰竭者。
术前准备	❶ 认真分析临床表现和影像学资料，确定肿瘤的起源和部位。根据三叉神经及肿瘤的解剖位置选择手术入路，对于颅中窝型、周围型、混合型及哑铃型三叉神经鞘瘤，多可采用扩大颅中窝底硬膜外入路，对于肿瘤局限于颅后窝，可采用枕下乳突后入路。
	❷ 肿瘤性质难以判断时，宜先做穿刺活检，以确定是否手术和手术方案。若肿瘤巨大，血供丰富，开颅术前先介入栓塞肿瘤的主要供血，以减少术中出血。
	❸ 术中有可能损伤颈内动脉者，术前宜做颈内动脉球囊闭塞试验和脑血流量测定，术前行脑干诱发电位检查，有条件者，做术中行神经电生理监测的准备。
麻　　醉	全身麻醉。
体　　位	仰卧位。
手术步骤	❶ 对于三叉神经鞘瘤在Meckel囊中，膨胀生长并向外突入颅中窝内的，采取颞下入路（图9-1-1）。
	❷ 牵开颞叶，切开覆盖在Meckel囊上的隆起硬膜（图9-1-2）。
	❸ 肿瘤起源于三叉神经节（图9-1-3）。
	❹ 瘤内切除（图9-1-4）。
	❺ 从硬膜附着处切下肿瘤，从三叉神经节和三叉神经根的边缘锐性分离肿瘤（图9-1-5）。
	❻ 从三叉神经的眼支和上颌支上分离出肿瘤（图9-1-6）。
	❼ 将肿瘤从海绵窦外侧壁和三叉神经节上锐性分离（图9-1-7）。
	❽ 查看瘤床，彻底止血，完全切除肿瘤（图9-1-8）。

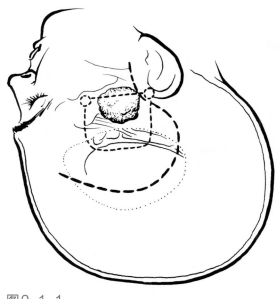

图9-1-1

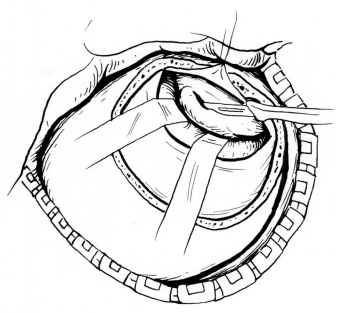

图9-1-2

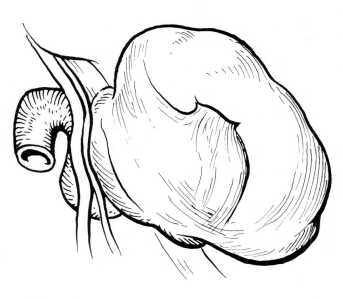

图9-1-3

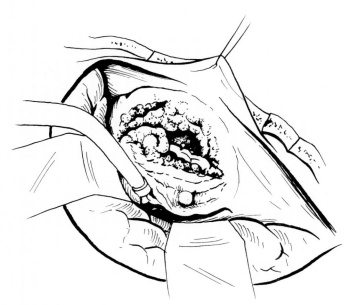

图9-1-4

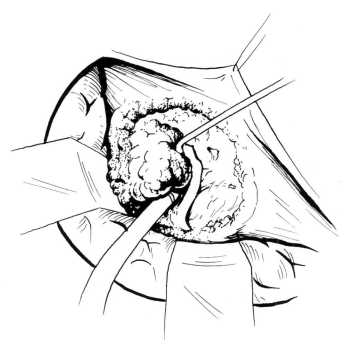

图9-1-5

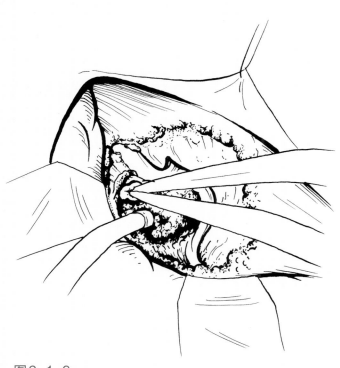

图9-1-6

249

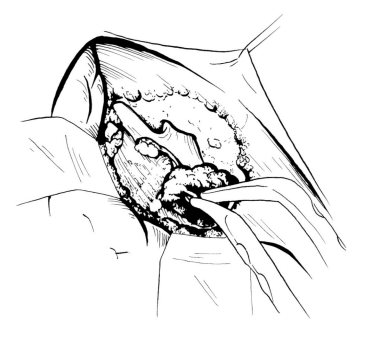

图 9-1-7

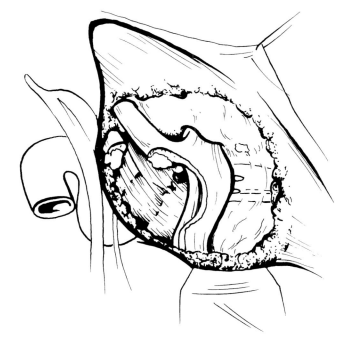

图 9-1-8

术中要点

❶ 若前床突、眶顶、视神经管壁和岩骨尖等部位有气化，应尽量避免开放气房，一旦开放，需用骨蜡或肌块填塞，并用纤维蛋白胶等封闭。

❷ 切除海绵窦窦内肿瘤时，沿着肿瘤包膜分离，应注意避免损伤第Ⅲ、Ⅳ、Ⅴ脑神经以及颈内动脉海绵窦段。

❸ 在切除海绵窦内肿瘤时，如出血严重，可用可吸收止血纱（速即纱）或浸有凝血酶的明胶海绵覆盖窦壁。

❹ 尽可能保留尚完整的三叉神经纤维，但为防止复发，肿瘤起源的神经纤维需一并切除。

术后处理

❶ 监护血压、心率、血氧饱和度等生命体征，化验血常规、出凝血时间、血糖、离子及肝肾功能等。严密观察意识、瞳孔及肢体活动等情况，注意观察是否有动眼神经麻痹、面瘫、听力下降和三叉神经及外展神经损害等症状。

❷ 术后及时复查头部CT，病情变化随时复查头部CT，病情平稳定期复查头部CT，如术后出现颅内血肿且占位效应明显，有相应神经功能障碍，应再次手术。

❸ 观察引流管固定情况及引流液性质和引流量。头部及时消毒换药，观察切口愈合情况及是否有脑脊液漏，及时处置。

面神经鞘瘤

适 应 证	❶	影像学诊断明确，肿瘤呈渐进性生长，有颅内占位效应及相应的临床症状。
	❷	肿瘤体积小，无占位效应，无临床症状者，静止性生长，随访无变化，可不必手术治疗。
禁 忌 证	❶	年迈体弱或重要脏器功能障碍，难以承受手术者。
	❷	晚期面神经鞘瘤已有严重脑干损害，周身情况衰竭者。
术前准备	❶	认真分析临床表现和影像学资料，确定肿瘤的起源和部位。
	❷	术前行脑干诱发电位检查，有条件者，做术中行神经电生理监测的准备。
麻 醉		全身麻醉。
体 位		仰卧位或侧卧位。
手术步骤	❶	手术采取颞下入路加改良颧弓切开入路，以尽可能显露颅中窝底（图9-2-1）。
	❷	抬起颅中窝底的硬脑膜，可见肿瘤位于颅中窝内，并已经侵蚀穿透岩骨（图9-2-2）。
	❸	电凝缩小肿瘤，沿着和肿瘤粘连的面神经管内段以及迷路，辨认肿瘤（图9-2-3）。
	❹	扩大肿瘤所在的骨腔，显露近肿瘤的面神经端（图9-2-4）。
	❺	从靠近肿瘤起源处横断面神经（图9-2-5）。
	❻	显露位于鼓室上隐窝内的膝状神经节（图9-2-6）。
	❼	取一段耳大神经修复面神经（图9-2-7）。
	❽	颞肌填塞鼓室上隐窝，关颅（图9-2-8）。

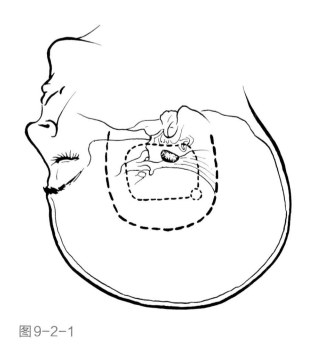

图9-2-1

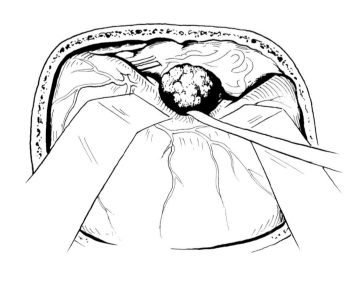

图9-2-2

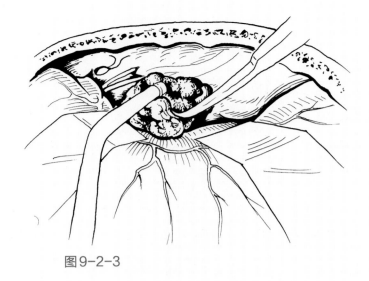

图9-2-3

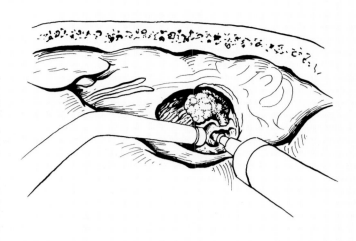

图9-2-4

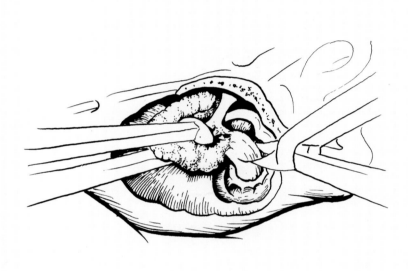

图9-2-5

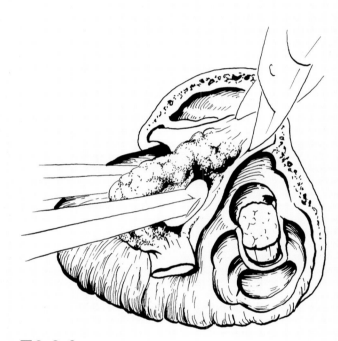

图9-2-6

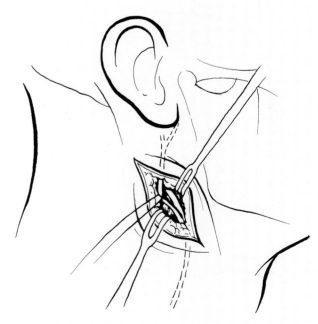

图9-2-7

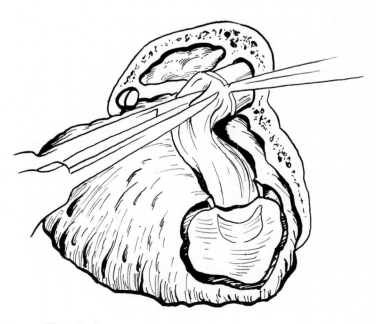

图9-2-8

252

术中要点	❶ 在棘孔处电凝切断脑膜中动脉，辨识岩浅小神经和岩大神经，并予以保护。
	❷ 切除肿瘤时，先内切除减压，注意保护周围正常组织及神经。
术后处理	❶ 监护血压、心率、血氧饱和度等生命体征，化验血常规、出凝血时间、血糖、离子及肝肾功能等。严密观察意识、瞳孔及肢体活动等情况。注意观察是否有面瘫、听力下降等神经损害等症状。
	❷ 术后及时复查头部CT，病情变化随时复查头部CT，病情平稳定期复查头部CT，如术后出现颅内血肿且占位效应明显，有相应神经功能障碍，应再次手术。
	❸ 观察引流管固定情况及引流液性质和引流量。头部及时消毒换药，观察切口愈合情况及是否有脑脊液漏，及时处置。

第十章
鞍区肿瘤

第一节

垂体瘤

◆

第二节

颅咽管瘤

扫描二维码，
观看本书所有
手术视频

第一节　垂体瘤

适 应 证	影像学诊断明确，内分泌化验支持，肿瘤呈渐进性生长，有颅内占位效应及相应的临床症状。
禁 忌 证	❶ 年迈体弱或重要脏器功能障碍，难以承受手术者。 ❷ 肿瘤体积小、无占位效应、无临床症状、静止性生长、随访无变化、患者拒绝手术。
术前准备	❶ 垂体激素化验及蝶鞍部影像学检查。 ❷ 有明显垂体功能减退者，术前补充激素。 ❸ 根据垂体瘤大小、部位和性质等，以及鼻腔及蝶窦实际情况，制定是否经鼻蝶手术或开颅手术。
麻 醉	经口插管全身麻醉。
体 位	仰卧位。
手术步骤	❶ 垂体大腺瘤部分填充到蝶窦，并经鞍膈向上生长，上抬视交叉，手术采取经单鼻蝶入路（图10-1-1）。 ❷ "十"字切开蝶鞍硬脑膜，向海绵窦前方和侧方分离硬脑膜，使之同瘤囊分开（图10-1-2）。 ❸ 肿瘤组织活检，用环形刮匙和吸引器行瘤内切除（图10-1-3）。 ❹ 分离瘤囊外侧与海绵窦内侧壁，判断肿瘤与海绵窦的界面（图10-1-4）。 ❺ 在海绵窦内侧壁和颈内动脉上方分离肿瘤（图10-1-5）。 ❻ 分离瘤囊后部与神经垂体和蝶鞍后壁（图10-1-6）。 ❼ 可行腰椎置管注射生理盐水提高脑脊液压力，以对鞍膈和蛛网膜产生向下的压力，将肿瘤推入手术视野（图10-1-7）。 ❽ 刮除隐匿于手术视野之外，位于鞍结节的部分肿瘤（图10-1-8）。 ❾ 矢状位显示刮除位于鞍结节的肿瘤（图10-1-9）。 ❿ 鞍内填铺止血纱布，再取自体脂肪填塞（图10-1-10）。
术中要点	❶ 切除蝶窦内、蝶鞍内及鞍膈上肿瘤时，避免损伤中线两旁的重要神经血管结构。 ❷ 如鞍上池蛛网膜破损，脑脊液流出，应填塞瘤腔及修补鞍底，以免术后脑脊液漏。

ER 10-1-1
经鼻蝶神经
内镜垂体瘤
切除术

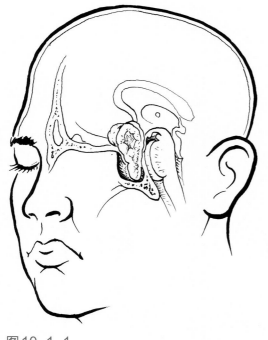

图 10-1-1

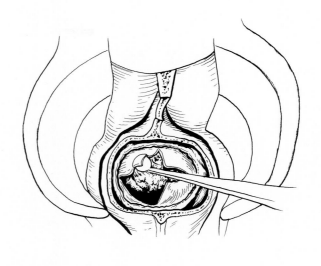

图 10-1-2

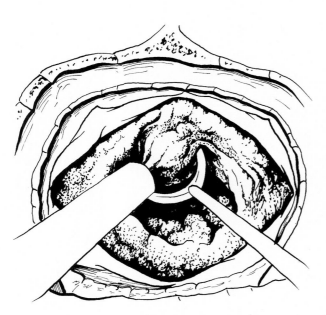

图 10-1-3

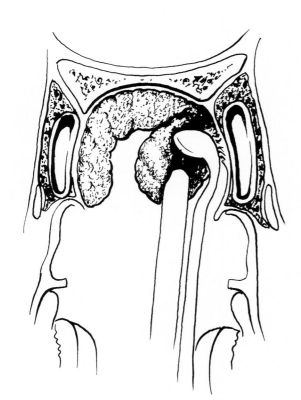

图 10-1-4

图 10-1-5

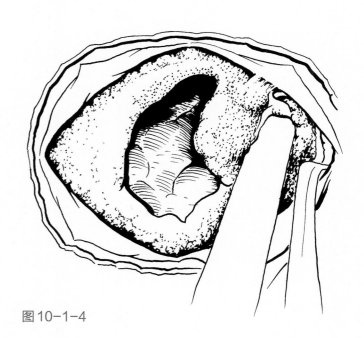

图 10-1-6

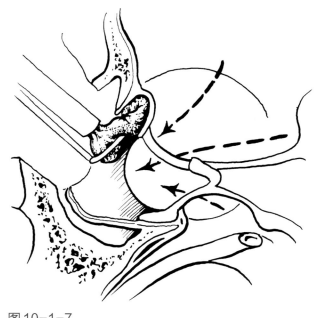

图 10-1-7

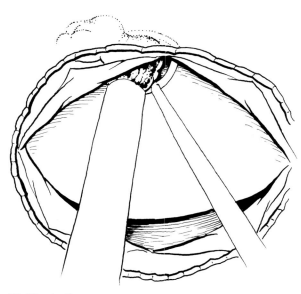

图 10-1-8

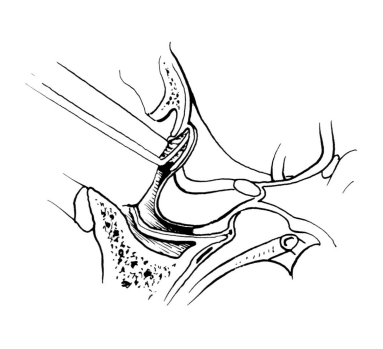

图 10-1-9

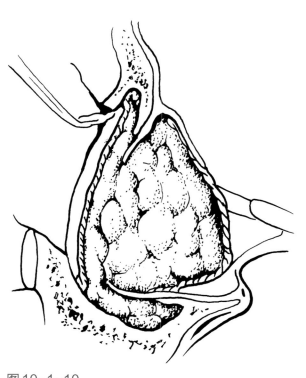

图 10-1-10

术后处理	❶ 监护血压、心率、血氧饱和度等生命体征，化验血常规、出凝血时间、血糖、离子及肝肾功能等，严密观察意识、瞳孔及肢体活动等情况。
	❷ 术后及时复查头部CT，病情变化随时复查头部CT，病情平稳定期复查头部CT。
	❸ 术后要给予抗生素治疗，持续2周左右。有尿崩者，给予垂体后叶抗利尿激素治疗。

第二节　颅咽管瘤

适 应 证	临床和影像学诊断明确，有颅内占位效应和神经功能障碍。
禁 忌 证	❶ 高龄合并主要脏器严重功能障碍，难以耐受手术者。
	❷ 肿瘤体积小、无占位效应、无临床症状、随访及复查见静止性生长、患者拒绝手术。
术前准备	❶ 备头皮。
	❷ 备血（根据实际情况定）。
	❸ 血常规、出凝血时间、肝肾功能、离子、血糖等常规化验及心电图等基础检查。
麻 醉	全身麻醉。
体 位	仰卧位。
手术步骤	❶ 颅咽管瘤向上扩展，进入第三脑室，堵塞右侧室间孔，采用跨中线的额颞入路（图10-2-1）。

ER 10-2-1
鞍区胆脂瘤
切除术

❷ 沿发迹后做双侧冠状皮肤切口，颅骨钻孔，跨中线额颞瓣开颅。切开硬脑膜，结扎并切断上矢状窦（图10-2-2）。

❸ 切开大脑镰，牵开硬脑膜，游离嗅束，辨认视神经和视交叉，锐性打开视神经-颈动脉池（图10-2-3）。

❹ 打开视交叉池，显露视交叉和视束，打开终板（图10-2-4）。

❺ 打开瘤壁，行瘤内切除（图10-2-5）。

❻ 锐性分离垂体柄与瘤壁之间的粘连（图10-2-6）。

❼ 沿视交叉下面分离瘤壁（图10-2-7）。

❽ 在视交叉后置时，可经视神经之间达到肿瘤。如肿瘤突入第三脑室，可经视交叉下分离（图10-2-8）。

❾ 将突入第三脑室的肿瘤组织移入视野并切除。若未能将肿瘤自第三脑室移出，应采用半球间经胼胝体入路，在侧脑室内操作，残余肿瘤可经室间孔分离（图10-2-9）。

❿ 探查瘤床，妥善止血，经终板可以看到垂体柄、动眼神经及双侧大脑后动脉P1段等重要结构（图10-2-10）。

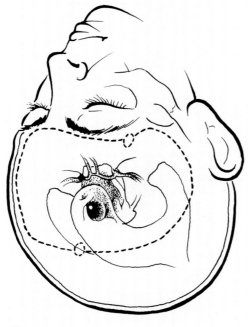
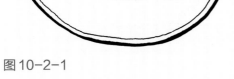

图 10-2-1

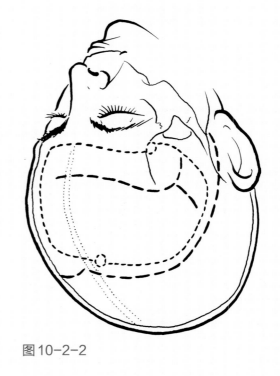

图 10-2-2

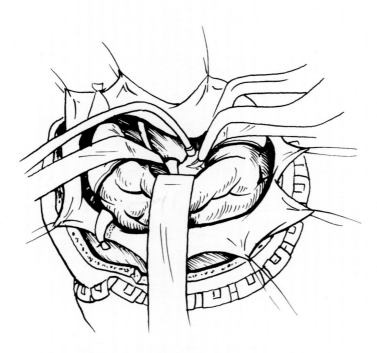

图 10-2-3

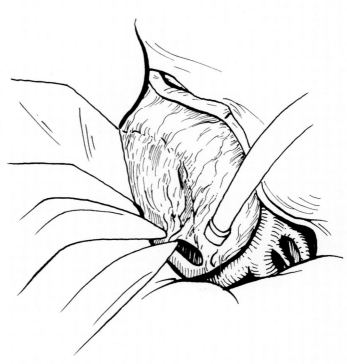

图 10-2-4

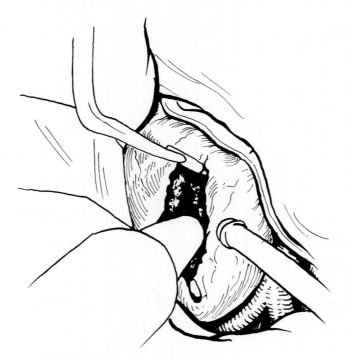

图 10-2-5

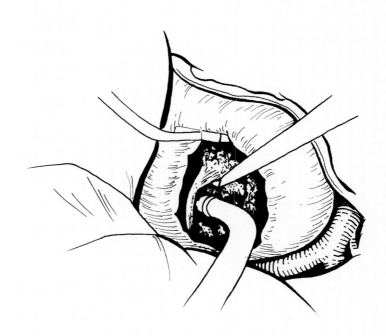

图 10-2-6

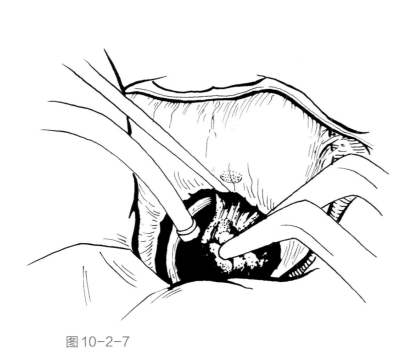

图 10-2-7

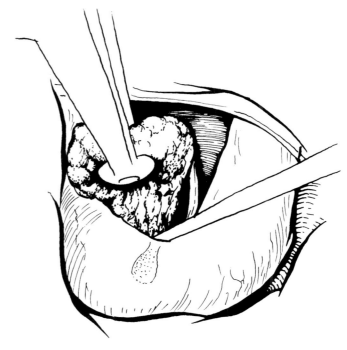

图 10-2-8

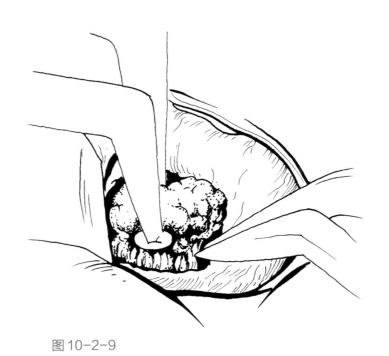

图 10-2-9

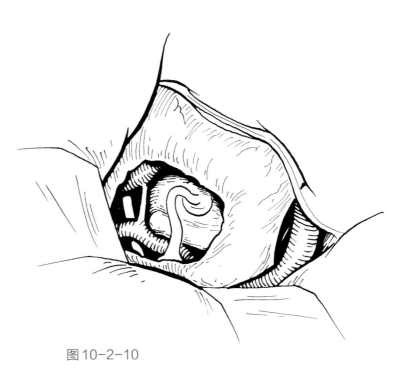

图 10-2-10

术中要点

❶ 颅咽管瘤常与垂体柄、下丘脑和第三脑室内壁粘连紧密，钙化的颅咽管瘤常与颅底动脉、视神经、视交叉及视束等粘连紧密，术中采用锐性分离，勿过分牵拉和勉强分离，以免造成严重损伤。

❷ 术中控制颅咽管瘤的囊液流入脑室内或蛛网膜下腔，以免产生化学性脑膜炎。

❸ 先行瘤内囊液吸除，或瘤内实质性肿物分块切除，再行瘤壁剥离。

术后处理

❶ 监护血压、心率、血氧饱和度等生命体征，化验血常规、出凝血时间、血糖、离子及肝肾功能等，严密观察意识、瞳孔及肢体活动等情况。

❷ 术后及时复查头部CT，病情变化随时复查头部CT，病情平稳定期复查头部CT。

❸ 注意水和电解质平衡，控制体温，给予胃肠黏膜保护剂预防中枢应激性溃疡。

❹ 术后行腰椎穿刺或腰椎置管释放脑脊液，减少化学性脑膜炎发生率。

261

第十一章
岩斜区肿瘤

第一节

听神经瘤

第二节

脊索瘤

第三节

皮样囊肿

扫描二维码，
观看本书所有
手术视频

适 应 证	临床和影像学诊断明确，有颅内占位效应和相应神经功能障碍。
禁 忌 证	❶ 高龄合并主要脏器严重功能障碍，难以耐受手术者。
	❷ 肿瘤体积小、静止性生长、无占位效应、无临床症状、患者拒绝手术。
	❸ 肿瘤发展到晚期，脑功能严重受损。
术前准备	❶ 备头皮，备血（根据实际情况定），血常规、出凝血时间、肝肾功能、离子、血糖等常规化验及心电图等基本检查。术前常规检查头部CT和MRI。
	❷ 行脑干诱发电位检查。可行全脑血管DSA检查了解肿瘤血供以及小脑后下动脉和肿瘤的关系。
麻　　醉	全身麻醉。
体　　位	侧卧位或仰卧位。
手术步骤	❶ 切开头皮，牵开枕部肌群，显露枕骨鳞部和乳突，颅骨钻孔，铣刀铣去骨瓣，形成骨窗（图11-1-1）。

ER 11-1-1
右侧听神经
瘤切除术

❷ 切开硬脑膜，显露肿瘤，行瘤内切除（图11-1-2）。

❸ 分离瘤壁下极，注意保护粘连的舌咽神经、迷走神经和副神经，保护椎动脉或小脑后下动脉发出的主要分支血管（图11-1-3）。

❹ 将肿瘤向外侧轻拉，小脑向内侧牵拉，分离肿瘤的内侧面（图11-1-4）。

❺ 小心辨认紧贴瘤壁的小血管，避免损伤小脑前下动脉、小脑上动脉和脑桥动脉（图11-1-5）。

❻ 辨认和确定面神经和听神经，分离肿瘤与脑干的粘连，注意保护（图11-1-6）。

❼ 清除瘤内容物后，瘤体塌陷，瘤壁松动（图11-1-7，图11-1-8）。

❽ 分离肿瘤上极，妥善处理岩静脉及其分支（保留或电凝后切断）（图11-1-9）。

❾ 把瘤壁向下牵拉，即可见三叉神经，小心将其游离，与瘤壁分开，关颅（图11-1-10，图11-1-11）。

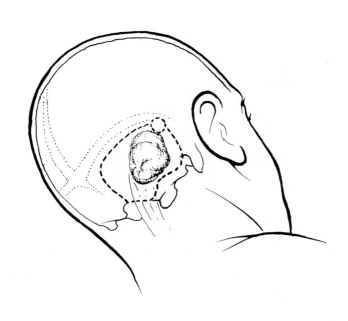

图 11-1-1

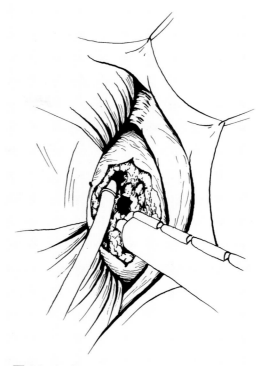

图 11-1-2

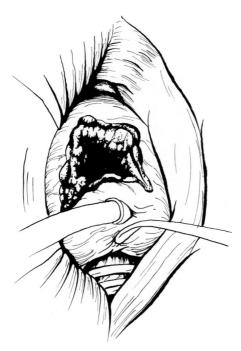

图 11-1-3

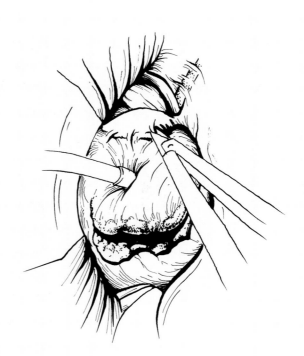

图 11-1-4

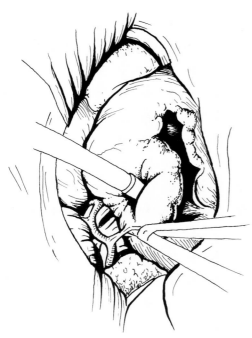

图 11-1-5

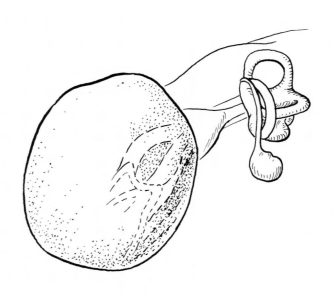

图 11-1-6

265

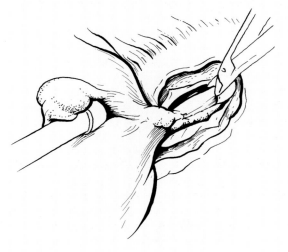

图 11-1-7

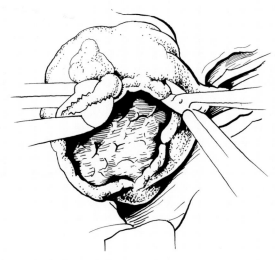

图 11-1-8

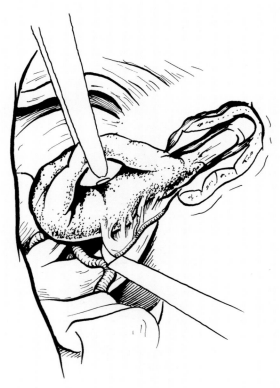

图 11-1-9

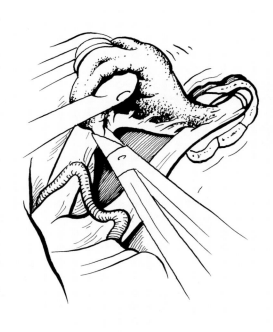

图 11-1-10

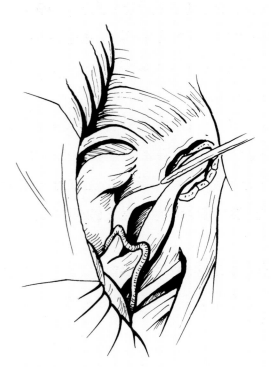

图 11-1-11

术中要点	❶ 术前面神经和听神经功能存在时，术中要细心和耐心分离，予以解剖保留。
	❷ 磨除内听道前应确定内淋巴囊位置，严格沿内听道方向磨除其后壁，由于半规管、内淋巴囊位于内听道与颈静脉孔之间，在由内听道口向外逐步扩大和延长时，向后扩大内听道要适可而止。
术后处理	❶ 监护血压、心率、血氧饱和度等生命体征，化验血常规、出凝血时间、血糖、离子及肝肾功能等，严密观察意识、瞳孔及肢体活动等情况。
	❷ 术后及时复查头部CT，病情变化随时复查头部CT，病情平稳定期复查头部CT。
	❸ 观察引流管固定情况及引流液性质和引流量。及时消毒换药，观察切口愈合情况。

第二节　脊索瘤

适　应　证	同第一节。
禁　忌　证	同第一节。
术前准备	同第一节。
麻　　醉	全身麻醉。
体　　位	侧卧位。
手术步骤	❶ 皮肤切口有瓣状和"S"形两种。瓣状切口从第3和第4颈椎棘突中线达枕外隆凸下2cm后，转向外侧，沿上项线达乳突后方，再转向下至乳突尖下。"S"形切口为枕下正中旁切口，达第3和第4颈椎水平（图11-2-1）。
	❷ 切开皮肤和颈部浅筋膜层，显露斜方肌、胸锁乳突肌和头夹肌。游离斜方肌和头夹肌，显露其下的头长肌、颈长肌和头半棘肌等。切断和向下翻开头长肌，显露寰椎横突、上下斜肌和肩胛提肌等深层肌群。可见上下斜肌和头后大直肌组成的枕下三角和头后小直肌等（图11-2-2）。
	❸ 枕下三角和肩胛提肌是定位椎动脉的重要标志。在寰椎的附着处离断上下斜肌和头后大直肌，可显露跨越椎动脉的第2颈神经根。在骨膜下分离寰椎后弓（图11-2-3）。
	❹ 沿寰椎后弓向外辨认椎动脉，其通常被椎旁静脉丛包绕。双极电凝或明胶海绵压迫静脉丛出血。电凝切断椎动脉颅外段的肌支（图11-2-4）。

267

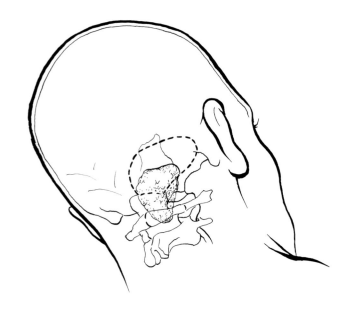

图 11-2-1

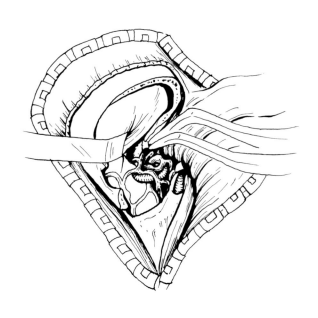

图 11-2-2

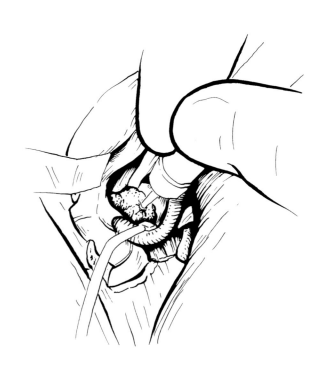

图 11-2-3

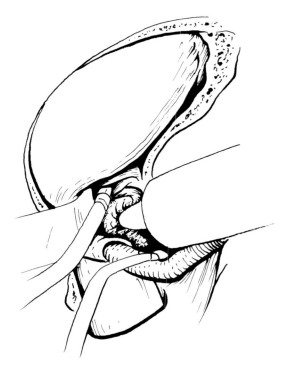

图 11-2-4

❺ 为扩大显露枕髁，可切除一侧寰椎后弓，打开寰椎横突孔，把椎动脉向中线分离（图11-2-5）。

❻ 颅骨钻孔后形成枕下外侧骨窗，磨除部分乳突，显露乙状窦、后半规管和颈静脉球。双极电凝后切断硬膜外静脉丛回流和颈静脉球的导静脉（图11-2-6）。

❼ 磨除枕髁和颈结节（图11-2-7）。

❽ 自上而下斜形切开硬脑膜至乙状窦缘，清除瘤内容物后，用生理盐水反复冲洗瘤腔直至清亮（图11-2-8）。

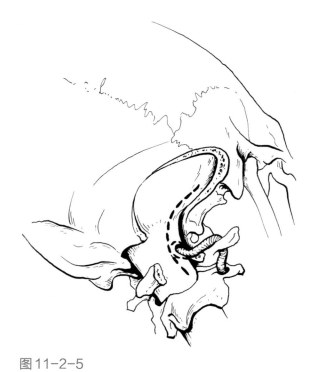

图 11-2-5

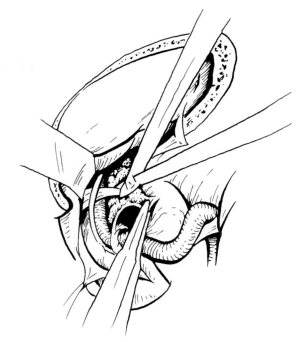

图 11-2-6

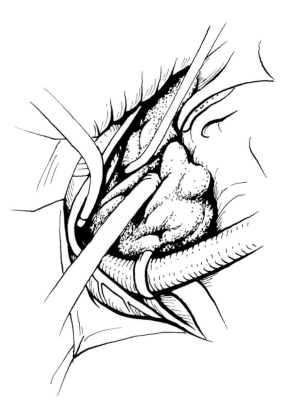

图 11-2-7

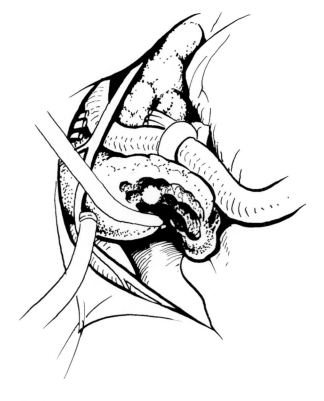

图 11-2-8

⑨ 分离瘤壁，有时可见神经血管贯穿于瘤内，先分离切除非重要功能区的瘤壁，然后处理与重要神经、血管或脑干粘连的瘤壁（图11-2-9）。

⑩ 切除与重要结构粘连不紧密的瘤壁，与重要神经和血管粘连紧密、难以分离的瘤壁可以部分残留，用双极弱电流电凝残留肿瘤组织，以减少复发，关颅（图11-2-10）。

术中要点

❶ 切除位于颈静脉球与枕髁之间的骨质，可显露位于髁三角内的舌下神经管和硬膜外的舌下神经。舌下神经管和颈静脉球距第IX、XI脑神经很近，要注意避免误伤后组脑神经。

❷ 磨除寰枕关节囊隆起，大多能满足手术视野需要。如需磨除枕髁，磨除枕髁上内侧部，占枕髁的1/3，不影响颅颈稳定，不必植骨或内固定。如超过枕髁1/3，需植骨和内固定。

❸ 对于体积较大的肿瘤，先行瘤内减压，电凝切开瘤壁，吸除溢出的瘤内容物，然后钳取或吸除瘤内实质性物质。肿瘤可沿斜坡脑干腹侧、幕上或枕骨大孔方向生长，力争从各个方向清除肿瘤。

术后处理

同第一节。

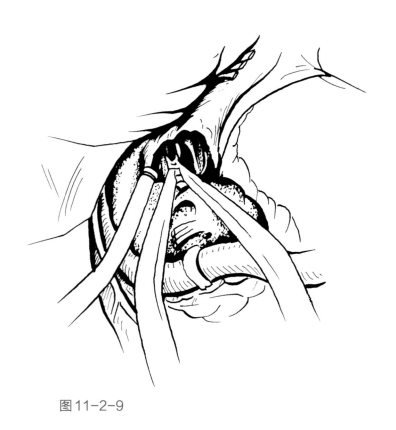

图 11-2-9

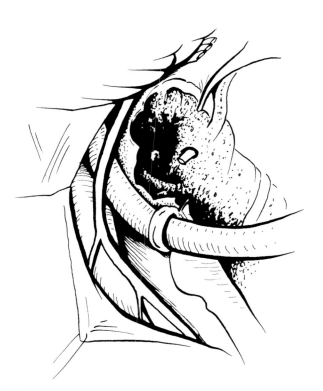

图 11-2-10

270

第三节　　皮样囊肿

适 应 证　　同第一节。

禁 忌 证　　同第一节。

术前准备　　同第一节。

麻　　醉　　全身麻醉。

体位与切口　　仰卧位或侧卧位。

手术步骤　　❶ 显示骨窗范围和颅骨钻孔位置（图11-3-1）。

❷ 磨除乳突，显露乙状窦直达颈静脉孔。磨除外耳道后壁后方的乳突上气房和面神经后气房，显露静脉窦硬脑膜角和岩上窦，继续向深部磨除岩骨锥体（图11-3-2）。

❸ 沿乙状窦两旁剪开颅后窝和颅中窝的硬脑膜，结扎岩上窦，在滑车神经后方剪开小脑幕，牵开后颞叶和小脑，显露肿瘤（图11-3-3）。

❹ 对于体积不大的肿瘤，先电凝肿瘤与岩骨锥体和小脑幕的粘连，阻断血供，有利于肿瘤切除。对于体积较大的肿瘤，开始难以显露肿瘤基底时，可行瘤内分块切除，缩小瘤体后，再处理肿瘤与岩骨和小脑幕的粘连，最后完全切除肿瘤（图11-3-4~图11-3-7）。

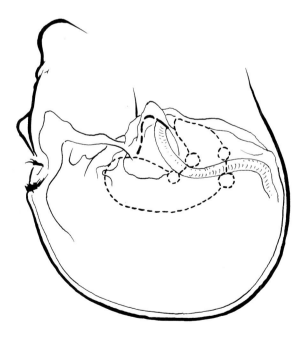

图 11-3-1

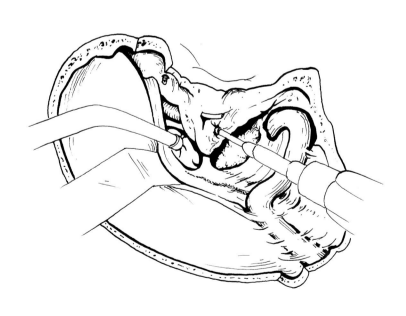

图 11-3-2

271

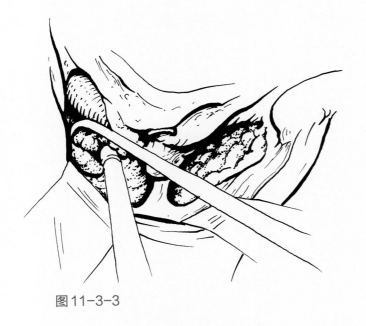

图 11-3-3

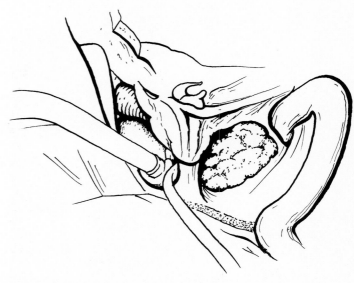

图 11-3-4

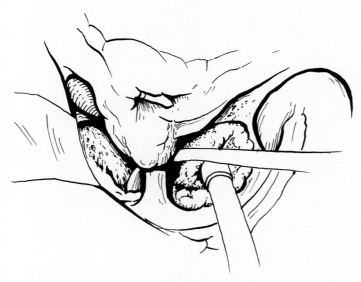

图 11-3-5

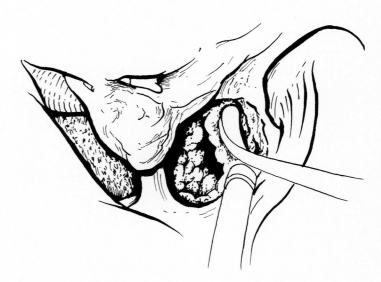

图 11-3-6

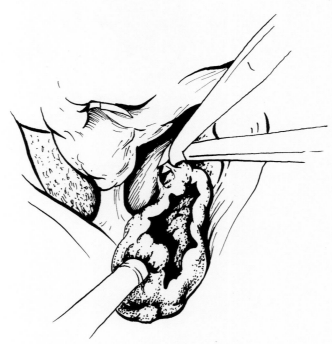

图 11-3-7

术中要点	❶ 注意不要损伤Labbe静脉。保留乙状窦和横窦时，为扩大术野，可沿静脉窦两旁硬脑膜切缘缝合打结，使静脉窦狭窄，但不阻断血流。
	❷ 磨除岩骨时，注意不要磨除后半规管、面神经管、中耳和内耳。用骨蜡封闭开放的气房。切开小脑幕时要注意保护滑车神经。
	❸ 在蛛网膜层游离肿瘤包膜，以免损伤重要神经和血管。脑神经、基底动脉及其分支血管常被巨大肿瘤包绕，游离和切除肿瘤要细心和耐心，避免损伤。
	❹ 如肿瘤硬韧且与重要神经血管粘连紧密，则不必勉强全切，残余肿瘤可辅以放射治疗。
术后处理	同第一节。

第十二章
脑室及脑室周边肿瘤

第一节

侧脑室内脑膜瘤

第二节

侧脑室旁星形细胞瘤

第三节

第三脑室胶样囊肿

第四节

第三脑室室管膜瘤

第五节

第三脑室后部松果体瘤

第六节

第四脑室髓母细胞瘤

扫描二维码，
观看本书所有
手术视频

第一节　侧脑室内脑膜瘤

适 应 证	❶ 影像学诊断明确，有相应的临床症状。
	❷ 虽无明显临床症状，肿瘤渐进增大，导致占位效应。
禁 忌 证	❶ 高龄合并主要脏器严重功能障碍，难以耐受手术者。
	❷ 肿瘤体积小、静止性生长、无占位效应、无临床症状、患者拒绝手术。
术前准备	❶ 备头皮，备血（根据实际情况定），血常规、出凝血时间、肝肾功能、离子、血糖等常规化验及心电图等基本检查。
	❷ 影像学检查确定肿瘤大小和位置，确定其与重要脑功能区和动静脉等毗邻关系，为精准选择手术入路提供依据。
麻　　醉	全身麻醉。
体　　位	侧卧位或仰卧位。
手术步骤	❶ 右侧侧脑室内占位性病变，考虑脑膜瘤（图12-1-1）。
	❷ 经顶枕入路，沿矢状方向直达侧脑室三角区显露肿瘤（图12-1-2）。
	❸ 电凝肿瘤表面血管（图12-1-3）。
	❹ 切除表层肿瘤组织（图12-1-4）。
	❺ 电凝供血动脉，剥离肿瘤，最后处理引流静脉（图12-1-5）。
	❻ 瘤内切除后，肿瘤体积缩减，视野扩大，再处理周边瘤体（图12-1-6）。
	❼ 当肿瘤缩小后，可牵开肿瘤寻找供血来源，靠近肿瘤处阻断供血（图12-1-7）。
	❽ 电凝并切断小的引流静脉（图12-1-8）。
	❾ 完整剥离肿瘤（图12-1-9）。
	❿ 肿瘤切除后，电凝术野中可见的脉络丛，最后电凝引流入大脑内静脉的血管（图12-1-10）。
术中要点	❶ 切开皮层后，脑压板不宜放置过深，牵拉过重，否则会导致内囊膝部和丘脑等部位损伤，术中用棉片保护室间孔，避免出血流入对侧侧脑室和第三、四脑室。
	❷ 侧脑室体部肿瘤血供可同时来自脉络膜前、后动脉，侧脑室枕角及三角区肿瘤多由脉络膜后动脉供血。损伤大脑内静脉和丘纹静脉等深静脉会引起严重脑肿胀，需严格保护。
	❸ 对于未能全切、病理级别较高和呈浸润性生长的肿瘤，需打通脑脊液循环通路，必要时电凝术野可见的脉络丛，以减少脑脊液分泌，降低术后脑积水发生率。

术后处理

❶ 监护血压、脉搏及呼吸等指标，化验血常规、出凝血时间、血糖、离子及肝肾功能等，严密观察意识、瞳孔及肢体活动等情况。

❷ 术后留置侧脑室外引流管，以引流出血性脑脊液，减少对脑组织的刺激和脑血管痉挛的发生。观察和记录引流液性质和引流量。拔除脑室引流管前，应先试验性夹闭。

❸ 术后及时复查头部CT，病情变化随时复查头部CT，病情平稳定期复查头部CT。如发现脑血肿并且有占位效应或引起脑积水，临床症状加重恶化，及时再次手术。

❹ 头部切口按时消毒换药，观察切口愈合情况，有无脑脊液漏，及时处置。

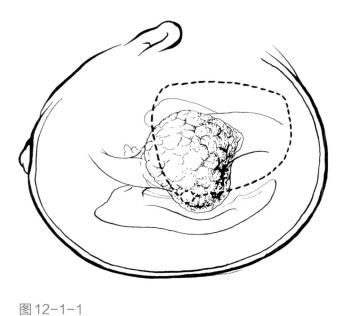

图 12-1-1

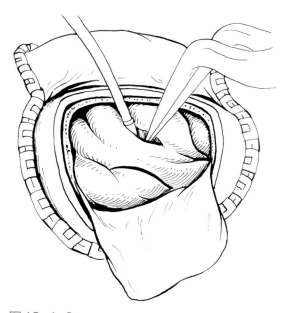

图 12-1-2

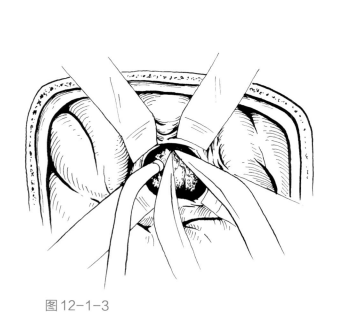

图 12-1-3

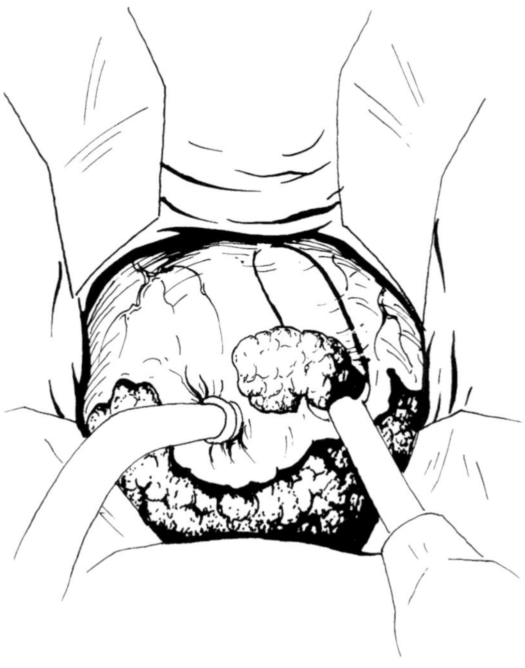

图 12-1-4

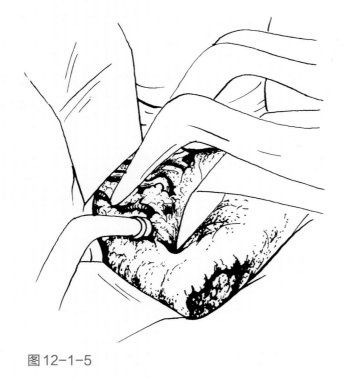

图 12-1-5

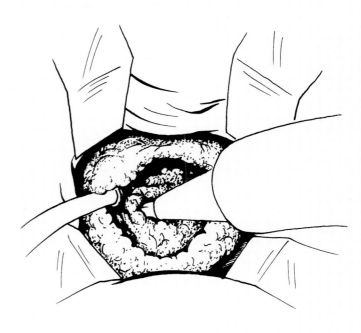

图 12-1-6

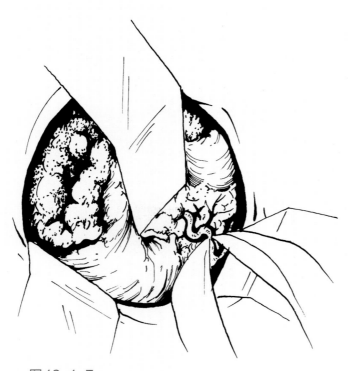

图 12-1-7

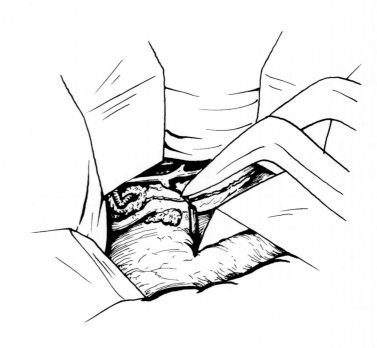

图 12-1-8

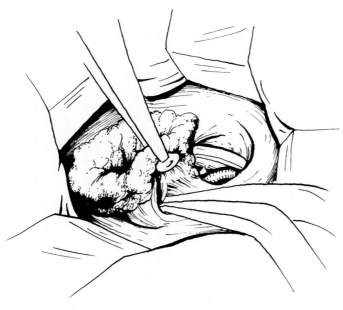

图 12-1-9

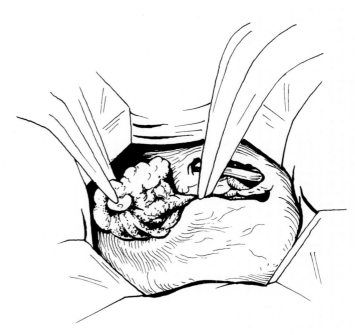

图 12-1-10

第二节 侧脑室旁星形细胞瘤

适 应 证	同第一节。
禁 忌 证	同第一节。
术前准备	同第一节。
麻 醉	全身麻醉。
体 位	仰卧位。

术前步骤

❶ 经皮层脑室入路（图12-2-1）。

❷ 硬脑膜翻向上矢状窦，避开功能区及脑组织表面血管，经皮层进入脑室（图12-2-2）。

❸ 电凝脑沟内皮层血管（图12-2-3）。

❹ 确认肿瘤及脑室位置（图12-2-4）。

❺ 分开皮层脑白质，显露侧脑室（图12-2-5）。

❻ 电凝切断脑室壁静脉，切开脑室壁室管膜，显露肿瘤（图12-2-6）。

❼ 分离肿瘤（图12-2-7）。

❽ 剥离肿瘤与脑组织间粘连的蛛网膜（图12-2-8）。

❾ 切除肿瘤后，可见室间孔（图12-2-9）。

术中要点

❶ 对于囊变肿瘤，囊壁影像无增强，切除肿瘤结节，即可达到全切目的；囊壁影像有增强，则需同时切除囊壁，以达到全切目的。

❷ 对于位于深部或涉及功能区的肿瘤，有条件的，术中应用神经导航精准定位，可提高手术效果，减少并发症。

术后处理　同第一节。

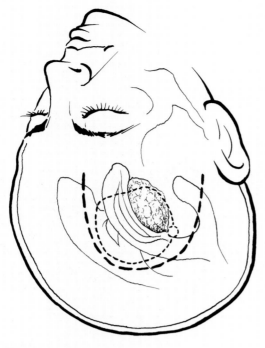

图 12-2-1

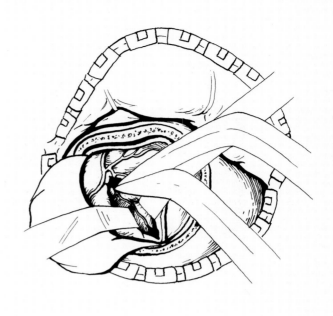

图 12-2-2

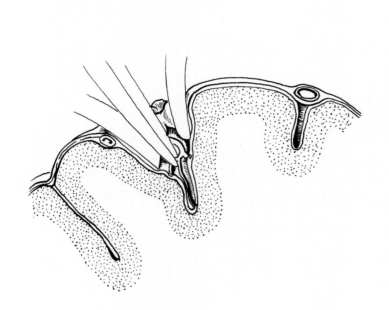

图 12-2-3

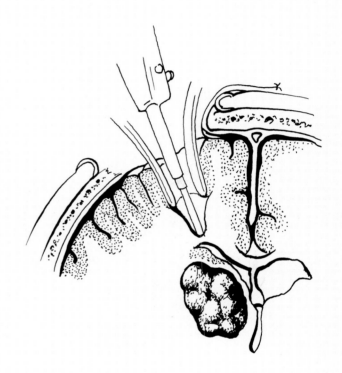

图 12-2-4

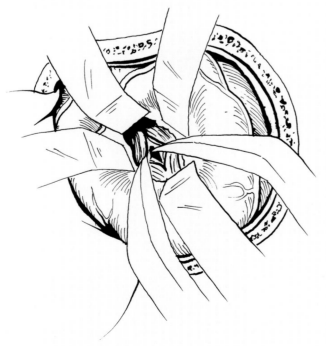

图 12-2-5

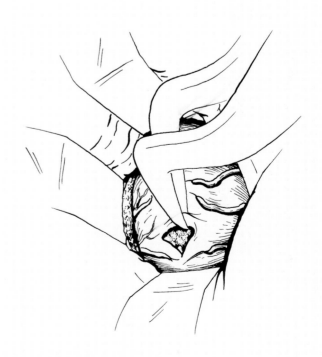

图 12-2-6

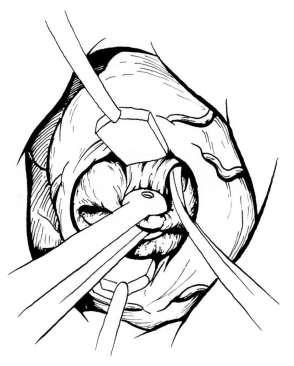

图 12-2-7

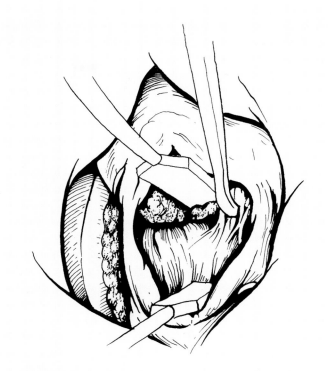

图 12-2-8

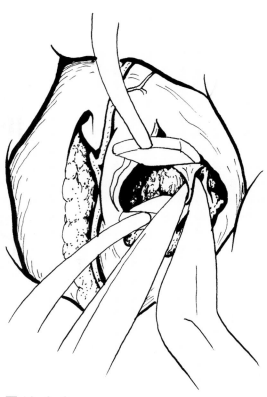

图 12-2-9

第三节　第三脑室胶样囊肿

适　应　证	同第一节。
禁　忌　证	同第一节。
术前准备	同第一节。
麻　　醉	全身麻醉。
体　　位	侧卧位或仰卧位。

手术步骤

❶ 半球间经胼胝体–室间孔入路，"U"形头皮切口，中线右侧开颅，矢状窦前后颅骨各钻一孔（图12-3-1）。

❷ 沿大脑镰向下分离，显露胼胝体，在双侧胼周动脉之间切开胼胝体，显露室间孔（图12-3-2）。

❸ 电凝并切除部分脉络丛，注意保护丘纹静脉等深静脉（图12-3-3）。

❹ 显露室间孔（图12-3-4）。

❺ 如未在中线部位切开胼胝体，可进入一侧侧脑室，通过找到室间孔进行定位，全切囊肿后可见对侧室间孔（图12-3-5）。

❻ 神经内镜可明确肿瘤有无残余（图12-3-6）。

术中要点

❶ 第三脑室解剖结构复杂，术中避免损伤下丘脑、视神经、视交叉、边缘系统及周围重要血管等结构，术中垂体柄、下丘脑及中脑等常受压移位变形，少用电凝烧灼。

❷ 对于静脉性出血，尽量压迫止血，否则电凝后静脉闭塞，脑组织肿胀梗死，更易局部粘连，导致脑积水。

❸ 手术尽可能通过自然间隙进行，以减轻脑损伤，不过分追求单入路和单次强行全切除，必要时可联合入路或分次切除巨大复杂的肿瘤。

❹ 术中尽量切开透明隔，使两侧脑室沟通，这样可降低术后梗阻性脑积水发生率。

术后处理　同第一节。

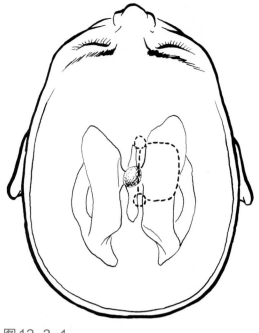

图 12-3-1

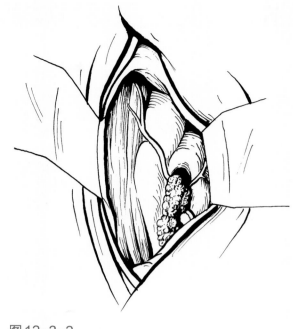

图 12-3-2

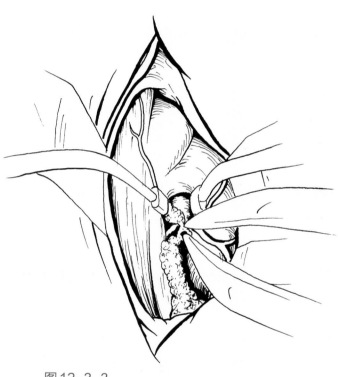

图 12-3-3

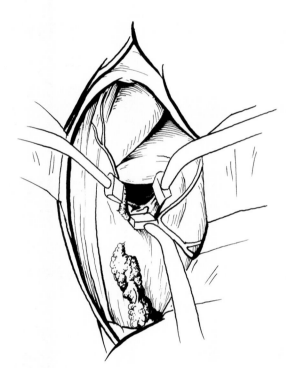

图 12-3-4

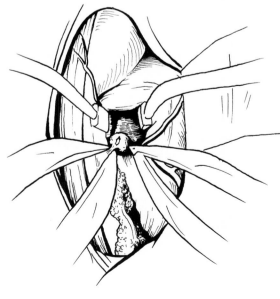

图 12-3-5

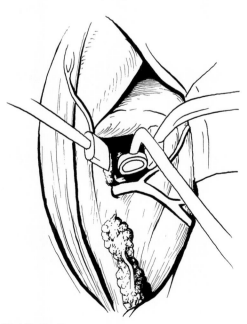

图 12-3-6

第四节　第三脑室室管膜瘤

适 应 证	同第一节。
禁 忌 证	同第一节。
术前准备	同第一节。
麻 醉	全身麻醉。
体 位	仰卧位。

手术步骤　❶ 经胼胝体－穹窿间入路，"U"形头皮切口，中线右侧开颅，上矢状窦前后各钻一孔（图12-4-1）。

❷ 进入侧脑室内，打开透明隔，保留至少一侧的穹窿（图12-4-2）。

❸ 切开穹窿间脉络膜组织，进入第三脑室（图12-4-3）。

❹ 切除表层肿瘤组织，逐步分离，注意保护大脑内静脉等深静脉（图12-4-4）。

❺ 瘤内切除（图12-4-5）。

❻ 完整切除肿瘤，电凝切除脑室壁肿瘤包膜（图12-4-6）。

术中要点　❶ 保护丘脑和穹窿柱，以免损伤后长期昏迷。

❷ 若囊肿壁与脉络丛、豆纹静脉或大脑内静脉等结构粘连明显，应在显微镜下仔细分离，努力做到全切除，并保护好脑深部静脉及下丘脑。

术后处理　同第一节。

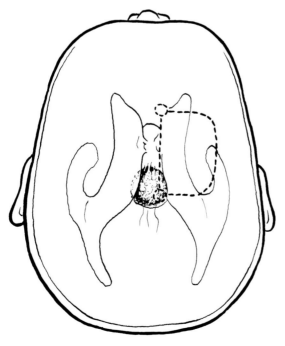

图 12-4-1

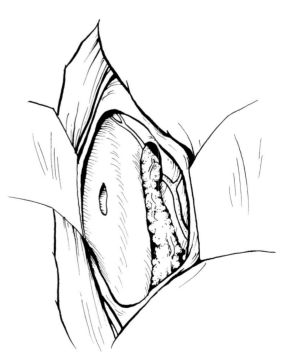

图 12-4-2

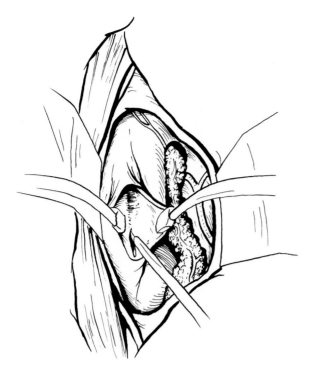

图12-4-3

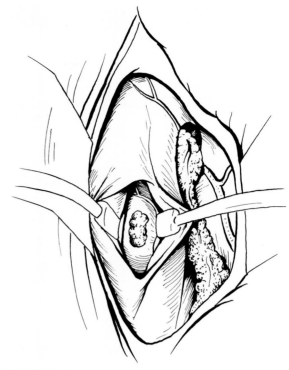

图12-4-4

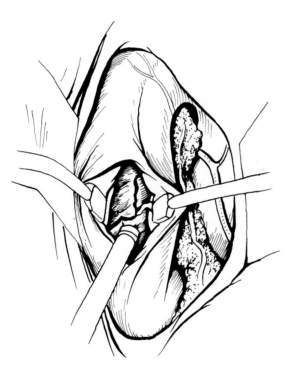

图12-4-5

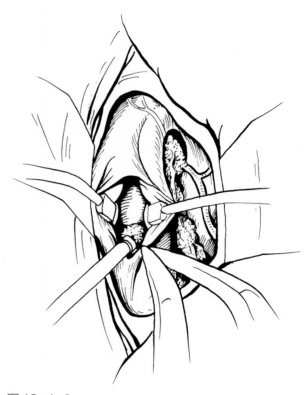

图12-4-6

第五节　第三脑室后部松果体瘤

适 应 证	同第一节。
禁 忌 证	同第一节。
术前准备	同第一节。
麻　　醉	全身麻醉。
体　　位	侧卧位。

手术步骤

❶ 枕下小脑上入路，肿瘤主要位于第三脑室后部及四叠体池内（图12-5-1）。

❷ 磨除颅骨，扩大骨窗，显露窦汇及双侧横窦（图12-5-2）。

❸ 硬脑膜翻向上方，向下牵开两侧小脑半球（图12-5-3）。

❹ 电凝并切断上蚓静脉（图12-5-4）。

❺ 切开小脑上蚓部，显露肿瘤（图12-5-5）。

❻ 剪开肿瘤表面蛛网膜（图12-5-6）。

❼ 切除表层肿瘤组织（图12-5-7）。

❽ 分离肿瘤周围蛛网膜（图12-5-8）。

❾ 瘤内切除，缩小肿瘤体积（图12-5-9）。

❿ 分离肿瘤与上丘的粘连（图12-5-10）。

⓫ 分离肿瘤与小脑的粘连（图12-5-11）。

⓬ 最后将肿瘤自小脑前蚓部分离（图12-5-12）。

⓭ 探查瘤床，有无残余肿瘤组织（图12-5-13）。

术中要点

❶ 处理较小的肿瘤，可沿瘤体表面分离肿瘤与正常组织，将肿瘤摘除，对于较大的肿瘤，先行瘤内切除，减压后再分块切除肿瘤。

❷ 有合并脑积水的，要行第三脑室脑池造瘘，在松果体上隐窝的上方，切开第三脑室后壁，打通脑脊液循环通路。

❸ 术中注意保护基底静脉及大脑大静脉等深静脉。

术后处理　　同第一节。

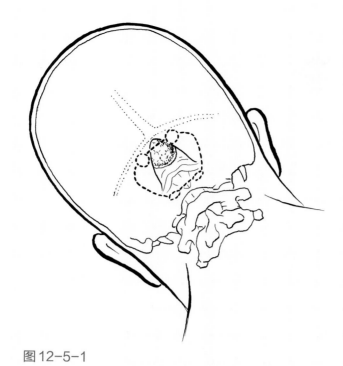

图 12-5-1

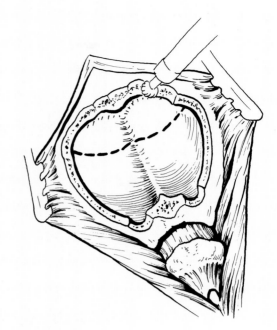

图 12-5-2

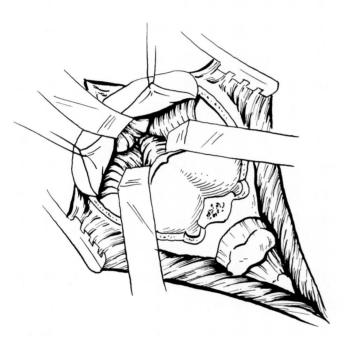

图 12-5-3

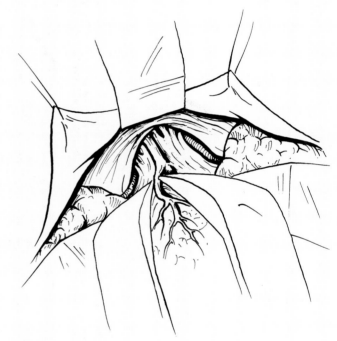

图 12-5-4

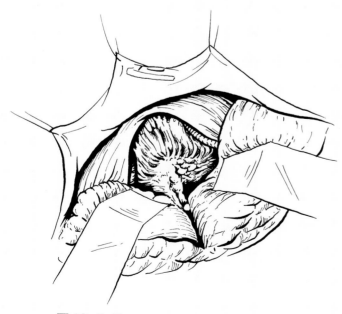

图 12-5-5

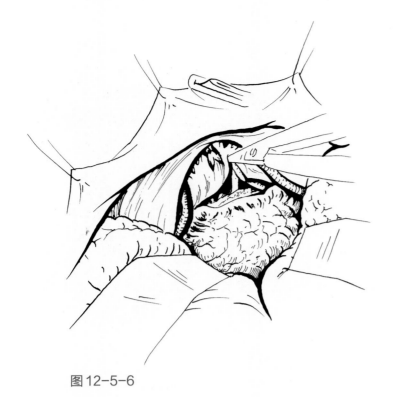

图 12-5-6

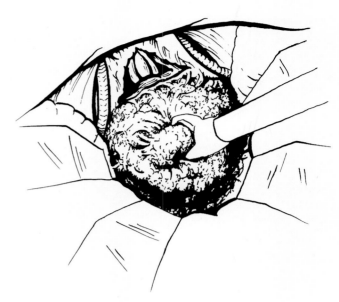

图 12-5-7

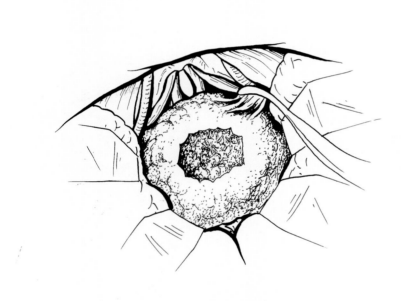

图 12-5-8

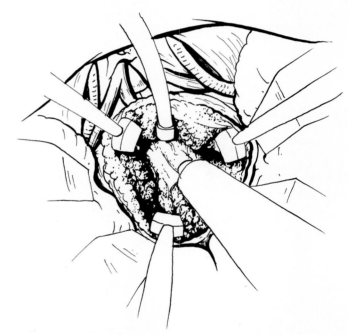

图 12-5-9

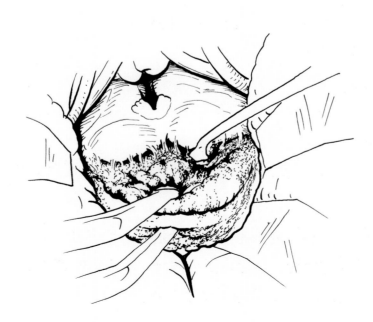

图 12-5-10

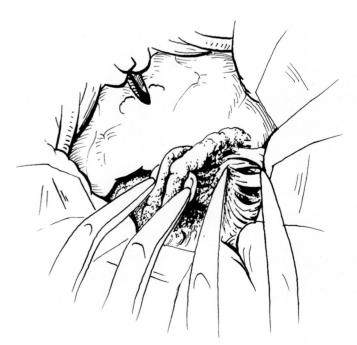

图 12-5-11

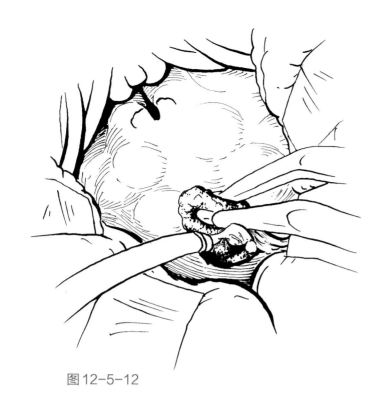

图 12-5-12

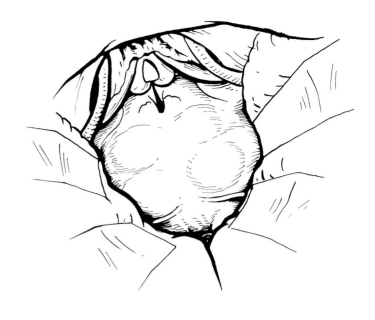

图 12-5-13

第六节　　第四脑室髓母细胞瘤

适 应 证	同第一节。
禁 忌 证	同第一节。
术前准备	同第一节。
麻　　醉	全身麻醉。
体　　位	侧卧位或俯卧位。

手术步骤

❶ 双侧枕下入路（图12-6-1）。

❷ "Y"形剪开硬膜，打开枕骨大孔，显露小脑半球（图12-6-2）。

ER 12-6-1
第四脑室脉
络丛乳头状
瘤切除术

❸ 切开小脑下蚓部，显露肿瘤（图12-6-3）。

❹ 沿蛛网膜间隙分离肿瘤组织（图12-6-4）。

❺ 显露第四脑室底，辨认中脑导水管底部开口（图12-6-5）。

❻ 切除残余肿瘤（图12-6-6）。

❼ 若肿瘤与脑组织粘连紧密，难以分离，应充分评估可否切除部分正常脑组织（图12-6-7）。

术中要点

❶ 不要急于处理肿瘤内的血管，先快速清除整个肿瘤，利于止血。

❷ 如瘤体与第四脑室底粘连紧密，肿瘤可少量残余，不可损伤第四脑室底。

❸ 严密缝合硬脑膜，避免术后脑脊液漏引起颅内感染。

术后处理　　同第一节。

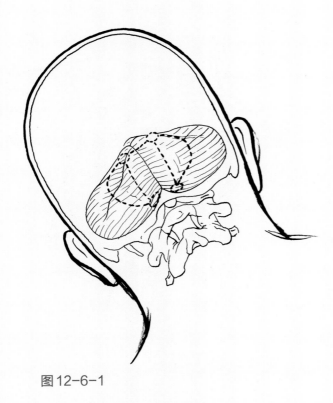

图 12-6-1

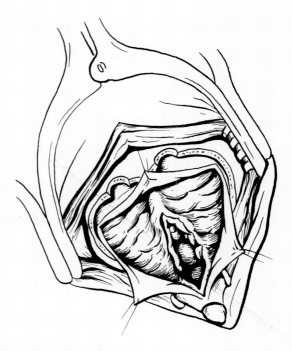

图 12-6-2

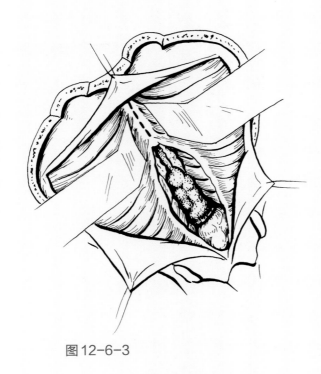

图 12-6-3

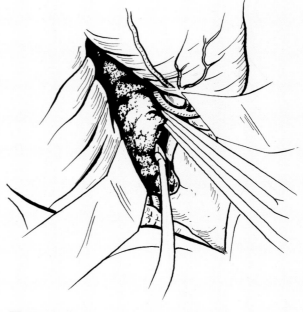

图 12-6-4

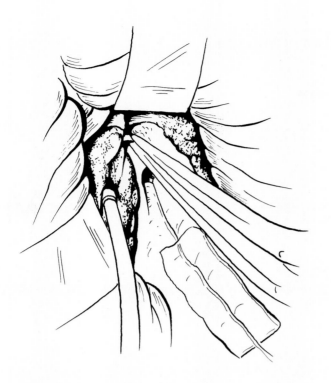

图 12-6-5

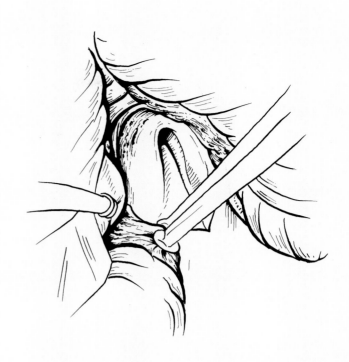

图 12-6-6

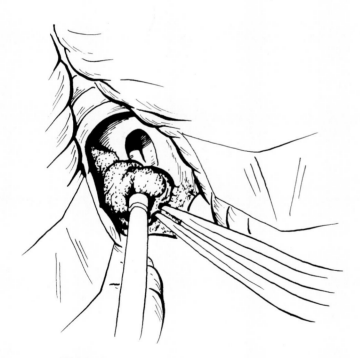

图 12-6-7

第十三章

脊柱脊髓疾病

第一节

髓外神经鞘瘤

第二节

髓内室管膜瘤

第三节

脊髓动静脉畸形

第四节

急性马尾综合征

第五节

硬脊膜外血肿

第六节

脊髓脊柱穿通伤

扫描二维码，
观看本书所有
手术视频

第一节　髓外神经鞘瘤

适 应 证	❶ 影像学诊断明确，有相应的临床症状。
	❷ 肿瘤渐进性增大，导致占位效应。
禁 忌 证	❶ 高龄合并主要脏器严重功能障碍，难以耐受手术者。
	❷ 肿瘤体积小、静止性生长、无占位效应、无临床症状、患者拒绝手术。
术前准备	❶ 影像学检查确定肿瘤大小和位置，判断其与脊柱节段和脊髓内外等毗邻关系，定位肿瘤的体表位置，选择合适的手术入路。
	❷ 备血（根据实际情况定），血常规、出凝血时间、肝肾功能、离子、血糖等常规化验及心电图等基本检查。
麻　　醉	全身麻醉。
体　　位	俯卧位。
手术步骤	❶ 切除椎板，切开硬脊膜并悬吊牵开（图13-1-1）。
	❷ 显露肿瘤（图13-1-2）。
	❸ 当肿瘤体积较小，易于游离时，可直接用薄棉片向内轻压脊髓，并向外轻轻牵拉肿瘤，将肿瘤一极完全牵至脊髓背面。如果肿瘤体积较大，难以游离时，先做肿瘤囊内切除，体积缩小后再分离（图13-1-3）。
	❹ 将肿瘤向侧方牵拉，显露载瘤神经及供血动脉。分离并电凝切断载瘤神经和供血动脉，尽量保留未被破坏的载瘤神经（图13-1-4）。
	❺ 向外侧牵拉肿瘤，电凝并切断载瘤神经的近髓端。对于哑铃状肿瘤，可在肿瘤峡部切开，做瘤内减压后，切除椎管内肿瘤，再切除椎管外肿瘤（图13-1-5）。
手术要点	❶ 神经鞘瘤为良性肿瘤，应力争全切，避免复发。
	❷ 妥善止血，避免椎管内迟发性血肿。
	❸ 避免牵拉过度，导致脊髓损伤。
术后处理	❶ 监护血压、脉搏及血氧饱和度等生命体征，加强护理，轴性翻身，避免压疮。
	❷ 严密观察肢体运动、感觉及大小便情况。
	❸ 术后如临床症状加重，影像学检查发现椎管内血肿，有占位压迫效应，需及时再次手术。
	❹ 切口及时消毒换药，观察是否有脑脊液漏，及时处置。

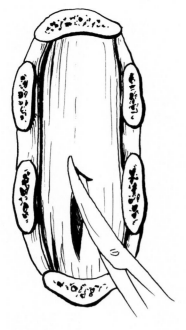

图 13-1-1

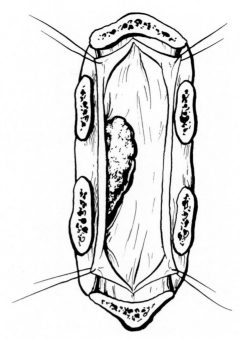

图 13-1-2

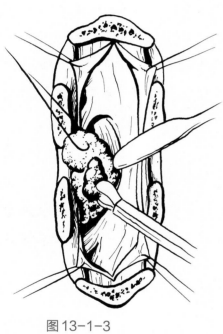

图 13-1-3

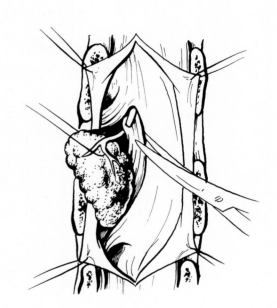

图 13-1-4

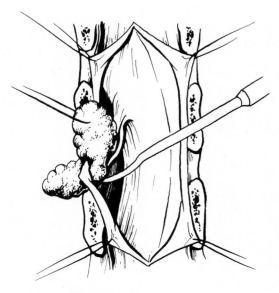

图 13-1-5

第二节　髓内室管膜瘤

适 应 证	同第一节。
禁 忌 证	同第一节。
术前准备	同第一节。
麻　　醉	全身麻醉。
体　　位	俯卧位。

手术步骤

❶ 切除椎板，打开硬脊膜，显露肿瘤段脊髓，见梭形膨大（图13-2-1）。

❷ 沿脊髓后正中沟切开软脊膜，脊髓后正中静脉可予以电凝，显露肿瘤（图13-2-2）。

❸ 在肿瘤背侧将左右后索稍向两侧分离，电凝切断来自脊髓实质的细小供血动脉（图13-2-3）。

❹ 将软脊膜缝吊于硬脊膜上，进一步显露肿瘤。分离肿瘤腹侧，先做瘤内切除，然后游离出肿瘤（图13-2-4）。

❺ 仔细分离肿瘤腹侧，将肿瘤全切除，逐层缝合（图13-2-5）。

手术要点

❶ 避免过度牵拉正常脊髓和脊髓前动脉，以免加重损伤。

❷ 妥善止血，避免脊髓内迟发性血肿。

❸ 严密缝合，避免术后脑脊液漏。

术后处理　　同第一节。

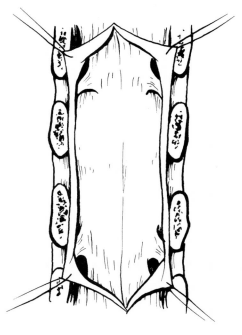

图13-2-1

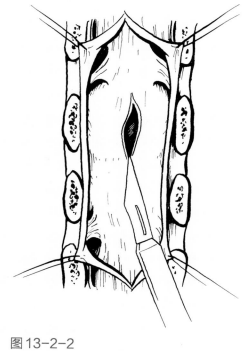

图13-2-2

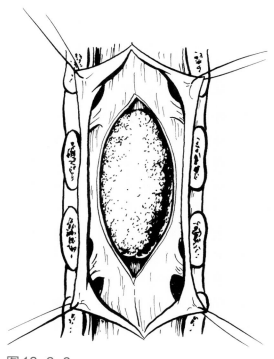

图13-2-3

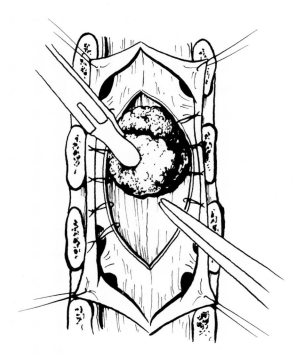

图13-2-4

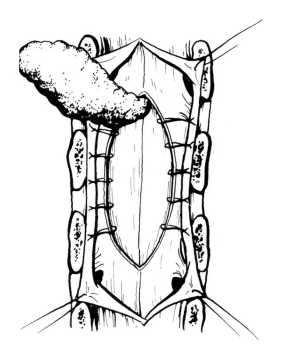

图13-2-5

适 应 证	❶ 影像学诊断明确，有脊髓出血或者脊髓缺血临床症状。
	❷ 脊髓动静脉畸形渐进增大，有破裂、出血等风险。
禁 忌 证	❶ 高龄合并主要脏器严重功能障碍，难以耐受手术者。
	❷ 动静脉畸形体积小、静止性生长、无临床症状、患者拒绝手术。
术前准备	❶ 影像学检查确定脊髓动静脉畸形大小和位置，判断其与脊柱节段和脊髓内外等毗邻关系，体表定位标记，为精准选择手术入路提供依据。
	❷ 备血（根据实际情况定），血常规、出凝血时间、肝肾功能、离子、血糖等基础化验及心电图等基础检查。
麻 醉	全身麻醉。
体 位	俯卧位。
手术步骤	❶ 切除椎板，切开硬脊膜，显露畸形血管，分离蛛网膜与畸形血管的粘连（图13-3-1）。
	❷ 区分供血动脉和引流静脉，判明主要供血动脉后，予以电凝切断。如供血动脉直径过于粗大，可结扎后切断（图13-3-2）。
	❸ 从远离主要引流静脉的一端，开始分离畸形血管团。电凝切断脊髓细小供血交通支，勿损伤脊髓的正常供应动脉（图13-3-3）。
	❹ 游离畸形血管团，电凝切断主要引流静脉，完整切除畸形血管团（图13-3-4）。
手术要点	❶ 对于呈弥漫型生长的髓内血管畸形，不可勉强探查和切除，否则会加重脊髓损伤。
	❷ 妥善止血，避免椎管内迟发性血肿。
术后处理	同第一节。

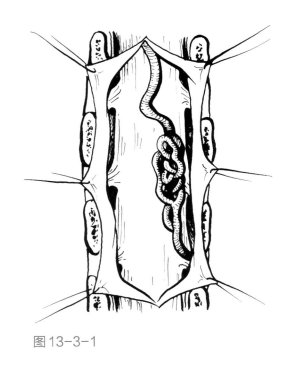

图 13-3-1

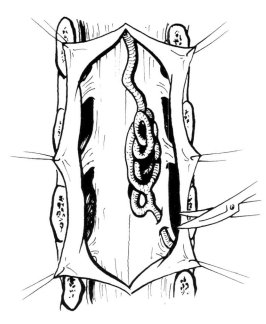

图 13-3-2

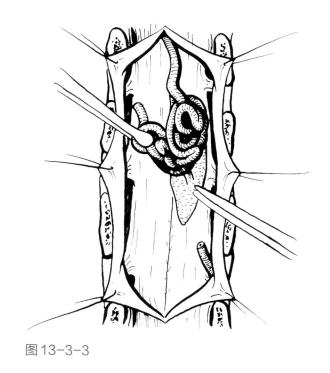

图 13-3-3

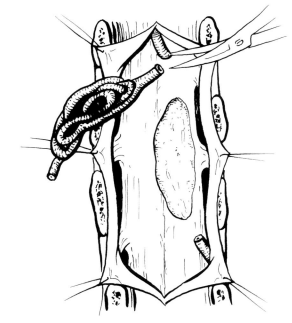

图 13-3-4

第四节　急性马尾综合征

| 适 应 证 | 影像学诊断明确，出现疼痛、神经损害及括约肌障碍等相应的临床症状。 |

适 应 证　影像学诊断明确，出现疼痛、神经损害及括约肌障碍等相应的临床症状。

禁 忌 证　高龄合并主要脏器严重功能障碍，难以耐受手术者。

术前准备　❶ 影像学检查确诊，体表定位标记。

　　　　　　❷ 备血（根据实际情况定），血常规、出凝血时间、肝肾功能、离子、血糖等基础化验及心电图等基础检查。

麻　　醉　全身麻醉。

体　　位　俯卧位。

手术步骤　❶ 急性腰椎间盘突出致严重椎管狭窄的减压，俯卧位，设计切口（图13-4-1）。

　　　　　　❷ 取正中纵向切口切开皮肤、筋膜（图13-4-2）。

　　　　　　❸ 将椎旁肌从棘突和椎板上分离（图13-4-3）。

　　　　　　❹ 切除椎板，保留峡部小关节以维持腰椎稳定性（图13-4-4）。

　　　　　　❺ 清除疝出的椎间盘碎片，探查有无碎片残留或神经受压（图13-4-5）。

手术要点　❶ 避免损伤正常脊髓结构和脊柱稳定性。

　　　　　　❷ 妥善止血，避免椎管内迟发性血肿。

术后处理　同第一节。

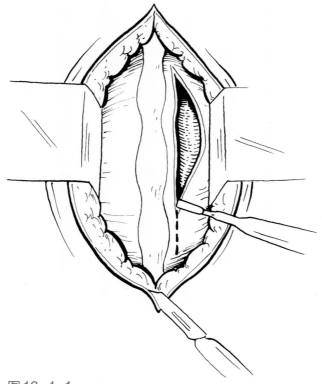

图 13-4-1

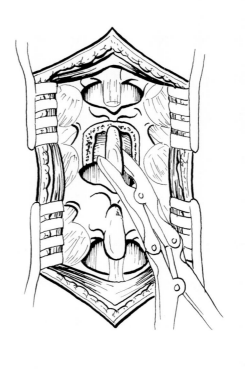

图 13-4-2

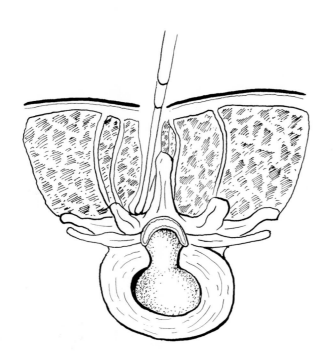

图 13-4-3

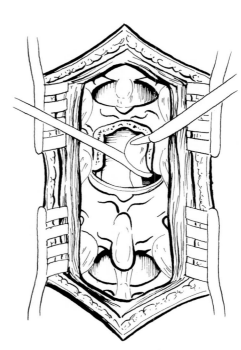

图 13-4-4

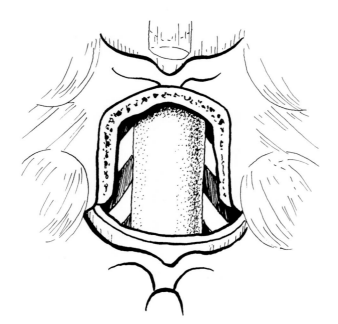

图 13-4-5

适 应 证	❶ 影像学诊断明确，有相应的临床症状。
	❷ 虽无临床症状，但硬脊膜外血肿渐进增大，有造成神经功能障碍的风险。
禁 忌 证	❶ 高龄合并主要脏器严重功能障碍，难以耐受手术者。
	❷ 硬脊膜外血肿量少、无进展、无临床症状、患者拒绝手术。
术前准备	❶ 影像学检查确定硬脊膜外血肿位置，判断其与脊柱节段和脊髓内外等毗邻关系，体表定位标记，为精准选择手术入路提供依据。
	❷ 备血（根据实际情况定），血常规、出凝血时间、肝肾功能、离子、血糖等基础化验及心电图等基础检查。
麻 醉	全身麻醉。
体 位	俯卧位。
手术步骤	❶ 俯卧位，定位切口（图13-5-1，图13-5-2）。
	❷ 切除椎板，显露血肿全貌，予以清除，查找出血的责任血管，予以电凝或者电凝后切除，如发现畸形血管团，按脊髓血管畸形步骤手术（图13-5-3，图13-5-4）。

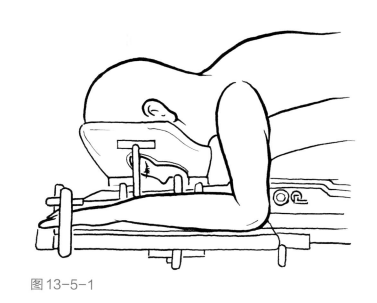

图 13-5-1

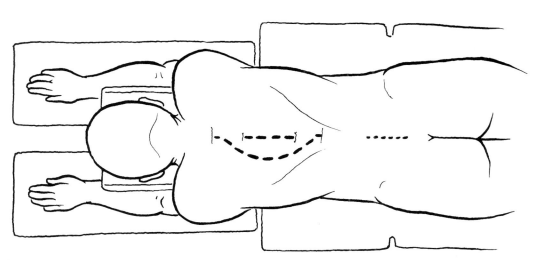

图 13-5-2

301

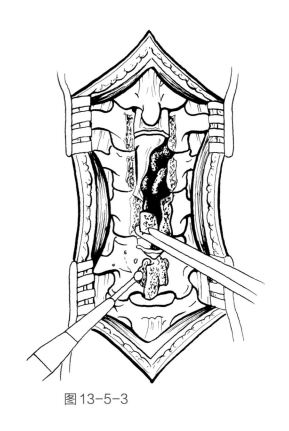

图 13-5-3

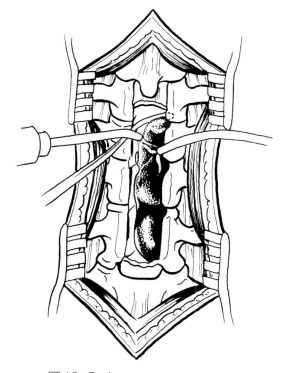

图 13-5-4

手术要点	❶ 避免损伤正常脊髓结构和脊柱稳定性。
	❷ 妥善止血，避免椎管内迟发性血肿。
术后处理	同第一节。

第六节　　脊髓脊柱穿通伤

适 应 证	外伤史及影像学诊断明确，有相应的临床症状。
禁 忌 证	高龄合并主要脏器严重功能障碍，难以耐受手术者。
术前准备	❶ 影像学检查确定脊柱脊髓穿通伤位置，判断其与脊柱节段和脊髓内外等毗邻关系，体表定位标记，为精准选择手术入路提供依据。
	❷ 备血（根据实际情况定），血常规、出凝血时间、肝肾功能、离子、血糖等基础化验及心电图等基础检查。
麻 醉	全身麻醉。
体 位	俯卧位。
手术步骤	❶ 完全贯穿脊髓穿通伤、进入椎管停留在脊髓内穿通伤及完全避开脊髓只损伤椎管或硬脊膜穿通伤（图13-6-1）。

❷ 切除椎板，显露硬脊膜及损伤部位（图13-6-2）。

❸ 清除破碎骨块，纵行切开硬脊膜（图13-6-3）。

❹ 悬吊硬脊膜，显露脊髓及损伤部位（图13-6-4）。

❺ 后正中切开脊髓，清除脊髓内血肿（图13-6-5）。

❻ 连续缝合硬脊膜（图13-6-6）。

手术要点　❶ 脊髓未完全损伤，应尽快手术清除血肿。

❷ 术区彻底冲洗消毒，降低术后感染率。

❸ 妥善止血，避免椎管内迟发性血肿。

术后处理　同第一节。

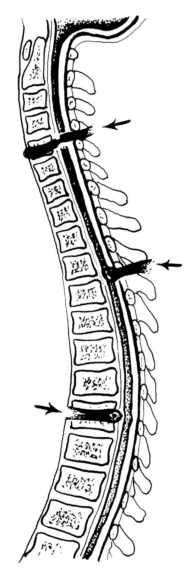

图13-6-1

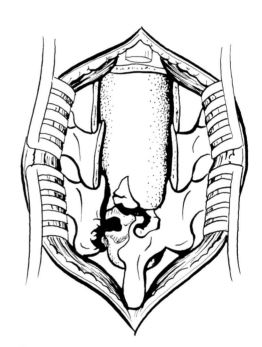

图13-6-2

303

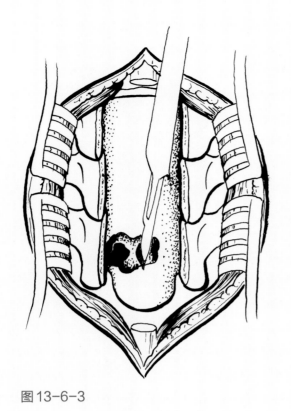

图 13-6-3

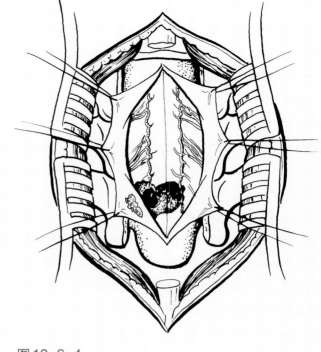

图 13-6-4

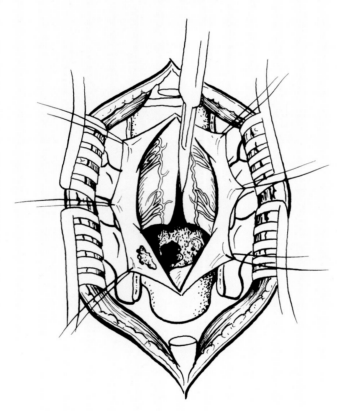

图 13-6-5

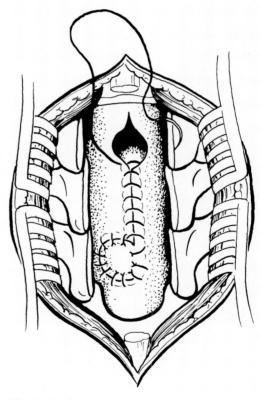

图 13-6-6

参考文献

1. 周良辅.神经外科手术图解.上海：上海医科大学出版社，1998.

2. 刘庆良.神经外科手术入路解剖与临床.北京：中国科学技术出版社，2007.

3. 石祥恩.显微神经外科解剖与手术技术要点.北京：中国科学技术出版社，2009.

4. 王忠诚，张玉琪.王忠诚神经外科学.2版.武汉：湖北科学技术出版社，2015.

5. 杨俊，杨海峰.脊髓神经外科手术技术图谱.北京：北京大学医学出版社，2012.

6. 兰青，康德智.神经外科锁孔手术学.北京：人民卫生出版社，2017.

7. 漆松涛.膜性概念神经外科学.北京：人民卫生出版社，2018.

8. 罗伯特·施博赖泽，阿尔伯特·罗顿，彼得·中司，等.脑血运重建彩色图谱：解剖、技巧及病例.毛更生，译.天津：天津科技翻译出版有限公司，2015.

9. 厄尔曼，瑞珂森.急症神经外科手术图谱.韩林，张华楸，译.济南：山东科学技术出版社，2018.

10. 片山容一，佐野公俊，久保田纪彦，等.神经外科专科医师必修手术.吴鹏飞，官彦雷，陈玲，译.沈阳：辽宁科学技术出版社，2018.

11. 雷蒙·贝尔盖.颈动脉与椎动脉的外科手术学.曲乐丰，陈忠，译.天津：天津科技翻译出版有限公司，2015.

12. 沃尔特·格兰德，L.尼尔森·霍普金斯，阿德南·H.西迪基，等.脑和颅底血管系统临床解剖变异.2版.梁国标，董玉书，译.天津：天津科技翻译出版有限公司，2015.

13. 迈克·T.劳顿.七种类型动静脉畸形——手术策略及技巧.田增民，卢旺盛，译.天津：天津科技翻译出版有限公司，2017.

14. 帕斯卡·M.杰伯.神经血管手术技巧.黄海东，匡永勤，顾建文，译.天津：天津科技翻译出版有限公司，2015.

15. 谢卡尔，费斯勒.神经外科手术技术图谱.詹仁雅，译.济南：山东科学技术出版社，2012.

16. 赵继宗.神经外科学.北京：人民卫生出版社，2019.

正文中融合的手术视频

ER 3-2-1	前交通动脉瘤夹闭术	
ER 3-4-1	右侧复发大脑中动脉瘤夹闭术	
ER 3-5-1	左侧颈内动脉脉络膜前动脉段破裂动脉瘤夹闭术	
ER 3-6-1	多发动脉瘤夹闭术	
ER 5-7-1	小脑海绵状血管瘤切除术	
ER 5-9-1	脑干占位切除术	
ER 7-1-1	颈动脉内膜剥脱术	
ER 7-4-1	颞浅动脉－大脑中动脉搭桥术	
ER 8-1-1	右侧顶枕叶占位切除术	
ER 8-2-1	右侧横窦脑膜瘤切除术	

ER 8-5-1	右侧视神经管减压复发脑膜瘤切除术	
ER 10-1-1	经鼻蝶神经内镜垂体瘤切除术	
ER 10-2-1	鞍区胆脂瘤切除术	
ER 11-1-1	右侧听神经瘤切除术	
ER 12-6-1	第四脑室脉络丛乳头状瘤切除术	

登录中华临床影像库步骤

公众号登录	扫描二维码 关注"临床影像库"公众号 点击"影像库"菜单 进入中华临床影像库首页	 临床影像及病理库　发消息 人民卫生出版社有限公司 内容涵盖200多家大型三甲医院临床影像诊断和病理诊断中曾诊断的所有病种。每个病例在介绍病… 168篇原创内容 IP属地：北京 84个朋友关注 影像库　　　　　　　　　　＞ 服务支持 内容支持　　技术支持　　我要投稿
网站登录	输入网址 medbooks.ipmph.com/yx 进入中华临床影像库首页	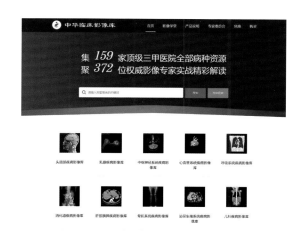
进入中华临床影像库首页注册或登录	PC 端点击首页"兑换"按钮 移动端在首页菜单中选择"兑换"按钮 输入兑换码，点击"激活"按钮 开通中华临床影像库的使用权限	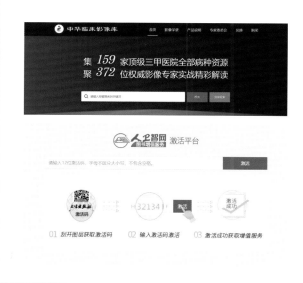

图书在版编目（CIP）数据

神经外科手绘手术图谱：精准手绘 + 操作视频 + 要点
注释 / 徐国成，梁国标，韩秋生主编 . 一北京：人民
卫生出版社，2023.5
ISBN 978-7-117-33382-5

I. ①神…　II. ①徐…　②梁…　③韩…　III. ①神经外
科手术 – 图解　IV. ①R651-64

中国版本图书馆 CIP 数据核字（2022）第 132731 号

神经外科手绘手术图谱——精准手绘 + 操作视频 + 要点注释
Shenjing Waike Shouhui Shoushu Tupu——Jingzhun Shouhui + Caozuo Shipin + Yaodian Zhushi

主　　编	徐国成　梁国标　韩秋生
出版发行	人民卫生出版社（中继线 010-59780011）
地　　址	北京市朝阳区潘家园南里 19 号
邮　　编	100021
E – mail	pmph @ pmph.com
购书热线	010-59787592　010-59787584　010-65264830
印　　刷	北京盛通印刷股份有限公司
经　　销	新华书店
开　　本	787×1092　1/8　印张：41.5
字　　数	634 千字
版　　次	2023 年 5 月第 1 版
印　　次	2023 年 5 月第 1 次印刷
标准书号	ISBN 978-7-117-33382-5
定　　价	268.00 元

打击盗版举报电话　010-59787491　　E-mail　WQ @ pmph.com
质量问题联系电话　010-59787234　　E-mail　zhiliang @ pmph.com
数字融合服务电话　4001118166　　E-mail　zengzhi @ pmph.com